护理科研及论文写作指导

主 编 袁 华

辽宁科学技术出版社
LIAONING SCIENCE AND TECHNOLOGY PUBLISHING HOUSE
拂石医典
FU SHI MEDBOOK

内容简介

本书从护理科研、护理论文写作、护理科研项目三个方面系统阐述了护理科研及论文写作的基本知识、基本方法和基本技能。第一篇从护理研究的定义和核心概念出发，按照护理科研的基本程序，包括选题的确立、文献的检索，不同护理科研方法的实施步骤进行详细的论述，力求贴近临床护理工作实际，帮助更多的临床护理人员了解护理科研。第二篇介绍了护理论文写作的程序、基本要求和基本格式，以及护理论文发表及撰写存在的问题，希望帮助更多的护理同行们用护理论文的形式表达自己的观点，展示自己的专业工作，共同促进护理学科的进步和发展。第三篇介绍了护理科研项目的概述、护理科研计划书的撰写，以及项目答辩的技巧。

本书可作为广大临床护理工作者护理科研的入门参考书，同时也可作为高等院校护理本科生、护理研究生的参考读物。

图书在版编目（CIP）数据

护理科研及论文写作指导/袁华主编．—沈阳：辽宁科学技术出版社，2020.5（2025.3重印）

ISBN 978－7－5591－1583－6

Ⅰ.①护…　Ⅱ.①袁…　Ⅲ.①护理学－科学研究 ②护理学－论文－写作　Ⅳ.①R47

中国版本图书馆 CIP 数据核字（2020）第 068118 号

出版发行：辽宁科学技术出版社
北京拂石医典图书有限公司
地址：北京海淀区车公庄西路华通大厦 B 座 15 层
联系电话：010-57262361/024-23284376
E - mail：fushimedbook@163.com
印 刷 者：三河市双峰印刷装订有限公司
经 销 者：各地新华书店

幅面尺寸：185mm×260mm
字　　数：337 千字　　印　　张：15
出版时间：2020 年 5 月第 1 版　　印刷时间：2025 年 3 月第 5 次印刷

责任编辑：李俊卿　　责任校对：梁晓洁
封面设计：潇　潇　　封面制作：潇　潇
版式设计：天地鹏博　　责任印制：丁　艾

如有质量问题，请速与印务部联系　联系电话：010-57262361

定　　价：58.00 元

编委会名单

主　编　袁　华

副主编　刘　花　王咏梅　张秀英　彭　歆

编　者　张蕾蕾　李闺臣　唐　晶　赵　勇

万广英　王　佳　陈志明　王秋臣

于天一　龚亚博　李慧琴

前　言

大学毕业二十年了，这二十年里，我从一个护理的门外汉，成长为一名大学护理教师，真是要感谢这一路上很多人的带领、陪伴、指导、支持与帮助。首先要感谢的是吉林大学护理学院对我的培养，我从白求恩医科大学临床医学专业毕业后，领导从学科发展的角度出发，派送我到西安交通大学护理系学习，我非常有幸地成为了 POHNED 延续项目最后一期的研究生。POHNED 项目是 Program of Higher Nursing Education Development 的缩写，即“中国高等护理教育发展项目”，该项目由美国中华医学基金会（China Medical Board，CMB）资助，中泰联合办学。西安交通大学、香港中文大学和香港理工大学在学生的培养中也担任了重要角色。1994—2003 年间 POHNED 项目为中国高等护理教育培养了 123 名优秀师资，而我成为 123 名被培养的对象之一是何等的荣幸。

在西安学习的三年时光，紧张而又快乐。我的同学们来自祖国各地的临床护理一线、护理教学一线，堪称所属单位的业务精英。我们拥有共同的目标，为了护理事业而踏实进取、孜孜不倦、干劲十足，在西安交通大学、泰国清迈大学、香港中文大学的护理老师们的带领下一起学习护理科研、教学、管理相关知识。有幸置身于这样一个集体，我感受到来自护理这个专业共同体的友爱。因为学历学科背景、年龄、阅历、地域等不同，我们经常在学习中为某个专业问题争论得面红耳赤，大家的各抒己见总能让我有新的收获，同时也让我对她们每个人的怀想直到今天还依然那么生动。后来我才明白，当时的很多争论，其实更深层次的原因在于：护理界的华西模式、湘雅模式、复旦模式、西北模式、东北模式，各自都有深厚的文化传统，这种传统来自一代代护理人的经验传承，来自所属的地域文化、社会经济的发展特点。但这些差异并不妨碍我们的共同追求，那就是护理人员应该把最好的护理服务提供给自己的病人，而这个最高质量的护理完全取决于你和你的护理团队是否愿意在专业上精益求精。

离开西安 17 年了，当初一起学习的朋友们如今都成长为各自领域、各自单位的中坚力量，成为当地护理专业水准提升最重要的推进者之一。南丁格尔精神，即基于知识技能的专业精神和基于博爱之心的敬业奉献精神，两者是不可替代的，专业精神是南丁格尔精神的精髓，她强调，“只有经过正式护理教育与训练的人才能担任护理长，爱心不是取代专业训练的捷径”。护理不是简单劳动，而是需要不断用高质量学术科研引领和推动的复杂劳动和专业工作。

这本书的写作动机也在于此。

本书共分为三篇：第一篇，护理科研方法；第二篇，护理论文写作；第三篇，护理科研项目。希望能对临床实践中致力于做研究的护理人员有帮助，也希望可以帮到护理院校里正在做护理科研的老师和同学们。

本书得以出版，首先要感谢李俊卿总编和陈颖编辑，她们让我有机会把我和我的团队这些年对护理科研和论文写作的所学、所思、所想呈现出来。其次，还要感谢编书的主创团队，她们都把这次编书当成是一次专业成长学习的机会，我想这也是我当初答应编写本书的原因之一，我们都愿意把握机会、学习成长、分享经验、帮助别人。当我们坐下来深入讨论时，我发现，曾经共同在西安学习的经历成为我们顺畅专业沟通的纽带，她们都是认真踏实、值得信任的人，其中刘花 1995—2000 年在西安医科大学护理系学习，王咏梅 1994—1999 年在西安医科大学护理系学习，张秀英 1998—2003 年在西安交通大学护理系学习（原西安医科大学护理系），张蕾蕾 2020 年 9 月即将赴西安交通大学攻读研究生。同时，我也要感谢其他参与此书编写的编者们。

我在编写这本书时，时常会想起在从事护理工作过程中曾与我共事的老师、同学、伙伴和学生们，很多的人如今都分隔异地，无法相见，唯有希望通过本书的知识分享，见字如见人；希望那些从未见过面的读者们也可以见字如见人，对我们所分享的知识多提供宝贵的意见和建议，让我们有继续学习和提高的机会。

袁华
2020 年 3 月底于长春

目　　录

第一篇　护理科研方法

第二篇　护理论文写作

第三篇　护理科研项目

第一篇

护理科研方法

第一章　护理科研概述

第一节　护理研究的基础

一、护理学的定义

护理学是集科学与艺术于一体的学科，是在自然科学和社会科学理论指导下的综合性应用学科，主要研究维护健康、预防疾病、减轻痛苦、实施治疗及促进康复时的护理理论、护理技术以及与促进患者保持健康状态相关的方法的科学。

护理工作是最贴近人类疾病与痛苦的职业。每个人一生之中都会有与疾病和痛苦打交道的时候，治疗措施的有效实施、温暖的心理安慰是护理工作者能给予的最专业的帮助，是真正地帮助人进行修复破损身体和心灵的过程，正如南丁格尔所说："许多人夸奖艺术家在石头上的雕刻或在画布上的作品，但是那些都是没有生命的东西，护士的工作才是真正的艺术，需要何等的专注与精力的投入，是在人的身上工作，有什么艺术工作能比得上这个尊贵呢？"

随着医学模式从以疾病为中心，向以患者为中心，再向以健康为中心的转变，护理已经从过去以治疗疾病为主的护理，转向从整体人的角度出发，提供生命全周期、健康全过程的专业照顾，使护理工作的领域和范围不断扩大，护士除了承担起传统的照顾者、病房管理者角色外，还必须担当起评判性思维者、决策者、患者的代言者、政策制定者、教育者、咨询者、研究者和健康生活方式的倡导者等多种角色。护理工作已经渗透到除医院以外的工厂、公司、社区、学校、养老院、家庭等各个领域，护士开始在预防、治疗、保健、康复等多方面提供全方位的护理和健康指导。护理工作不仅在人发生健康问题时给予照顾，促使其早日康复，更重要的是指导健康人的自我保健，了解并掌握疾病预防的能力，从而建立从家庭、社区到医院的无缝隙护理，使护理服务贯穿于生、老、病、死的全过程中。

另外，随着全球一体化进程的加速，护理的服务对象将包含不同信仰、不同习俗、不同生活习惯的人群，要求护理人员要熟悉不同文化产生的背景、文化与健康的关系，能够针对不同的文化人群进行有效的沟通，提供关怀与护理。

认识护理，才能更好地从事护理研究；如果对护理和护理的精髓缺乏正确的认识，就无法成为优秀的护理研究者。

二、护理研究的定义

科研是提高护理专业知识及技能的科学有效的途径，护理学的发展依赖于护理研究的发展。护理研究（nursing research）是通过系统科学的方法探究、解释护理现象的本质，探索护理活动的规律，解决护理实践中的问题，提供可靠、有价值的护理证据，产生新知识和方法，以提升护理学科水平的系统过程。护理研究的目的是发现、形成、提炼或扩展护理领域的知识，加强护理实践的科学性、系统性和有效性，更好地提供、维护和促进生命全周期、健康全过程的护理服务。因此，护理研究可以研究影响人类健康的各种因素。

护士要帮助患者解决问题，不仅是疾病的问题，更重要的是用专业的知识、技术、能力和才干，以及爱心、信心、耐心、细心和责任心，解除患者的痛苦，在人的全生命周期里促进全人（生理、心理、社会、精神、环境）的康复和生命成熟。护士解决有关健康问题的过程就是建立护理临床思维的过程。护理临床思维的实现遵循护理程序，包括护理评估，发现护理问题，制订护理计划，实施护理，进行护理评价。这个过程就是一个简单的科研思维过程，护理研究就是将这个程序思维过程以更科学、真实、有效的设计加以证实，总结规律，使其具有可推广性、实用性。开展护理科研可以培养护士发现问题和解决问题的能力，能够提高护理服务效率与质量。

护理研究的重要性在于能对临床护理实践、护理管理、护理教育产生积极的影响，同时研究者在开展研究工作的过程中能更清楚地了解护理的本质，并将科学发展的新结果与基本的护理工作结合，更新和创造更适合、更有效的护理方法，为护理知识体系的建设奠定基础。

三、护理研究者的素养

好的护理研究者应该具有良好的科研素养和优秀的医德品质，这样才能在日常繁琐、重复的节奏和沉重的护理工作中用专业知识和技能去关爱护理患者的同时，坚持相对枯燥的护理研究，并从中找到无限的乐趣和价值。

（一）研究者要有好奇心，没有功利心

好奇心是做研究的动力来源，好奇心会引发研究者做研究的灵感与求知的欲望，让研究者对研究产生兴趣。对于一个没有好奇心，对研究没有兴趣，只因想混个文凭，或晋级需要而写文章、做科研的人来说，科研是件很痛苦的事情，与其这样还不如不

做。唯有对一件事情深感兴趣，才会去投入时间和精力，阅读积累文献、搜集资料、整理分析资料，总结、分享研究结果。

（二）研究者要不畏挫折，不断尝试

做研究要勇于面对和接受困难和挑战，不要害怕失败。在科研中遇到挫折，被批评、否定是很正常的现象。开题的时候被批评质疑；搜集资料不如预期；投稿的时候被拒绝，等等。研究者不要轻言放弃，唯一需要做的就是，用积极的态度对待外界的评价，接纳别人对你的研究的不同观点和建议；好好反省、思考自己的问题出在哪里，如何有针对性地进行修改；要坚持但不要固执；要继续不断尝试。

（三）研究者对研究要有界限，有舍有得

做科学研究是在有限的时间、有限的资源和人力下尽量地做最完美的研究。因此，确立界限，有所取舍非常重要。整理文献，不是查阅一些包括所有的内容却没有主题焦点的文献；研究对象，是在目标人群里、可招募的对象中，根据纳入标准和排除标准所选择的人；研究结果，不是什么都要呈现，不能到最后，虽然你的研究内容很多，但别人却搞不清楚你最主要的发现是什么；最后，在论文撰写、投稿中也是有字数限制的，要心中有数，严格把握。

（四）诚实和虚心是研究者的特质

诚实守信是科研的根本。诚实是研究者的重要特质之一。做研究，必须要忠于研究数据，对研究数据的修改、捏造是不被容忍的。很多研究的阴性结果，研究者只要认真讨论和分析，对其他研究者同样有参考意义，也可以发表文章，不是只有阳性结果才是好结果，真实的结果最重要。

另外，研究者也要诚实地面对自己的优缺点，知道自己能做什么，不能做什么，找到自己擅长的领域，在自己擅长的领域研究、积累，不要把自己想的太伟大，觉得自己什么都能做。做研究贵在坚持、虚心学习，不断积累。

（五）研究者要审慎对待自己的研究，先说服自己再出门

花时间、精力所做的研究就像是研究者的孩子，在展示给别人看之前，一定要经得起自己的推敲。对研究每部分的把握，对论文中的文字和表格都不能随随便便。说服自己，并非意味着要让研究完美，作为研究者，需要清楚，是否对研究背景和研究最重要的内容阐述得非常清楚？是否对研究最弱的部分做了交代？是否对研究最有可能遭到质疑的部分有所说明？如果研究者连自己都说服不了自己，就很难去说服别人。

（六）科研需要团队的力量

能有一位在科研上的引路人对研究者非常重要，他是研究者从事研究的学习典范。再有，定期参加沟通和交流会也能开阔研究者的思路和视野。一群研究领域、研究兴趣、研究背景相似的同行、同学，定期地互动、讨论，互通有无、互相激励会帮助研究者在相对枯燥、单调的研究中成长。另外，任何一项科研课题的设计、实施要想顺利进行，一个人是无法做好的，需要一群有同一目标、不同特点、科研素质过硬的人员（包括科研理论基础、相关知识、技术与研究方法，处理文献的能力）组成科研团队，定期开会、研讨、不断补充修正。在漫漫学术路途上，从事科研需要团队的力量，研究者需要引路人、同行者，而随着自我研究水平的提高，研究者也终将成长为带领者。

四、护理研究的发展趋势

（一）护理研究的主题呈现多样化

目前的研究主题以临床护理为主，其次是基础研究、护理教育、护理管理以及心理护理。随着我国老龄化的发展，社区护理、居家养老护理、医养结合的研究呈现日益增多的趋势。此外，护理领域也逐渐开展了动物的实验研究。随着医疗模式及医患关系及护患关系的变化，护理研究的主题也逐渐向社会人文方向渗透。

（二）强调多学科合作研究

医学模式向以健康为中心发展，围绕全人健康开展的多学科协作（multi－disciplinary treatment/team，MDT）模式也越来越普遍地推广到临床治疗及护理工作中。由不同专科医师、护士、营养师、药剂师、康复训练师、心理医生等组成的多学科团队中，各种预防、治疗、康复的方案及措施的执行离不开护士的配合。因人而异的个性化护理策略的实施是多学科协作医疗模式中对护理人员提出的新的挑战，更需要护士与多学科人员的协作。随着新医科、新工科的发展，学科交叉融合，利用虚拟技术、人工智能和大数据开展医疗护理研究，进一步提高患者的生存质量成为未来护理研究的重要趋势，智能化护理在未来护理学科的发展中将起到举足轻重的作用，护理学科的发展也离不开人工智能的支持，护理科研工作者与人工智能开发者的合作势在必行。此外，在精准医学背景下，在以个体基因分型、生物标记物、生理指标等生物学差异为导向的精准医疗基础上开展精准护理研究，为多学科融合开展研究奠定了基础。

（三）注重循证实践

循证护理（evidence－based nursing，EBN）通过寻求最佳临床证据为临床护理实践中的决策提供可靠的科学依据，已在我国临床护理的各个领域广泛开展。临床护士在循证护理实践过程中开展循证证据生成、传播、评估和应用相关研究具有很大的优势。在信息化越来越普及的当代，科学证据不断更新，针对某一问题寻求最佳的解决途径也越来越方便，护士在解决临床问题时采用循证证据已经是一项必不可少的工作原则。

（四）患者参与医疗照护决策

患者参与医疗照护决策（shared decision making），即在治疗护理决策中发挥患者的主动权，尊重患者的意愿，并结合其具体需求和偏好，制订个体化的治疗护理方案，使患者为自己的健康负责并采取行动已成为一种新趋势。在诊疗过程中，患者有权了解治疗护理的多种方法和多种途径，并参与治疗护理的全过程。随着网络医疗信息的普及，患者在就医咨询、治疗护理方法方面有较强的自主选择权，同时医患关系的复杂性也使患者在参与治疗护理的过程中有更多的自主性，这不仅增加了临床护理的难度，也对护理工作者提出了全面了解患者需求，帮助其参与医疗照护决策的新挑战。

（五）利用新技术手段开展健康教育

随着信息技术的发展，基于手机电话、短信、微信、相关应用程序（APP）、远程服务在内的健康教育手段满足了患者出院后的延续护理需求，从而促进了护理学科的发展。

第二节　护理科研的基本概念

一、研究问题

护理研究的范围很广泛，涉及与护理工作有关的一系列问题和现象。确定研究问题是护理科研工作的先决条件。护理研究问题的来源主要包括：临床实践、研究者与同事间的相互交流、阅读专业文献、理论、科学研究基金指南。每个研究都需要有明确的研究问题，研究问题需要专注在一个很小却很独特、重要的议题或主题上，要“小题大做”，将此问题研究得非常透彻，而不是确定一个非常大又宽泛的主题，泛泛地研究，也就是说，研究的问题要具体、明确、有针对性。

二、研究变量

研究变量也叫研究因素，是研究工作中所遇到的各种变化的因素，可分为自变量与因变量。自变量是指研究者控制和操作的变量，因变量是指随自变量变化的变量。有些描述性研究没有自变量和因变量之分，但是每个研究一定有研究变量。护理研究的变量包括比较具体的能够测量的生理指标，如体温、脉搏、心率等；也包括比较抽象的概念，如社会支持、病耻感等。另外，研究中有些因素会干扰研究结果，例如护理研究中常涉及的变量：疼痛，患者的年龄、疾病分期、个体经历、情绪状态、文化背景、社会角色等因素会影响疼痛，这些因素称为混杂变量或干扰变量。

三、研究对象

护理研究的对象主要是人，包括健康的人、患病的人，以及处于临终状态的人。在护理中，人被定义为一个整体，即生理、心理、社会文化、发展和精神因素、灵魂之间相互关系的动态组合。研究对象之间往往存在较大的个体差异，研究中应充分考虑研究对象的生理、心理、文化习俗等因素的影响，保证数据的真实准确，减少偏倚。此外，护理研究的对象也可能是家庭。

在确定研究对象后需要明确总体和样本的概念。总体（population）是根据研究目的确定的同质观察对象某项观察值的全体集合。样本（sample）是指从总体中随机抽取部分观察单位某项观察值的集合。从总体中抽取部分个体的过程称为抽样（sampling）。

四、文献回顾

文献回顾也称文献考察或文献评论，是指对特定领域里某一问题相关的已发表文献进行系统的查阅分析，以了解该领域研究国内外的现状和发展趋向。文献回顾首先要了解所研究课题的历史和现状，从而引出为什么要研究该课题。要着重分析研究课题内容：国内外是否有人研究过？如果已有同类或相关研究，现已达到何种水平？还有什么问题没有解决？主要分歧和争论的焦点在哪里？今后研究的方向如何？通过文献回顾寻找立题依据。

五、研究的概念框架/理论框架

概念是人类思维形式最基本的组成单位，是构成命题、推理的要素。人类对周围世界的认识成果通过概念加以总结和概括，而后形成理论。因此，概念是构成理论的基本要素。概念模式（conceptual model）是指一系列能描述某一学科集中关注现象的相对抽象和广泛的概念以及概念与概念之间的关系命题。这些概念以及命题构成了概念模式。概念模式为抽象且广泛的现象和现象间关系的组织化和形象化提供框架。每个概念模式都会提出一个独特的“参照系”，指出应如何观察和解释该学科所关注的现象。概念模式提供看待学科现象不同的可选择视角。

在护理研究中对某一现象进行研究必然涉及一系列概念和它们之间的关系，每个概念模式着重关注学科中的某一现象，而忽略其他现象。因此，用不同的概念模式或理论模式作为研究框架，探索、阐述、解释不同研究现象，或者同一现象不同的研究层面和角度，以便对该研究问题有更深刻的认识。例如，对护士压力这一现象的研究，可以研究压力源、压力反应和压力过程，选择不同的理论框架，研究的角度和侧重点不同，得出的研究发现也不同。

六、研究目的

任何护理研究，都应该有明确的研究目的。护理研究的目的除了解决问题以外，还包括了解问题发生的原因、过程以及问题所造成的影响，因此，研究目的与研究问题紧密相关。研究者针对研究问题，思考、设计、制订研究计划，进行研究，最终解决研究问题，实现研究目的。为实现研究目的，就要确立研究目标，研究目标是为了实现研究目的而确定的具体的研究内容，它是一些清楚而简明的陈述。

七、研究意义

研究目的是明确研究要解决的问题，而研究意义需要阐述解决该研究问题的必要性、重要性、迫切性；也有必要阐明研究的科学价值、社会价值、经济价值等方面的意义。研究意义强调预期成果的科学意义、科学价值和应用前景。例如，基础研究，可以从学术价值层面论述项目的科学意义；应用研究，可以论述其对科技、经济、社会发展的重要意义或应用前景。

开展护理研究的主要意义在于发现和解决护理工作中的问题，为护理实践提供科学依据，不断完善护理知识体系，了解患者个体化需求，寻求临床护理实践中相关问题的最佳解决方法，提高护理效益和护士工作效率，降低医疗成本，减轻患者及其家属和社会的疾病负担，提高个体生存质量，等等。因此，研究者在研究之初、之中和之后，一定要不断地明确其重要性和意义，特别是该研究对临床护理实践、护理管理、护理教育和科研的积极影响，以及如何对护理专业知识和理论体系进行充实和发展的。另外，在当前医患关系复杂紧张的情况下，开展护理研究可以更好地掌握患者各种需要，了解患者心理状态，进而提高患者对医疗体系的信任度和对治疗护理措施的依从性，对缓解医患关系产生积极作用。

八、研究方法

研究方法是实现研究目的的主要途径和手段。对同一研究目的，可以根据现有的人力、物力、财力等资源和时间采用不同的研究方法去实现。护理研究的方法主要包括量性研究和质性研究。量性研究包括实验性研究、类实验性研究、非实验性研究；质性研究包括现象学研究、扎根理论研究、民族志研究、个案研究、行动研究等。

九、技术路线

技术路线是指完成研究内容所采用的途径、方法、步骤，以及涉及实验时的技术流程，一般用图的形式表示。

十、护理科研设计

科研设计是科研工作中重要的一环，根据研究目的选择合理设计方案，用以指导研究过程的步骤和方向，目的在于得到真实、可信、可靠的研究结果。科研设计方案要考虑研究主体、客体、方法、目的和性质五个要素。研究主体，即人；研究客体，指自然世界和人类社会；方法指科学的方法；目的，是揭示事物的本质和规律，性质，指认识和实践。护理科研设计是护理研究者对研究课题的预期目标、研究内容、技术路线、研究方法的基本构思和安排。科研设计可使抽象的研究目的具体化，形成研究方案，指导研究者开展科研工作。

十一、护理研究中的伦理

护理研究应遵循对人尊重、仁慈和公正这三个医学实验研究的基本伦理原则。护理研究的对象主要是人，所有的研究个体接受研究都要在了解研究的事项后，自愿参加。研究对象有对研究相关事宜的知情权，研究者有义务向参与研究的对象说明、解释研究过程中的相关事宜，并取得研究对象的同意。研究过程不能对研究对象的身体健康带来不良影响、不能加重疾病病情的进展、不能因研究延误研究对象的治疗时机和增加经济负担。此外，研究中要保证每组患者接受了公平的护理和照顾，保护患者的隐私和信息的安全，这些都是研究必须遵循的伦理规范要求。

第三节 护理研究程序

护理研究遵循研究的普遍性规律，强调在现有知识指导下，对尚未研究或尚未深入研究的护理现象和护理问题进行系统探究。主要包括四个阶段：①概念化阶段；②设计与计划阶段；③实证与分析阶段；④传播应用阶段。

一、概念化阶段

研究者对护理实践中的某个现象或问题产生疑问，想要寻求解答，通过自己的经验与知识，收集与主题有关的证据，并对这些证据进行整理、分析及批判性评价。

针对评价结果，对与研究主题和评价结果相关的文献进行回顾分析，回顾的文献来源包括中外数据库及专业领域内研究人员正在进行的相关研究。通过文献回顾了解和掌握国内外与该主题有关的研究动态与进展，分析前人的研究范围、内容及解决了哪些问题，未曾涉猎或尚未解决的问题是什么，找到研究不完善、空白之处，也就是知识鸿沟（knowledge gap），并从中获得启发，再结合自身实际确定研究问题和创新之处，明确自己的研究主题、研究目的和研究意义；之后研究者通过查找与研究有关的理论，明确研究要素之间的联系；作出研究假设，预测研究可能得到的结果。以上就是概念化阶段研究者需要完成的工作。

二、设计与计划阶段

在此阶段研究者对研究的具体内容、方法、途径、步骤等进行科学周密的设想并拟定实施计划。主要包括以下内容。

（一）确定研究对象与样本量

首先明确研究总体与样本。要想通过样本来推断总体，必须使得样本具有代表性，因此在抽样过程中应遵循随机化原则。为了节约人力和物力，在保证样本具有足够代表性的前提下，需要选择合适的样本量。量性研究样本量估算方法主要有经验法、查表法、公式计算法和软件计算法。经验法是以前人科研实践经验所积累的常数作为样本量的大致标准；查表法是按照研究条件在统计学家根据不同 α、1 - β 等条件编制出的样本量表中查找样本量；公式计算法是通过一定的数学公式估算出所需样本量；软件计算法是指以数学公式为基础，利用计算机软件协助计算的方法。质性研究样本量以达到信息饱和为准，一般现象学研究所需样本量较少，10 人或更少些；扎根理论的样本量为 20 ~ 30 人；人种学研究所需样本量较大，常为 25 ~ 50 人。

确定总体与样本之后，研究者可根据研究目的制定研究对象的纳入排除标准及排除理由，如确定疾病的诊断标准、分期，研究对象的年龄、文化程度等；遵循知情同意原则；符合医学伦理要求；尊重研究对象的隐私等。

（二）确定招募方法和抽样计划

确定研究对象的招募方法和抽样计划，是指研究者需要确定何时何地用什么方法可以获得研究目标人群，并从研究目标人群中抽取具有代表性的个体作为研究样本。抽样方法可分为概率抽样和非概率抽样。

1. 概率抽样（probability sampling）　概率抽样又称随机抽样，是使得总体中的所有个体被抽中的概率相同的抽样方法。概率抽样可以估算抽样误差，使样本对总体具有较强的代表性。常用的概率抽样方法包括简单随机抽样、系统抽样、分层抽样、整群抽样以及多阶段抽样。①简单随机抽样（simple random sampling）：是最基本的概率抽样，先对总体中的所有个体进行编号，再通过抽签、随机数字表等方法从中抽取样本。通常，在总体数量不太大、总体分布较集中时才采用简单随机抽样。②系统抽样（systematic sampling）：又称等距抽样或机械抽样，先按照某种顺序给总体中的个体编号，并根据抽样比例规定好抽样间隔 H（N/n 取整数部分），再随机抽取一个号码 K 作为起点（K < H），每间隔 H 抽取一个编号，将这些编号所代表的研究单位组成样本。系统抽样简便易行，但当总体中的观察单位具有一定的周期性趋势或单调增减趋势时，系统抽样所得样本会有明显的偏性，因此系统抽样主要适用于抽样顺序个体随机分布的情形。③分层抽样（stratified sampling）：先将总体中的个体按照某种特征进行分层，再从每层中抽取个体组成样本。分层抽样的抽样误差较小，样本具有较好的代表性；还可以根据调查对象的特征，在每层中选择不同的抽样方法，对不同层进行独立的统计学分析，比较层间差异，主要适用于层间差异较大的情形。④整群抽样（cluster sampling）：先将总体分成若干个群，再从中随机抽取某些群，被抽中的群内所有个体组成样本。整群抽样便于组织调查，容易控制调查质量，主要适用于群间差异较小的情形。⑤多阶段抽样（multistage sampling）：进行大型调查时先从总体中抽取范围较大的一级抽样单元（例如县、市），再从抽中的一级抽样单元中抽取范围较小的二级单元（如街、区），再从抽中的二级抽样单元中抽取三级抽样单元（如居民）。还可以推而广之，做更多阶段抽样，三阶段以上的抽样通称为多阶段抽样。

2. 非概率抽样（non - probability sampling）　非概率抽样也称非随机抽样，总体中的每一个研究单位被抽取进入样本的概率不确定，研究者可以根据自己的主观意愿、经验或方便程度等条件来抽取样本。因此非概率抽样的样本代表性不如概率抽样，只能在某种程度上说明总体的某些性质和特征，无法用统计推断的结果来推论总体。一般质性研究多采取非概率抽样。常用的非概率抽样方法包括方便抽样、目的抽样、配额抽样以及滚雪球抽样。①方便抽样（convenient sampling）：研究者采用最便利的方式来抽取样本，将容易找到的人或物作为研究对象，抽样经济方便，但往往抽到的样本准确性和代表性差。②目的抽样（purposive sampling）：又称判断抽样（judgmental sampling），指研究者根据研究目标和自己的主观判断来“有目的”地抽取对总体具有代表性的个体。目的抽样多应用于研究总体很小，或研究条件有限，难以进行大规模抽样的情况，其缺点是没有客观的指标来判断样本的代表性。③配额抽样（quota sampling）：先根据某种标准对总体进行分层（组），按比例或数量（即定额）用方便抽样或目的抽样的方法从各层（组）中选取样本。配额抽样与分层抽样相比，在各层中抽取样本的方式是非随机的，因此很难说明样本的代表性是否够好，适用于总体比较小，研究者对总体非常熟悉的研究。④滚雪球抽样（snowball sampling）：又称链式抽样（chain - referral sampling）或网络抽样（network sampling），指先对能找到的具有代表性的个体进行调查，并通过他们的推荐调查其他符合条件的人，如此重复下去直到达到所需的样本量。滚雪球抽样适用于调查某些特殊群体，如酗酒者、吸毒者、性服务者等难以发现的个体构成的总体。

研究者应根据研究目的同时结合人力、物力、时间和经费设计合理的抽样计划，使样本对总体具有最好的代表性。

（三）确定研究内容和研究方法

研究内容是为了解决研究问题，实现研究目的所研究的具体内容；研究方法是确定用哪种科学方法来实现研究目的。如对同一研究主题，可以用不同的研究方法来实现不同的研究目的，甚至对同一研究目的和研究内容也可以用不同的方法来实现。护理研究的方法主要包括量性研究和质性研究。量性研究包括实验性研究、类实验性研究、非实验性研究；质性研究包括现象学研究、扎根理论研究、民族志研究、个案研究、行动研究等。

（四）确定结局指标和测量方法

确定结局指标并选择合适的测量工具以及数据记录方法。结局指标包括定性指标和定量指标，如生理指标身高、体重、血压、心电图等，也可以包括实验室指标，如二氧化碳分压、菌群数量等。测量客观指标的工具包括研究过程中收集数据的仪器设备，如血压计、血气分析仪等，也包括研究中使用的问卷、量表等。数据的记录应准确、完整，可提前确定缺失值的记录方式等。

（五）预研究

预研究包括预实验和预调查，所有研究在正式实施之前均需要进行预研究。预实验是按照实验设计，就实验的主要方法和步骤在小范围内实施，为正式研究摸索最佳条件、所需材料、方法，并检验实验设计的科学性和可行性，为研究的科学性、有效性提供改进和调整的依据。预调查是在正式调查之前，先期在小范围内对调查方案设计、实施和评估环节的可行性进行验证的手段和方法，以便发现正式调查中可能出现的问题，在正式调查时加以避免和改进，同时预调查要请相关专业人员对调查方案、实施及评估环节进行评价，既保证了调查本身的科学性，又强化了调查研究者本身对调查方案的熟悉度和对可能遇到的问题的处理应对，为正式调查的进行节约成本。

三、实证与分析阶段

（一）收集数据

常用的资料收集方法包括观察法、自我报告法、二手资料收集法、生物医学测量法。

1. 观察法（observation） 研究者直接对研究对象的行为反应进行观察来获取资料。观察法的优点是能获得深入、真实的一手资料，适合于对活动和行为的研究，无须采集标本，操作简便、成本较低；缺点在于容易受观察者主观因素的影响，容易产生霍桑效应，容易涉及伦理问题。

2. 自我报告法（self – report） 研究者通过与研究对象沟通来获取资料，包括问卷法和访谈法。

（1）问卷法（questionnaire）：是研究者利用问卷或量表对研究对象进行调查，收集资料的方法。其优点是适用性广，不受样本大小限制，便于研究对象思考、自由表述意见，易于控制调查项目及内容，资料便于进行统计学分析；缺点在于不适宜文化程度过低的人使用，可能会遇到回收率偏低的问题。

（2）访谈法（interview）：是一种有目的性的交谈对话，研究者通过与被访者进行谈话收集资料。访谈法形式灵活且开放，访谈者可随时观察被访者的态度变化，灵活地改变访谈策略和访谈方法，从而达到访谈的目的。根据访谈问题的形式可将访谈法分为结构式访谈、半结构式访谈以及非结构式访谈。①结构式访谈（structured interview）：又叫标准化访谈，指研究者严格按照访谈提纲的内容和顺序进行提问，并依据事先设计好的编码方案记录答案。②半结构式访谈（semi – structured interview）：访谈者问一些预先准备好的、在相关话题和主题范围内的问题，并自由地对被访者的某些观点、某些答案进一步提问，让被访者进行进一步澄清或阐述。③非结构式访谈（non – structured interview）：研究者没有事先准备的具体问题，鼓励被访者用自己的语言和观点谈论所问的问题。其他类型的访谈还包括小组焦点访谈、远程访谈等。

3. 二手资料收集法（secondary data collected） 二手资料是指研究之前由研究者、他人或组织为其他目的而收集的资料。二手资料的来源主要分为内部来源和外部来源。内部来源是组织的内部资料，包括患者病历、医院各类报表、访谈资料等；外部来源包括政府机构、行业协会、国际组织等公布的数据资料，如人口普查等。二手资料往往由权威机构或专家发布，来源广泛，节约研究的时间和成本，但往往存在一定的时间滞后性，且由于研究者未参与策划和执行数据收集的过程，故难以判断可能存在的偏倚。

4. 生物医学测量法 利用生物医学测量工具和方法对人体及其他生物体的组织结构、功能状态、成分性质等进行测量以获取研究资料。按测量对象可分为离体测量和在体测量，按测量条件可分为无创伤测量和有创伤测量。

（二）数据整理/编码

数据的检查和核对是科研取得准确结果的基础，只有保证数据资料的完整、真实和可靠，才能通过统计分析来准确反映调查或试验的客观情况。研究者应及时核查原始数据的测量和记录有无差错，有无遗漏重复、不合理的归并和特大、特小异常值的出现。对个别缺失的数据，可以进行缺失数据估计，对重复、错误和异常值应予以删除或订正，但不能随意改动，必要时要进行复查或重新试验。

编码是指研究者对收集的资料进行分类，用词语、句子或者编号、缩写来代表某一类资料，从而将资料进行简化。对于一些样本量较大或者同时存在定性与定量数据的资料，通过编码可将收集到的信息变成计算机能识别的符号，从而利用计算机来进行数据处理。研究资料中可进行编码的事物包括：①反复出现的事物；②现象或事物的形式；③现象或事物的变异性。

（三）统计学分析

护理科研统计资料按其性质可分为定量资料与定性资料。

1. 定量资料（quantitative data）　又称数值变量或计量资料，是用定量方法测得的某项指标的具体数值，一般有度量衡单位。例如每个研究对象的身高（cm）、体重（kg）等都属于定量资料。

2. 定性资料（qualitative data）　又称分类变量（categorical variable），是将观察单位按某种属性或特征分类计数的结果。分类变量可分为无序分类变量和有序分类变量。①无序分类变量（unordered categorical variable）：所分类别和属性之间有性质上的不同，但无程度上的差别。无序分类变量又可分为只包含两个相互对立类别的二项分类变量（如治愈与未愈，阳性与阴性）以及包含多个互不相容类别的多项分类变量（如血型结果分为 A 型、B 型、AB 型、O 型）。无序分类变量构成的资料称为计数资料。②有序分类变量（ordinal categorical variable）：又称等级变量，各类别之间有程度上的差别，按等级大小排序，有半定量的性质，故又称为半定量变量。例如临床症状中的重、中、轻、无，以及疗效的治愈、显效、好转、无效等都属于等级变量。有序分类变量构成的资料称为等级资料。不同类型的资料应采用不同的统计方法进行分析。

（四）结果分析与讨论

研究者对研究结果进行分析，与其他同类研究结果进行对比分析，并就本研究存在的局限性进行讨论分析，对研究结果可否被重复或推广作出评价。

四、传播应用阶段

这一过程主要包括撰写研究报告或论文，申请专利，参加学术交流活动，将研究成果转化为产品推向市场，应用于临床实践，或用于进一步的研究和发展。

第四节 护理研究的基本方法

科学研究是人类认识世界的方法之一。人类的认知有限，对世界的认识是通过不同的角度和途径来实现的。不同学科通过不同的研究方式来理解、认识这个世界。例如化学、物理是通过实验观察的方式；音乐、绘画、艺术是通过感性创作的方式；而护理专业是与人打交道的专业，人是既有理性又有感性的个体，因此护理研究就更丰富和复杂。范式是一种世界观，是对基本的哲学问题的看法。影响护理研究的范式包括实证主义范式（positivist paradigm）和建构主义范式（constructivist paradigm），这两类范式分别对应量性研究（quantitative research）和质性研究（qualitative research），两种研究的主要特点如表 1－4－1。

进入 21 世纪以后，随着跨学科研究和超学科研究的不断深入，科学研究的理念和方法不断更新，混合方法研究逐步成为继量性研究与质性研究范式之后的“第三种研究范式”，成为一个重要的方法论工具。它克服了一些由于单一方法而带来的问题，相比于其他研究方法论而言，具有更大的理论说服力和现实的可能性。

表 1－4－1 量性研究与质性研究的比较

项目	量性研究	质性研究
研究的目的	认识、描述、探索、解释、预测和控制事物	认识、理解、深描、引发共鸣
范式	实证主义范式	建构主义范式
特征	现代主义（modernism） 决定论（determinism） 事物的因果关系是注定的 寻找因果关系	又称自然主义范式（naturalistic paradigm） 后现代主义（postmodernism） 对现象解构（deconstruction），再重建（reconstruction）
本体论的问题（事物的本质是什么）	现实是存在的，并有因果关系	现实是多样的、主观的，并无因果关系
认识论的问题（研究者如何与研究对象建立关系）	研究者独立于要研究的事物，研究结果不应受研究者影响	研究者与被研究者有互动，研究结果是互动的产物
价值观的问题（研究的价值如何）	价值和偏倚都是可测量的，追求尽量客观	主观性和价值倾向是不可避免的，也是有意义的

续表

项目	量性研究	质性研究
方法论的问题（如何获取证据）	——通过演绎的过程，验证假设 ——强调概念的独特性 ——关注客观，尽量量化 ——研究者是客观审视研究的外人，关注结局 ——研究设计是程式化的 ——控制研究现场，观察和控制 ——强调样本应具有代表性，样本量大 ——用统计方法分析结果 ——希望推广结果	——通过归纳的过程，产生假设 ——强调现象的整体性 ——关注主观，避免量化 ——研究者是参与事物演变的成员，关注过程 ——研究设计是灵活的 ——深入研究场景中，参与和互动 ——研究对象强调应提供丰富信息，样本量小 ——用文字深入描述和分析过程 ——希望深入理解现象
主要的研究方法	描述性研究、相关性研究、类实验性研究、实验性研究等	现象学研究、扎根理论研究、人种学研究、行动研究等

混合方法研究目前常见的类型有以下 3 种。

1. 会聚平行设计（convergent parallel design）　设计的意图是同时收集和分析定量数据及定性数据，并对定量数据及定性数据进行统计和分析，比较两种结果，也可用两种数据的结果互相验证。

2. 解释性序列设计（explanatory sequential design）　设计的意图在于先收集定量数据，然后使用定性数据来更深入解释定量研究的结果，这是比较简单明了的设计。

3. 探索性序列设计（exploratory sequential design）　设计的意图在于先用定性研究探索研究问题，因为问题可能不那么明确，研究对象可能很少被触及或者大家对研究对象知之不多，研究领域难以进入。在初步定性探索后，研究者把定性研究发现用于第二阶段的定量研究。这个阶段的定量研究可能涉及设计各种工具来测量变量，设计活动进行干预研究等。在这个阶段，这些定量研究工具、干预或者各种研究变量都被用于定量数据收集和分析的过程。

第二章 护理科研选题的确立

爱因斯坦曾说过，发现问题要比解决问题困难得多，尤其对于科研工作者来说，确立新颖创新的科研课题很难，但这却是每一个研究者努力追求和实践的事情。寻找有创意又有意义的选题是困扰很多刚刚从事科研的新手，包括很多临床护士的难题，本章将从几个角度来阐述护理科研选题的确立。

第一节 护理科研选题的来源

科研选题就是形成、选择和确立所要研究和解决的课题。一般来说，课题的主要来源有以下几个方面。

一、指令或招标性选题

指令性选题：是指各级政府主管部门考虑到国家或该地区医药卫生事业中迫切需要解决的问题，指令有关单位必须完成某一针对性很强的科研任务。

招标性选题：是指国家有关部门根据医药卫生科学技术发展的需要，制定若干科研范围或项目，引入竞争机制，采取公开招标方式落实计划。招标性选题主要有自然科学基金项目、政府管理部门科学基金等。例如中华护理学会每年会颁布相关的研究课题供护理研究者竞标。

二、自选课题

自选课题的来源包括护理工作实践、护理理论、护理学术信息、科研热点新领域以及对研究方法、统计分析方法的创新。

（一）护理工作实践

护理工作实践中蕴藏着丰富的选题来源，护理人员可以在临床护理、护理教育以及护理管理中发现问题，临床护理理论、技术改进、护理效果的优劣、护理教育的发展变化、护理管理模式的创新等都是护理人员科研选题的来源。临床工作中，护士在对患者进行护理操作时经常会遇到新问题与新情况，这些出现的问题正是源源不断的选题来源。护士的临床工作主要是掌握并应用各类护理技术解决患者的健康问题，不断调适护理技术的适用性、安全性、高效性，能激发护理人员对临床研究的热情并启发他们的科研选题思路。护理人员可通过病情观察与患者反馈，留心收集与积累有关数据，在解决与处理某一问题过程中确定选题。从日常护理工作中寻找选题灵感，既能提高护理服务效果和患者的满意度，又能提高护士的操作技能。护理管理者以及护理教育者也可以在工作实践中发现问题，通过分析、比较以及进一步的研究将合适的科研问题发展为科研选题。

（二）护理理论

目前我国护理学理论的认识仍未趋一致，对各种护理理论的进一步完善与发展，可作为选题的主题。随着社会的发展，护理工作的重点以及护理模式发生了很大变化。这些变化在带来护理理论与护理实践进步的同时，也衍生了许多新的亟待研究和探讨的问题：护理教育改革、护理学知识体系的变革、护理工作范围的重新分配、护理新技术的应用和掌握、护理标准化管理、护理法规与立法等，都可以成为护理科研人员的选题来源。

（三）护理学术信息

护理学术信息可以从护理专业期刊、专业书籍、相关文献、各级各类研讨会的学术报告中获得。护理期刊囊括了有关护理的新理念、新观点或新成果，对各级护理期刊的阅读可帮助研究者发现当前科学研究热点，了解当前护理学术水平和护理科学研究的动态与发展。护理科研成果需要通过宣传与推广才能被普及和运用，研究者应多参加各种护理培训和学术交流，掌握护理科研的发展趋势。对各种护理学术信息的收集与分析有利于研究者开拓研究思路、激发写作灵感，进一步提炼、确立较新颖的护理科研选题。

（四）科研热点新领域

护理学是一门应用性很强的交叉性学科，其主要工作任务是维护和促进患者健康。掌握各种新型医疗设备、药物、敷料等的用法可提高护理服务质量与工作效率，因此研究者可以培养跨领域的思维，探索其他领域发明的先进技术在护理领域应用的可行性。它山之石可以攻玉，研究者对科研热点新领域的关注能够拓宽视野，获得选题的灵感。

（五）研究方法、统计分析方法的创新

研究结果的适用范围不同，可探索已有的研究方法、统计分析方法在不同类型护理研究中的适用性；对研究方法进行创新，创建新的评定量表、统计分析模型等也是选题的来源之一。

第二节　确定护理科研选题的程序

一、护理研究问题的切入点

护理工作面对的是人，包括住院的患者、社区的健康人以及医护工作人员等。所以在做研究工作以前，需要分析相关人群的健康状况、工作状态、自我健康认知以及围绕健康的方方面面的工作。护理工作的繁杂性使得护理科研的切入点较难聚焦，因此，建议从以下几个方面考虑护理科研的切入点。

①分析老百姓健康与疾病的状况。

②分析护理服务系统的状况。

③分析护理研究系统的状况。

④分析维持健康的相关措施的执行依从性状况。

⑤分析患者在就医诊疗过程中的质量安全状况。

⑥分析患者住院期间治疗护理效益状况。

⑦分析患者的疾病预防保健能力状况。

二、研究问题的确立

护理研究问题的选择与确定，要紧密结合患者的健康和疾病的救治重点，结合工作单位和工作实际情况作出抉择。考虑研究课题的时候，可以以自问自答的方式对以下问题作出清晰回答，以明确要研究的方向。

①研究什么？

②为什么要进行这个研究？

③前辈们在这一领域的研究，做到何种程度？

④既往的研究有什么成果或遗留什么问题？

⑤对这些成果或问题有什么想法？

⑥针对自己的想法要做怎样的设计？

⑦针对自己的想法设计的研究创新性和可行性如何？

⑧实施自己的研究，结果能否达到预期的目标？

⑨研究结果的价值有多大？

⑩成果推广应用的范围和程度如何？

对以上问题进行清晰明确的回答后，研究的目的和意义就会很明确，这样选择的研究课题才会有意义。在回答以上问题的时候一定要抓住那些关键、尚未解决的难题作为切入点，尽量创造性地去做前人未曾做过的创新工作，同时不做盲目的创新，必须结合临床护理的价值，这样才能确立有意义的科研课题。

三、确定研究问题的步骤

明确了护理研究问题的切入点后，就需要认真思考并设计出可行的研究方案，在这之前，可以从以下几个方面对拟研究的问题进行梳理，并制定出可行的解决方案。

第一步：明确拟研究的护理问题的难点和原因。经过分析，如果拟研究问题的难点和影响因素已基本清楚，那么针对影响因素的预防措施是否有效；若难点和影响因素都已明确且已有明确有效的干预预防措施，则不必再作为护理科研研究的课题。

第二步：评价拟研究的护理问题的早期研究结果，是否已经达到期望的理想状态。如果前期的研究结果已经能明确解决拟需要解决的问题，则不必再做研究，进行循证实践就好。

第三步：充分评估研究的条件，确定是否能够满足护理科研的重要条件。

四、确立研究问题后的准备

在立题研究的时候，要充分评估自己的主观条件，调动一切积极因素，以保证科研工作的创新性、准确性、科学性、实用性、可行性、重复性等多方面的要求。为此，可以从以下九个方面做科研准备。

1. 做充足的知识储备，掌握拟研究的护理课题中最新、最优和最全面的信息，包括国际、国内的研究进展。在确立研究课题后要收集尽可能全的资料，并对所获得的资料以科研评价的标准和要求，进行严格评价，掌握真实、可靠、有科研依据的资料。这是启发和发掘自己要研究解决的问题的基础，同时应力求从中获得解决问题思路，避免走弯路。在阅读相关文献资料时，对资料的评价至关重要，真实有效的资料是引导正确科研思路的前提，否则，会严重影响拟研究课题的结果。

2. 认真思考分析护理问题，务必使护理问题明确具体。所有的研究在一开始时，就要明确自己要干什么，即护理研究课题的确定一定要有明确的研究目的和拟要解决的具体问题。因此，科研设计思路就显得尤为重要。同时要注意在一个研究中只解决一个问题，“切忌贪多、嚼不烂”。

3. 对拟解决护理问题及解决方案进行严密的逻辑思考，设计科学、严谨、可行的护理研究方案。对于有价值的科研课题，必须选择科学、有可行性的设计方案，这样才能让结果真实可靠，这在护理科研中至关重要。进行科研设计时，可行性固然重要，但科学性一定更重要，因为科学的设计才能使研究的结果真实、可靠。科学性体现在设计方案是否能够有效避免偏倚因素的干扰，所采用的方案不同，其结果的可靠程度也不同。从循证医学的角度来看，随机双盲对照设计的结果最可靠，而其他设计的论证强度都不及随机双盲对照设计。

4. 拟解决护理问题的措施要有科学性和创新性。护理研究的对象主要集中在配合患者治疗方案的落实和执行的各方面，涉及的工作范围和人员较为广泛，对不同的问题要采取的措施也可能涉及多学科的知识技能，所以措施的选择存在多样性。尤其是护理学科与其他学科相互融合的其他学科的工具方法的应用，一定需要相关专业人员的配合和指导，在设计上要符合相关学科的原则和要求，最重要的是要符合人体安全的所有条件，包括人权、隐私、知情同意等各方面的内容。科学性是基础，然后才是创新性。研究工作就是向更新的知识深度探索，而非重复的无效劳动，所以护理研究中的措施要有别于以往的方法，要更好、更强、更有效。

5. 对拟研究问题中研究对象的可及性要进行充分的评估。为保证拟研究课题的顺利进行，不能随意地调整研究对象的纳入、排除标准，应按所设计的方案实施，首先需要足够的研究对象，包括来源和数量的保证。研究对象的来源应是源于课题设计与工作场合中的人、物等对象；对象的数量在不同的设计方案中要求不一样，应根据不同的方案选择合适的研究对象。

6. 充分把握课题执行的可行性。课题确定后，一定要考虑执行的可行性，包括研究人员的技术素质能力，配合人员数量；研究中需要的配套要求，研究时间、仪器设备及相关技术人员的条件和要求，研究对象的可及性和依从性。

7. 研究开始之前需要量预测研究结果和效益。

8. 遵从良好的医德原则。

9. 寻求可靠的经济支持。

第三节　循证为基础的护理实践 PICOS 问题的构建

循证护理（evidence-based nursing，EBN）起源于循证医学，是结合护理实践而产生的一种护理理论与方法，是指护理人员在计划其护理活动过程中，审慎、明确、明智（conscientious，explicit，and judicious）地将科研结论与临床经验、患者愿望相结合，获取证据，做出临床护理决策的过程。

1991 年加拿大 McMaster 大学的 Dicenso 首次提出“循证护理”的概念，引起普遍关注与研究。1996 年英国 York 大学护理学院成立了全球第一个“循证护理中心”，提出了“循证护理实践”的概念，组织进行护理有关实践活动的专题文献系统回顾，并发表了其结果。随后澳大利亚成立 Joanna Briggs Institute（JBI）循证护理中心，也是目前全球最大的推广“循证护理”的机构，主要进行循证护理相关证据的合成、传播和利用。1998 年英国医学杂志与加拿大 McMaster 大学主办了《循证护理杂志》（*Evidence－Based Nursing*，EBN）（http：//ebn. bmjjournals. com/），用以传播循证护理新理念及最新研究成果，探讨循证护理实践经验及实践方法等。

20 世纪 90 年代，循证护理被引入中国，1996 年，JBI 循证护理国际合作中心在香港中文大学护理学院成立了香港分中心。1997 年 3 月，四川大学华西医院（原华西医科大学附属第一医院）成立了中国循证医学中心，推动了我国循证护理学发展。2004 年 11 月 26 日，复旦大学护理学院成立复旦大学 Joanna Briggs 循证护理合作中心，成为澳大利亚循证护理中心的第 20 个合作研究中心。我国循证护理研究中心的建立，对传播循证护理理念和方法、制定科学有效的临床实践指南、促进我国护理学科的发展具有重要意义。循证护理已经成为护理专业的一个重要组成部分，是护理发展的必然趋势。

一、循证护理实践的应用模式——JBI 循证卫生保健模式

澳大利亚 Joanna Briggs Institute（JBI）循证卫生保健中心 Alan Pearson 教授等于 2005 年提出“JBI 循证卫生保健模式”，并于 2016 年进行更新（图 2－3－1）。该模式将循证卫生保健实践过程分为 5 个组成部分，以全球健康为宗旨，包括 4 个环节：①证据生成；②证据综合；③证据传播；④证据应用。4 个环节相互影响，以促进全球健康为宗旨。在 2016 年“JBI 循证卫生保健模式”的最外圈 15 个要素，包括全球健康中的维持影响、促进合作、知识需求；证据生成中的研究、经验、专业共识；证据综合中的系统评价、证据总结、实践指南；证据传播中的积极传播、系统整合、教育培训；证据应用中的情境分析、促进变革和过程与结果评价，以上都是我们护理工作者可以关注、学习、思考、确定进行研究的选题方向。

二、JBI 循证卫生保健模式 4 个环节

JBI 循证卫生保健模式 4 个环节包括：①证据生成；②证据综合；③证据传播；④证据应用。它们之间相互影响，以促进全球健康为宗旨。具体内容如下。

1. **证据生成**（evidence generation）　证据的来源具有多元性，包括研究、经验总结和专业共识。设计严谨的研究是证据的最佳来源，当缺乏来自研究的科学研究结论时，专家意见和达成共识的观点在经过严谨的质量评价和筛选后也可代表现有的证据。证据具有四大属性：可行性、适宜性、临床意义和有效性。研究包括原始研究和二次

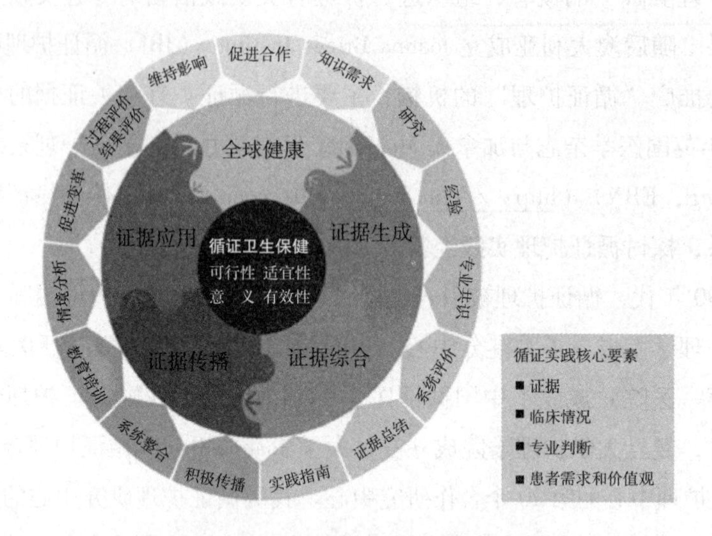

图 2-3-1 JBI 循证卫生保健模式

研究，其中系统评价与原始研究同等重要。

2. 证据综合（evidence synthesis） 证据综合是针对循证主题所获得的所有相关研究的过程、结论、观点及意见，利用科学、客观的评价工具进行评价和分析，得出能解决拟定问题的证据性决策，以帮助进行卫生保健决策。证据综合的过程包括系统评价、证据总结及实践指南三部分。此外，JBI 不但发展了证据质量评价的工具，还提供了量性和质性研究系统评价的详细方案。

3. 证据传播（evidence transfer） 证据传播包括积极传播、教育培训及系统整合三部分，指将证据通过杂志期刊、电子媒介、教育培训等多种途径传播到卫生保健人员及机构中，使证据成为决策支持系统、政策制定及操作规范的依据。证据的传播需要通过周密的计划，针对特定的目标人群及情景，设计专门的途径将证据组织成简洁易读、可操作性强的形式。在证据的总结和传播过程中有 4 个主要步骤：标注证据的等级或推荐意见；将证据和信息组织成简洁易读的形式；详细了解目标人群对证据的需求；以最经济的方式传递证据和信息。

4. 证据应用（evidence implementation） 证据应用包括情景分析、促进变革及过程和结果评价三部分，以实践活动或系统发生变革为标志。证据应用旨在促进利益相关人群，包括临床护士、护理管理者、患者、患者家属、其他卫生保健人员的循证决策，及维持卫生保健服务质量持续改进，是一个有目的的、动态的实践变革过程。不但关注证据引入对卫生系统、护理过程及护理结果的影响，开发了促进证据应用的临床质量管理工具，即临床证据实践应用系统（PACES 系统），还注重采取策略维持证据转化的效果。

JBI 循证卫生保健模式清晰阐述了循证实践的核心要素及步骤，强调循证实践是一个不断循环的过程，针对卫生保健实践中的问题，获取证据，并对证据进行严谨的评价、综合，然后传播到卫生保健人员，推进证据在实践中应用，以达到促进全球健康这一宗旨。因此，JBI 循证卫生保健模式推出后，迅速成为循证理论、方法及实践研究的指导性框架，也必成为护理工作者开展护理研究和临床实践的指导框架。

三、循证护理问题的提出

循证护理实践是从发现问题、提出问题开始的，因此，提出循证护理问题是循证护理实践的第一步，也是至关重要的一步。循证护理问题的提出需要研究者具备丰富的理论知识、临床经验，以及不断为患者服务、提高护理服务质量的责任心；另外，循证护理问题必须是科学化、结构化和特定化问题，国际上通用将循证护理问题构建为经典 PICOS 模式；随着循证实践的发展，在 PICOS 基础上又扩展为 PICOSST 模式。

1. P 为特定的人群（population），主要描述什么是目标人群，这类人群有哪些特征需要考虑。

2. I/E 为干预或暴露因素（intervention/exposure），主要描述哪些是需要考虑的干预措施或暴露因素。

3. C 为对照措施或比较的干预措施（control/comparator），主要描述要考虑什么样的比较或对照。与金标准、安慰剂、空白对照、日常锻炼、常规护理等的比较。

4. O 为结局（outcome），描述结局是什么，指终点指标，包括主要指标、次要指标。

5. S 为研究设计（study design），用以限定研究设计的类型，研究类型有实验性研究或随机对照试验、类实验性研究、不对等对照组设计、自身前后对照设计、时间连续性设计、观察性研究（描述性研究、横断面研究、现况研究、纵向研究、随访研究、相关性研究、分析性研究、队列研究、病例对照研究）等。

6. S 为研究场所或环境（setting），包括患者的诊治环境、护理环境、服务条件、疾病发生的特点等外界环境因素。

7. T 为研究时间段或疾病研究过程（time）。

质性研究的问题一般是与患者感受、经历、体验和观点有关，质性研究循证问题的结构一般为 PICoS：P 为研究对象/患者，在质性研究中为paricipant；I 为研究者想要研究的现象（phenomenon of interest）；Co 为研究情景或具体情形（context）；S 为质性研究的研究类型（study design）。

第三章　护理文献检索

第一节　文献检索的基本概念

一、文献基本知识

（一）文献

文献（document/literature）通常指记录有知识的一切载体，也可以理解为固化在一定物质载体上的知识。一切载体包括各类图书文献，历史资料文献，绘画、工艺、美术文献，考古文献，以及声像出版物、电子出版物、互联网等。

（二）文献的分类

按照不同的分类标准可将文献分为不同类别。根据载体的不同可将文献分为印刷型文献、电子型文献、缩微型文献、声像型文献；根据出版形式的不同可将文献分为图书、连续出版物、会议文献、政府出版物、专利文献、标准文献、学位论文；根据加工深度的不同可将文献分为零次文献、一次文献、二次文献、三次文献，具体说明如下。

1. 零次文献　零次文献是指尚未经过出版发行或未进入正式学术交流的原始文献，是科研和生产活动中未经整理的原始记录，常以交谈和书信等方式进行传递，内容新颖，但不成熟，不公开交流，难以获得。

2. 一次文献（primary document）　又称一级文献或原始文献，是作者以本人的科研成果为素材，公开发表或出版的文献，包括期刊论文、专利说明书、学位论文、会议文献等。一次文献具有原创性和新颖性，形式多样，数量庞大，是文献的主体和最基本的信息源，也是文献检索利用的主要对象。

3. 二次文献　又称二级文献或检索性文献，是根据一次文献的内外部特征，对一次文献进行精选、提炼、浓缩和加工，按照一定的逻辑顺序和科学体系对其加以编排存储，使之系统化而便于检索利用的一种新的文献形式。其主要类型包括目录、索引、文摘、文献数据库等。

4. 三次文献　又称三级文献，是指科研人员利用二级文献检索搜集大量与某一专题相关的一次文献，对现有成果加以阅读、分析、归纳、概括，撰写而成的新的文献。其主要类型包括综述、专题述评、学科年度总结、进展报告、手册及年鉴等。

综上所述，零次文献是人类知识的一部分，是一次文献的素材。一次文献是基础，是主要的信息资源，是检索的主要对象。二次文献是检索一次文献的工具，仅仅是对一次文献信息进行系统化的压缩，没有新的知识信息产生，因此二次文献具有汇集性、系统性、检索性、浓缩性的特点，有助于研究人员快速检索科技情报资料、了解科技动态，节省获取一次文献的时间。三次文献是一次、二次文献的浓缩和延伸，信息含量大、综合性强，参考价值大；科研人员可以通过三级文献快速了解所关注领域的研究历史、发展动态、水平等，从而快速掌握课题的背景知识。

（三）基于电子信息技术和网络技术的文献

1. 网络文献信息　网络文献信息指通过计算机网络可以利用的文献信息资源总和。网络文献信息覆盖面广、资源丰富，呈现多媒体化。

2. 开放获取文献（Open Access）　开放获取文献是指科研人员将论文、专著、图书、演示稿、课件、数据等研究成果发表在开放式学术出版物或存放于开放式知识库中，以在线方式供读者免费阅读、下载、保存和利用。开放获取文献是数字化、在线、免费、不受大多数版权和许可限制的文献，简称 OA 文献。期刊的运行经费来源有两种：一种是创办者筹集资金，杂志对作者和读者都是免费的；一种是作者付费出版，读者免费使用。OA 期刊虽质量参差不齐，但可以免费获得，所以受到一些研究人员的青睐。

3. 优先出版文献　优先出版文献又称“优先数字出版”或“网络优先出版”，是指出版商或个人在印刷版出版之前通过数字传播媒介出版数字版定稿。其特点是出版时间快，出版方式灵活，发行范围广。目前很多学术期刊在数字出版平台上提前发布，可以被广大读者通过互联网、手机等多种途径订阅、检索、下载，也可以由出版者通过电子邮件和手机短信主动向读者推荐、推送。国际学术期刊中“Online First”，“AOP”（Advance Online Publication），“Express”，“In Press”均代表提供优先出版文献服务。在国内，知网（CNKI）、万方数据知识服务平台也先后推出了优先出版服务。

二、文献信息检索基本知识

1. 文献信息检索　文献信息检索指科研人员依据一定的方法，从已经组织好的各种类型的大量文献信息集合中，查找并获取特定的相关文献信息的过程。信息检索是在一定信息需求驱使下，利用检索工具或检索系统有效获取所需信息的过程。

2. 计算机信息检索　计算机信息检索的实质是由计算机将输入的检索式与系统中

储存的文献特征标识及其逻辑组配关系进行类比匹配的过程，需要人机协同作用来完成。计算机检索系统主要由计算机、通讯网络、检索终端设备和数据库组成。

3. 网络信息检索　随着互联网的发展，网络信息检索已经成为获取文献线索和获得部分文献、有关新闻、事实、数据等信息的重要途径。可以通过搜索引擎进行网络信息检索，国内常用的有百度（www.baidu.com），国外常用的有谷歌（www.google.com）、必应（www.bing.com）等。

4. 学术搜索引擎　学术搜索引擎是以学术资源为索引对象的网络学术文献检索工具，能满足个性化检索需要，具有跨平台工作、整合资源、独特的排序和引文索引功能，帮助用户获取学术文献信息，了解有关领域概况。国内常用的是百度学术，国外的主要学术搜索引擎是谷歌学术搜索（Google Scholar）。

5. 查全率（recall ratio）和查准率（precision ratio）　两者均是评价检索效果的重要指标。查全率是衡量某一检索系统从信息集合中检出相关信息成功度的一项指标，用于衡量检索系统和检索者检出相关信息的能力和效果。查准率是衡量某一检索系统的信号噪声比的一种指标，用于衡量检索系统和检索者拒绝非相关信息的能力和效果。实验证明，在查全率和查准率之间存在着相反的相互依赖关系，如果提高查全率，就会降低查准率。应当根据具体课题的要求，合理调节查全率和查准率，保证检索效果。

三、数据库基本知识

数据库（database）是由计算机进行处理的一定数量同类信息的有序集合，是用来查找信息的电子化检索工具。数据库种类很多，不同的数据库从界面到内容、从功能到结果输出都有不同。根据收录内容的不同，可将数据库分为以下几种类型。

1. 文献型数据库（literature database）　文献型数据库以各类型文献为收录内容。根据所收录文献内容的详略程度，可分为书目数据库和全文数据库。书目数据库包括题录数据库、文摘数据库、目录数据库等，主要提供书目或文摘等二次文献信息。中国生物医学文献数据库（CBM）、MEDLINE 为常用的书目数据库。全文数据库是存储文献全文的数据库，能直接获取文献的全文内容，包括图书全文数据库、期刊全文数据库、学位论文全文库等。知名的全文数据库包括 PubMed Central、中国期刊全文数据库等。

2. 数值型数据库（numerical database）　数值型数据库是专门存储数据、数值型信息的数据库，除存储各类数值外，还存储运算公式。数值数据库与书目数据库的一个重要区别就是数值数据库不仅可以检索数据，还可以实现数据的处理。主要的处理包括：分子结构和谱图等形式的显示、统计分析、函数关系的确定及模拟计算。

3. 事实型数据库（fact database）　事实型数据库也称指南数据库，是以特定客观事实为检索对象，提供的是关于各类型事物的实体性信息，每个条目都是对一个事实确切、完整的描述，主要存储独立的知识单元而非文献。如基金指南库、机构名录数据库、产品或商品信息数据库；词典、百科全书、年鉴、指南等工具书数据库。

4. 图像数据库（image database）　图像数据库是指以图像为信息主体，配有文字解释的数据库。主要涉及图像的色彩理论、数据模型、数据类型和数据结构、图像处理、数据挖掘等。

5. 多媒体数据库（multimedia database）　多媒体数据库与常规数据库的主要区别在于它的数据对象是相对非结构化的多媒体数据，主要存储数值、文字、表格、图形、图像、声音等多种媒体信息。

6. 检索语言（retrieval language）　检查语言又叫作情报检索语言、文献存储与检索语言、标引语言等。广义的检索语言是指在检索中使用的语言，能提供各种检索点，如著者名、分类号、主题词、关键词等。狭义的检索语言是指文献信息检索系统存储与检索过程中共同使用的一种规范化的人工语言。

第二节　文献检索的过程和步骤

文献检索是一项实践性很强的工作，需要研究者根据自己的文献需求，通过大量的实践，反复思考琢磨试验，逐步掌握文献检索的规律，没有任何捷径。一般来说，文献检索具体实施，体现为环环相扣的一系列的检索步骤，包括以下几步：分析信息需求，选择检索工具，制定检索策略，获取信息线索，索取原始文献，及时更新文献。下面对文献检索的基本步骤进行介绍。

一、明确检索需求、确定检索词

（一）分析检索课题，明确检索需求

文献检索的首要环节就是分析检索课题的需求，课题的内容是什么？主要解决什么问题？根据课题研究的内容，深入分析主题内容，以明确检索要求。通过找到反映课题中心问题的主要概念，拟出关键词，分析这些概念的内涵外延，乃至诸多概念的内在逻辑关系。通过分析主题明确要检索的学科和主题范围。其次分析问题类型和文献类型，文献类型有期刊、专著、报告、专利、会议论文、标准等。最后确定查找年代范围、语种和地区等。

（二）确定检索词

检索词为文章检索字段中出现的关键单词，在很多检索平台都具有“智能提示”

功能，根据用户输入的词，系统能够提示与之相关的检索热词，用户可以快速定位检索词。但用户在自己选择检索词时，应尽量选择专业术语、特定概念，避免太泛的词，如患者、健康、中国等。

研究者可以根据检索的需要使用不同的检索词。按照所描述的文献信息特征划分，检索词可分为：文献外表特征检索语言，包括题名、刊名、著者（姓名、单位）、文献序号（专利号、技术标准号）；文献内容特征检索语言，包括关键词，主题词。

二、选择数据库

目前电子数据库种类很多，不同的数据库从界面到内容、从功能到结果输出都有不同。电子文献数据库的检索需要通过具体的检索平台/系统来实现。目前护理专业常用的电子文献数据库包括：中国期刊全文数据库（CNKI）、中文科技期刊全文数据库（VIP）、万方数据知识服务平台、维普期刊资源整合服务平台、中文生物医学文献数据库（CBM），国际上的护理文献可以选择 PubMed、CINAHL、EMBASE、Web of Science 等，下节将专门介绍。

此外，下列事实型数据库在寻找护理证据时也经常使用。

美国指南网 NGC：http：//www. guidelines. gov

英国指南库：http：//www. his. ox. ac. uk/guidelines/

加拿大指南库：http：//www. cma. ca/clinicalresources/practiceguidelines

苏格兰院际间指南网（SIGN）：http：//www. sign. ac. uk/

新西兰指南协作组：http：//www. nzgg. org. nz/

美国心脏病协会：http：//www. heart. org

美国艾滋病资讯协会：http：//www. aidsinfo. nih. gov

美国静脉输液护理协会：http：//www. ins1. org

美国医疗质量促进研究所：http：//www. ihi. org

三、制定检索策略

检索策略是为了实现查全、查准、查新等检索目标制定的方案，护理研究者可以利用下列检索方法和检索途径进行普通和高级文献检索，也可以咨询图书馆专业检索人员，构建检索表达式的方式进行专业检索。当检索策略获得的检索结果与检索预期目标存在差距时，就必须对检索策略进行调整。因此这是一个反复循环的过程。

（一）检索方法

在进行文献检索时，可根据检索课题的需求和检索系统（工具）的情况灵活选择不同的检索方法，以便达到省时省力、查全查准的目的。通常所说的检索方法包括直接法、工具法、综合法。

1. 直接法　直接法是指不利用检索工具，直接通过原文或文献指引来获取相关信息的方法。其优点是能明确判断文献所包含的信息是否具有针对性和实用性；缺点是存在很大的盲目性、分散性和偶然性，查全率无法保证。如果检索课题单一，文献相对集中，对原始文献比较熟悉，则直接法检索效率较高；若课题有多个主题、文献较离散时，直接法难以获得理想的检索效果。直接法包括浏览法和追溯法。

（1）浏览法：浏览法是指通过浏览、查阅文献原文来获取所需信息的方法。该方法的优点是能够直接获取原文，并能够直接判断是否需要文献所包含的信息；缺点是受检索人员主观因素的影响，存在一定的盲目性和偶然性，难以保证查全率，且费时费力，对检索人员的要求比较高。

（2）追溯法：追溯法又叫扩展法、追踪法，是利用已知参考文献或利用引文索引进行追溯查找相关文献的方法。当查找到一篇参考价值较大的新文献后，以文献后面所附的参考文献为线索查找相关文献。这是一种最简捷的扩大信息来源的方法。但由于参考文献的局限性，会产生漏检。

2. 常规法　常规法也称检索工具法，是一种最常用的方法，即利用各种检索工具来查找文献的方法。根据检索的时间顺序，可将工具法分为顺查法、倒查法、抽查法。机检时可将检索结果进行排序和对时间范围进行限定来方便地实现检索目标。

（1）顺查法：顺查法是指根据已确定的检索课题所涉及的起止年代，按照时间顺序由远及近地查找信息的方法。这种方法查全率高，但费时费力，适用于普查性课题，利于掌握课题的来龙去脉、了解其历史和现状，并有助于预测其发展趋势。

（2）倒查法：倒查法是按照时间顺序，由近及远地逐年查找，直到找到所需信息。该方法是由新到旧查找文献的方法，能够获取较新的信息，把握最新发展动态，较适用于检索新课题或有新内容的课题。

（3）抽查法：一般来说，任何一个学科的发展都具有波浪式特点，在学科处于兴旺、发展期时，成果和文献较多。针对学科发展高潮进行抽查，能够获得较多的信息，这种方法针对性强、节省时间，但要求检索人员必须熟悉该学科的发展情况。

3. 综合法　综合法是指综合利用上述追溯法和常规法交替循环使用，不断扩检，使其互相配合、取长补短，直到满足检索需求，得到较为理想的检索效果为止。

（二）确定检索途径

检索途径是检索系统提供的检索入口。目前，不同的数据库受到检索系统的制约越来越小，可以提供多种检索途径。在检索时应根据课题的需要和所使用数据库的特点，灵活地应用各种检索途径。一般来说，检索途径可依检索信息的内容特征和形式特征分为以下几种。

1. 题名途径　题名途径是根据文献名称（包括书名、刊名、篇名等）来检索文献的途径。检索时使用各种题名目录或索引，输入题名或题名的一部分，即可获得所有题名中包括该字、词的信息。利用题名途径可以检索出一篇特定的文献，是查找文献最方便的途径。

2. 责任者途径　责任者是指对文献内容负责或做出贡献的个人或团体，包括著者、编者等。利用责任者途径检索是指按照已知责任者的名称来查找所需信息。一般来讲，每个研究人员的研究方向相对比较固定，同一责任者名下往往会集中内容相近或相关的文献，可以在一定程度上实现集中检索，并且利用责任者途径可以及时跟踪研究人员的研究方向，获得最新研究成果。因此，责任者途径也是常用的一种检索途径。

使用国外的检索工具的著者途径查找文献时，应注意国外著者姓名的次序一般是名在前姓在后，但在检索工具的著者索引中，是姓在前名在后，姓用全称，名用缩写，姓名之间用逗号或空格隔开，分别按姓名的字母顺序排列，如 Roberts，R. S. 。

3. 主题词途径　主题词（main heading）是经过优选和规范化处理的词汇，是具有组配功能的动态性词或词组。常见的规范化主题词表有美国国家医学图书馆（NLM）编制的 MeSH（Medical Subject Headings，MeSH，医学主题词表）和 CMeSH（中文医学主题词表）等。同一主题的文献，不受文献中使用的名称、词形、拼写、单复数等的限制，都会被标引到同一个规范的主题词下。主题词途径是指将主题词作为检索标识来查找文献。由于主题词检索能把同一主题内容的文献集中在一起，能提高文献的查准率和查全率，因而主题词途径往往是课题检索的优选途径。

4. 关键词途径　关键词（key word）是从文献题目、文摘或正文中提取出来的具有实质意义的、能代表文献主题内容的词语，没有经过规范化处理。关键词途径的优点是使用灵活、查找方便，常能准确检索到含有新出现概念的文献。但由于关键词属于自然语言，未经规范化处理，容易造成漏检，因此检索时需考虑到与检索词相关的同义词、近义词等，以提高查全率。

5. 分类途径　分类途径按学科分类体系来检索文献。这一途径利用学科分类目录和分类索引，以知识体系为中心，比较能体现学科系统性，反映学科与事物的隶属、派生与平行的关系。如果需要查找的是某一学科领域或某一专题的文献，宜选用分类途径（但不适于查找交叉学科或新学科信息）。

（三）构建检索表达式

检索表达式（又叫检索式、检索提问式或检索策略式），是检索策略的具体表现，由检索词和运算符组配。在计算机信息检索中使用检索表达式完成复杂的检索，适用于熟练掌握检索技术的专业检索人员。

1. *布尔逻辑检索*　布尔逻辑检索是一种比较成熟、常用的计算机检索技术，利用布尔逻辑运算符表示两个检索词之间的逻辑关系。基本的布尔逻辑运算符有三种，分别为逻辑“与”（AND）、逻辑“或”（OR）和逻辑“非”（NOT）。

（1）逻辑“与”：表示概念间为交叉关系，组配符号为“AND”或“*”，输入表达式为“A AND B”或“A*B”。检索结果为数据库中同时包含有检索词A和检索词B的文献。利用该运算符可缩小检索范围，提高查准率。

（2）逻辑“或”：表示概念间为并列关系，组配符号为“OR”或“+”。表达式为“A OR B”或“A+B”。检索结果为数据库包中含有检索词A或者检索词B，或同时含有检索词A和B的文献。利用该运算符可扩大检索范围，提高查全率。

（3）逻辑“非”：表示概念间的不包括关系或排斥关系，组配符号为“NOT”或“—”，表达式为“A NOT B”或“A-B”。检索结果为数据库中包含有检索词A，但不包含检索词B的文献。利用该运算符可以缩小检索范围，排除无关的文献，提高查准率。

上述三种布尔逻辑算符可以单用，也可以组合使用。对同一个检索式，不同的运算次序会有不同的检索结果。在有括号的情况下，优先执行括号内的逻辑运算。在无括号的情况下，按自然顺序，AND、OR、NOT谁在先就先执行谁。

2. *截词检索*　截词检索又称通配符检索，在西文检索系统中较常用，即检索者将检索词在他认为较合适的地方加上截词符断开，用相应的截词符代替可变化部分。为使检索时不遗漏相关词，解决由于派生词列举不全而造成的漏检，提高检索效率，利用截词符来屏蔽未输入的字符。截词检索按截词位置不同可分为前截词、中截词、后截词；按截词字符数量不同可分为有限截词和无限截词。截词符根据检索的系统不同而有所不同，常用的有“*”“?”“#”“$”“!”等。

（1）前截词：即后方一致，如以*ology可以检索出含有physiology、pathology、biology等的文献。

（2）后截词：即前方一致，如以child*作为检索词，可以检索出含有child、children、childhood等词的文献。

（3）中截词：主要用于英式英语和美式英语的拼写差异，如用colo*r作为检索词，可以将含有color或colour的文献全部检出，也可用于中文检索，如“急性*肝炎”，可检出“急性中毒性肝炎”“急性黄疸型肝炎”“急性肝炎”等。

（4）前后截词：在作为检索词的左右两侧同时放置截词符号，以表示检索词两侧可以变化，中间保证一致。如需要查找“教育”方面的文献，检索式为“*护理教育

*”，可检索到“大学护理教育”、“高职护理教育”、“护理教育理论”、“护理教育方法”等方面的文献。

3. 精确检索和模糊检索

（1）精确检索：又叫词组检索，输入的检索词与检索结果的字序、字间隔完全一样。有些检索系统用引号来表示，如PubMed；有些检索系统通过精确检索的选择项完成，如CNKI和CBM。

（2）模糊检索：可将检索词进行拆分后进行检索，也可能是检索到与检索词意义相近的同义词的结果。很多搜索引擎都用这种功能进行检索。

4. 限制检索　限制检索指检索系统中提供的缩小或约束检索结果的检索方法，主要有字段限制检索和范围限制检索。字段限制检索，在多数检索系统中，如果用户不对检索式注明字段限定范围，系统会默认在篇名、关键词、摘要、全文中检索，通常字段限定范围的大小顺序是篇名 < 关键词 < 摘要 < 全文。范围限制常见的是发表时间的限制。

高级检索和二次检索也是一种限制检索。高级检索（又称“Advanced”或“Expert”）功能，它可以实现多字段、多检索式的逻辑组合检索，而且对检索的限定更具体、全面，在很多检索系统中十分直观，易于操作。另外，用户可在当前检索结果中进一步检索，点击在“结果中检索”进一步缩小检索范围。

5. 扩展检索　扩展检索是指检索时对输入的检索词以及该词的相关词（同义或下位词）执行逻辑“或”的检索技术。扩展检索也可被看作一种模糊检索，基于系统内部预设的词典，自动或半自动地将与检索词相关的多个检索词查出，从而扩大检索范围、提高查全率。如输入“青霉素”，进行扩展检索，系统可同时检索含有“阿莫西林”“氨苄西林”“匹美西林”等的结果。常用的CBM、PubMed检索系统均具有扩展检索功能。

（四）获取检索信息

在完成上述检索步骤后，研究者可以获取所需检索信息和全文，但是一些数据库，特别是外文数据库只能提供检索信息的线索，不能直接提供所需全文的信息，这时需要研究者了解获取文献原文的方法。研究者需要按照信息线索的指引或者是直接从全文数据库、网络搜索引擎中下载获得，或者用以下方法获得所需信息。

1. 图书馆文献传递或馆际互借　文献传递是从馆际互借发展而来的一种服务，是把用户需求的原始文献从文献源中提取出来，通过一定的途径提供给用户的一种服务。具体来说，是用户将检索到的文献线索告知图书馆，由图书馆通过E-mail电子文本等形式将用户需要的文献或替代品以有效的方式与合理的费用直接或间接传递给使用者的一种服务。通过文献传递服务可快速、高效、简便地获得文献原文。

2. 直接与文章作者联系索取原文　研究者虽然不能直接得到期刊原文，但是通过检索信息往往还是能查到作者的联系方式（如 E－mail），可以发邮件向作者直接索取原文。不要怕得不到回复，一般来说，作者都很愿意分享研究成果，把原文传给求助者。这样既可以帮助别人，又增加了文章被引用的概率。

3. 通过一次文献出版商、商业数字图书馆或按需出版商获取原文　目前很多文献数据库出版商在系统开发时增设了为用户提供原文的服务，读者通过付费可享受此种服务，获得原文。

4. 通过丁香园论坛、QQ 群、微信朋友圈、个人微博等求助　现在有很多文献求助专业论坛，文献求助 QQ 群，里面有很多高手可以帮助找到全文，如读秀数据库提供的“文献互助”平台，丁香园论坛里的文献求助。

根据获得的检索结果，进行文献下载、整理、阅读，就完成了文献检索的主要步骤。但是在实际的文献检索中，在任何步骤都有可能要返回之前的步骤，反复进行再分析、修改、调整、优化的循环。

（五）评价检索结果，优化检索策略式

研究者用初步拟定的检索策略进行文献查询后，应根据检索结果进行评价，看是否满足需求。通常情况下，需要多次从提高查全率和提高查准率两方面调整检索策略，直至查询到满意的结果为止。

1. 扩大检索范围，提高查全率的方法

（1）重新选择数据库：选择多个数据库联合检索，或增加所检数据库的检索年限。

（2）选择多种检索方式：不同检索方式有不同特点，采用多种检索方式相结合，可以适当扩大检索范围。

（3）重新选择检索途径：如选择篇名字段检索结果较少时，可选择文摘、组合字段或全文字段，获取更多检出结果。

（4）重新构建检索表达式：①主题词检索时采用扩展检索；②关键词（或自由词）检索时考虑其同义词、近义词等，并用 OR 相连；③采用截词检索，且截词不宜太长；④去掉次要的主题词或非核心的检索词，减少 AND 组配；⑤对检索词不做限定；⑥采用模糊检索。

2. 缩小检索范围，提高查准率的方法

（1）重新选择数据库：减少所检数据库的数量，或缩短所检数据库的检索年限。

（2）选择最佳检索方式：如选择高级检索或专业检索一般均可输入较多的限定条件，可以适当缩小检索；很多搜索引擎的分类目录是依据人工方式进行筛选分类的，有时可缩小检索。

（3）重新选择检索途径：如全文字段检出文献较多时，可重新选择在篇名、关键词和文摘等字段检索。

（4）重新构建检索表达式：①尽量采用主题词检索，并借助主题词表选择更专指的下位词进行检索，选择特定的限定词进行组配检索；②关键词（或自由词）检索时进行各种限定；③增加 AND 的组配面，使检索表达式更为准确地表达检索需求；④减少 OR 的组配面；⑤用 NOT 排除带有干扰性的概念或不需要包含的概念；⑥采用精确检索。

第三节　常用的护理文献检索工具及数据库

一、中文医学文献检索平台

（一）中国生物医学文献服务系统

中国生物医学文献服务系统（SinoMed）（http：//www.sinomed.ac.cn/）由中国医学科学院医学信息研究所开发研制，是一个收录全面、使用广泛的中文文摘型生物医学文献检索系统，包括中国生物医学文献数据库（CBM）、中国生物医学引文数据库（CBMCI）、西文生物医学文献数据库（WBM）、北京协和医学院博硕学位论文库（PUMCD）、中国医学科普文献数据库（CPM）在内的五个数据库，涉及基础医学、临床医学、预防医学、药学、护理学等生物医学各个领域（图 3－3－1）。

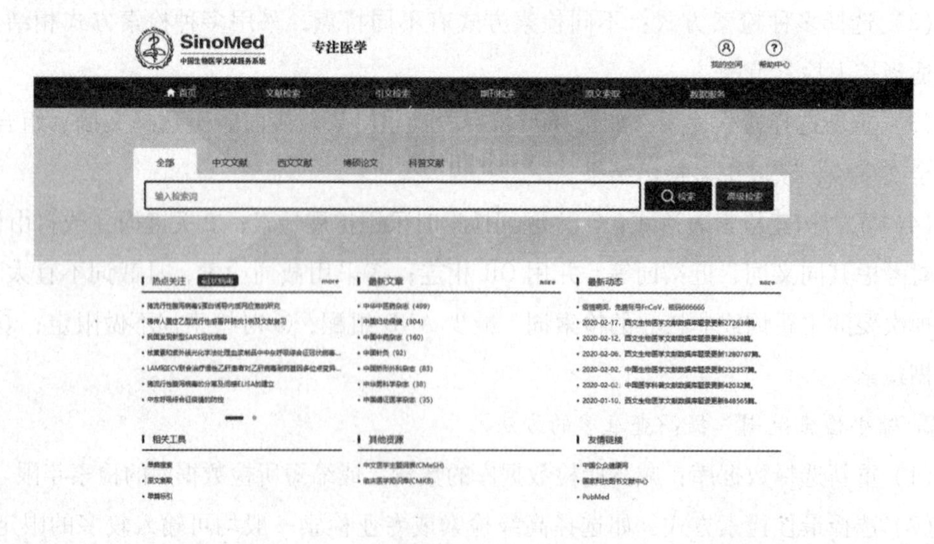

图 3－3－1　中国生物医学文献服务系统（SinoMed）

SinoMed 专业性强，全部题录均严格依据美国国立医学图书馆（NLM）的医学主题词标引规则，采用《中文医学主题词表》（CMeSH）和《医学主题词表》（MeSH）中译本进行主题标引。目前，SinoMed 题录数据与维普科技期刊全文数据库无缝连接，1989 年以来的全文可直接通过链接获取。

（二）中国知网

中国知识基础设施工程（China National Knowledge Infrastructure，CNKI）（https：//www. cnki. net/）是由教育部主管、清华大学主办，中国学术期刊电子杂志社、同方知网技术有限公司研发的一种“数字图书馆”。CNKI 包括中国学术期刊网络出版总库、中国博士学位论文全文数据库、中国重要会议论文全文数据库、中国图书全文数据库、中国引文全文数据库、国家科技成果数据库等多个数据库，收录资源包括工具书、期刊、博硕士论文、重要会议论文、报纸、年鉴等学术与专业资料，覆盖了自然科学、医学、人文与社会科学、理工、电子信息技术等学科。CNKI 提供多种文献检索途径，支持跨库检索，数据每日更新。此外，CNKI 有论文查重功能，是目前国内最权威的论文查重系统（图 3－3－2，图 3－3－3）。

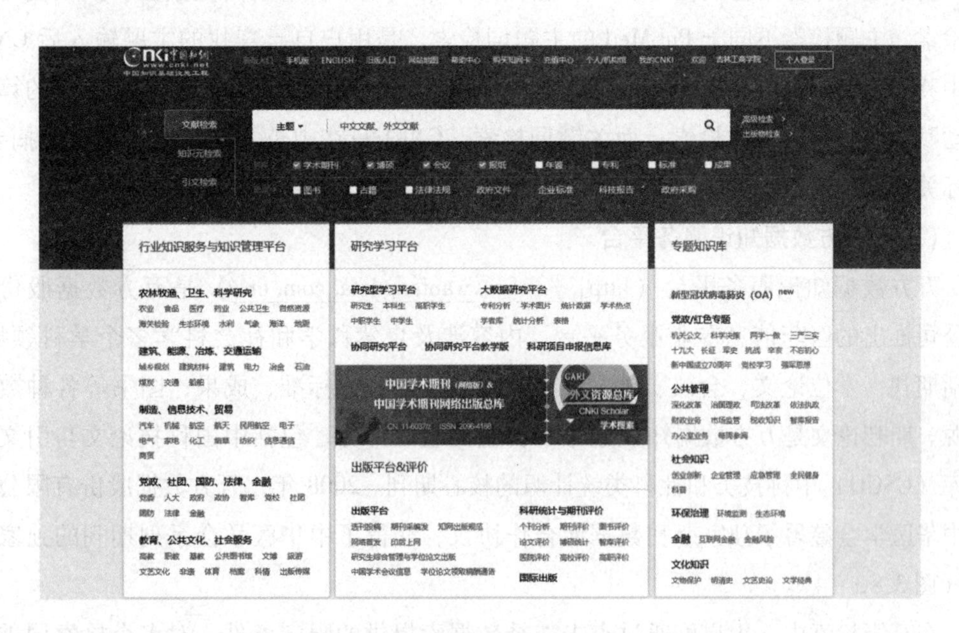

图 3－3－2　中国知识基础设施工程（CNKI）界面 1

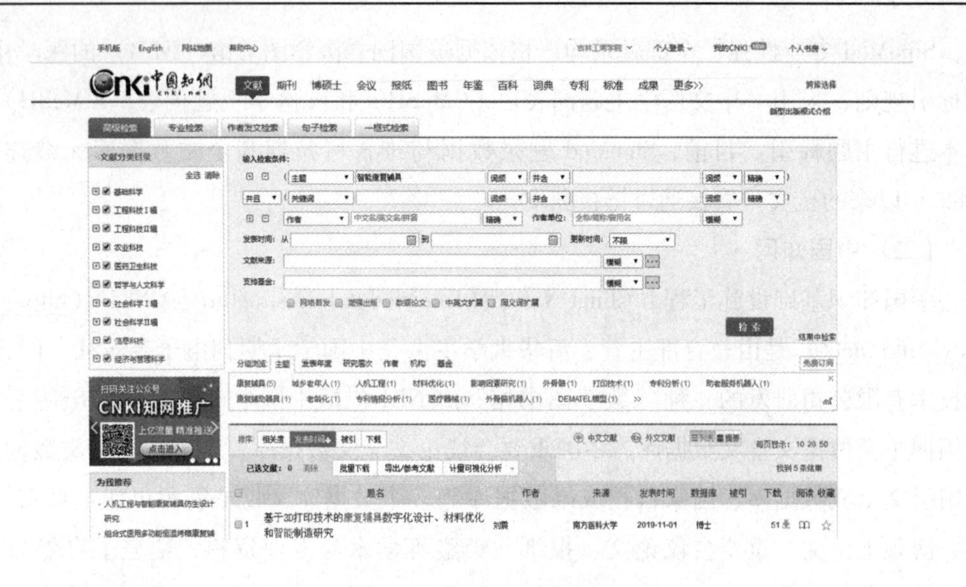

图3-3-3　中国知识基础设施工程（CNKI）界面2

整个数据库分为左右两个窗口，左侧为学科领域区，右侧为检索区。默认使用主题检索。主题检索不同于PubMed的主题词检索，是用户自己查找的主题输入后CNKI在中英文篇名、中英文摘要、机标关键词（由计算机根据文章内容，依据一定的算法自动赋予的关键词）中检索；而关键词检索，CNKI只在中英文关键词、中英文摘要、机标关键词中检索。因此，CNKI中主题检索寻找到的文献要多于关键词检索。

（三）万方数据知识服务平台

万方数据知识服务平台（http://www.wanfangdata.com.cn/）是万方数据股份有限公司推出的医药信息专业服务平台，内容涉及自然科学和社会科学多个学科领域，包括期刊、学位论文、会议、外文文献、专利、法规、标准、成果、图书等各种数据资源。期刊论文是万方数据知识服务平台重要组成部分，包括中国科技论文与引文数据库（CSCD）中科技类和社科类统计源的核心期刊。2008年，万方数据股份有限公司与中华医学会签署了独家期刊数据库合作协议，获得了中华医学会系列期刊的独家版权（图3-3-4）。

在高级检索中，用户可通过点击选择数据库提供的限定条件，对多个检索词进行组合检索。在首页界面中单击“高级检索”，进入高级检索界面，可利用主题、题名、第一作者、作者单位、关键词、摘要、DOI、期刊-刊名等多种途径进行组合检索（图3-3-5）。

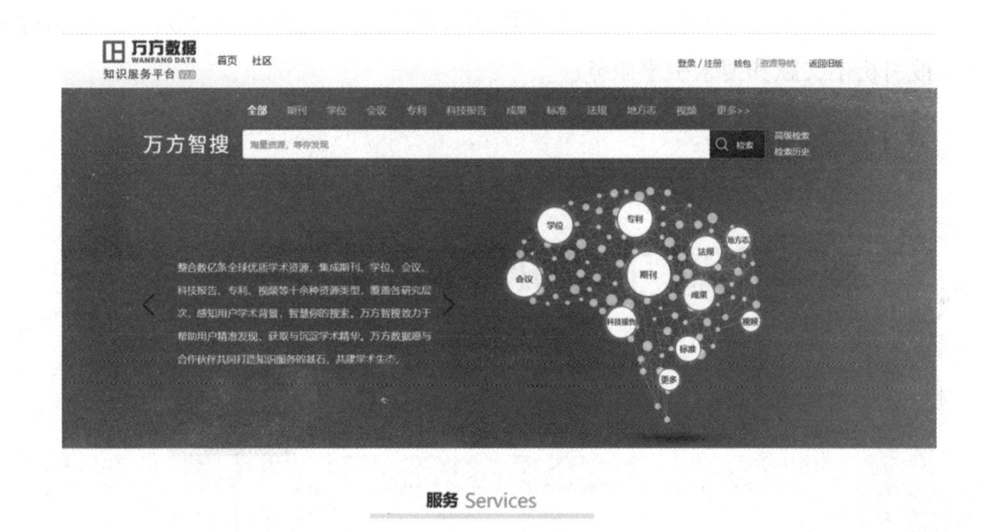

图 3－3－4　万方数据知识服务平台界面 1

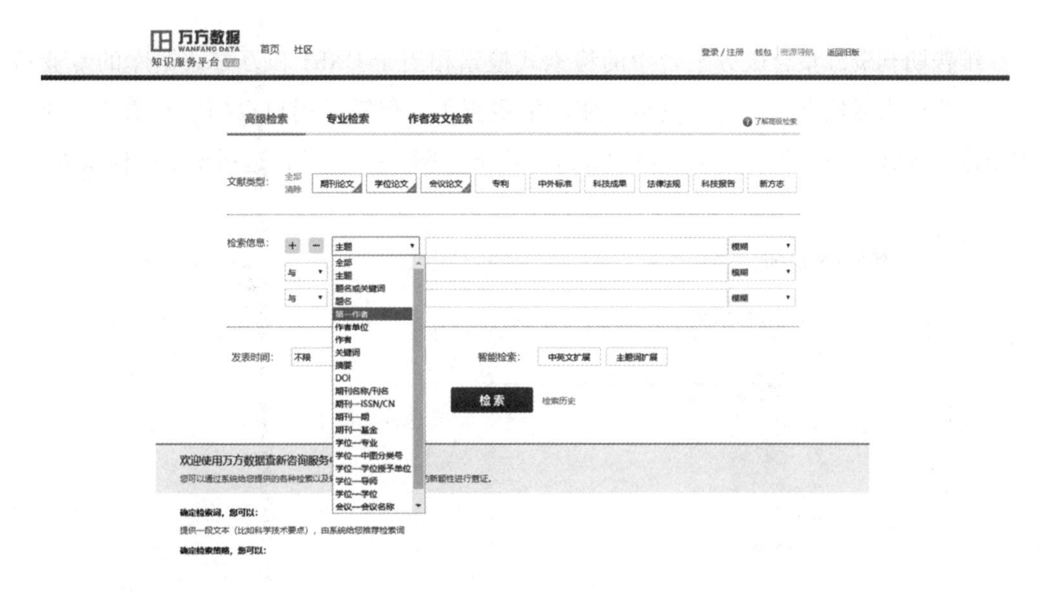

图 3－3－5　万方数据知识服务平台界面 2

（四）维普期刊资源整合服务平台

维普期刊资源整合服务平台（http：//qikan. cqvip. com/）由重庆维普资讯有限公司研制开发，涵盖社会科学、自然科学、医药卫生各个学科领域。1989 年起，该平台累计收录期刊15 000余种，现刊 9000 余种，文献总量 7000 余万篇，是我国数字图书馆建设的核心资源之一（图 3－3－6）。另外，维普中文科技期刊全文数据库与 Google Scholar 学术搜索合作，通过 Google Scholar 可直接检索中文科技期刊全文数据库的题录信息。该平台包含五大功能模块，分别是期刊文献检索、文献引证追踪、科学指标分析、高被引析出文献和搜索引擎服务。

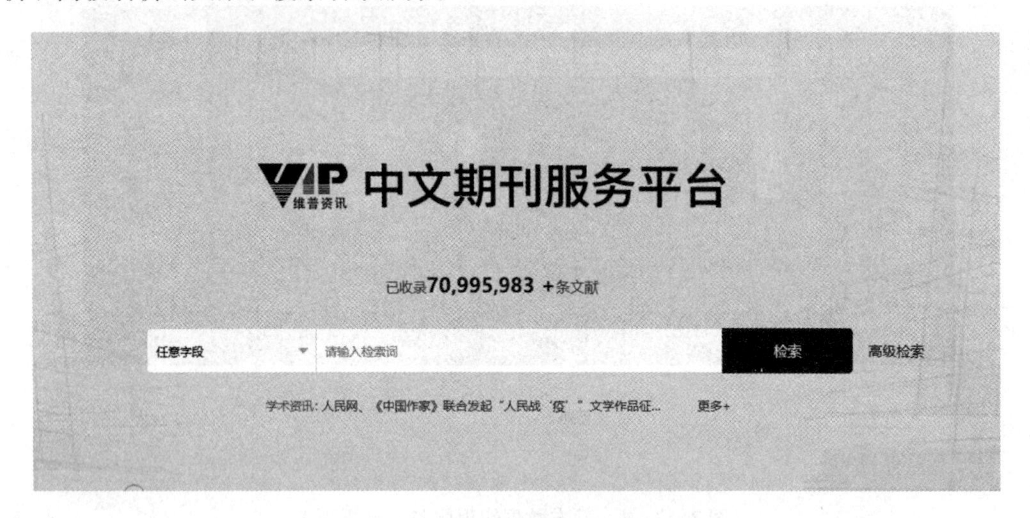

图3-3-6　维普期刊资源整合服务平台

维普期刊资源整合服务平台中的检索式检索相当于CNKI和万方数据库的专业检索。专业检索或检索式检索比高级检索功能更强大，但需要用户根据检索语法，使用多个逻辑运算符进行组合，编制检索式进行检索（图3-3-7），适用于专业检索人员。

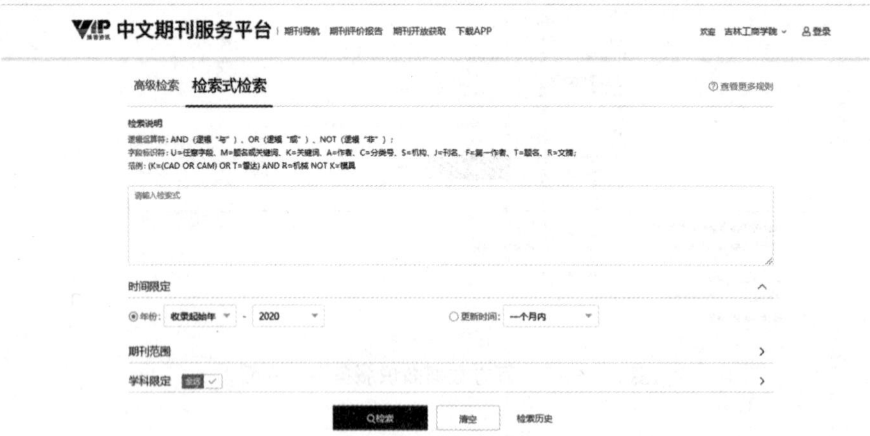

图3-3-7　维普期刊资源整合服务平台检索方式

二、英文医学文献检索工具及数据库

（一）PubMed（https：//www. ncbi. nlm. nih. gov/pubmed/）

PubMed是世界上最权威的生物医学文献数据库之一，由美国国立医学图书馆（NLM）下属的国家生物技术信息中心（NCBI）研制开发，可通过互联网免费访问。PubMed由MEDLINE、PREMEDLINE和出版商直接提供的文献数据库组成，收录了1940年（部分至1865年）以来的80多个国家、60多种语言、5600多种公开发行的生物医学期刊的题录、文摘及部分全文，内容涵盖基础医学、临床医学、护理学、预防医学、口腔医学、环境卫生、卫生管理、信息科学等。PubMed检索功能强大，还可提供丰富的外部链接及多种个性化服务（图3-3-8）。

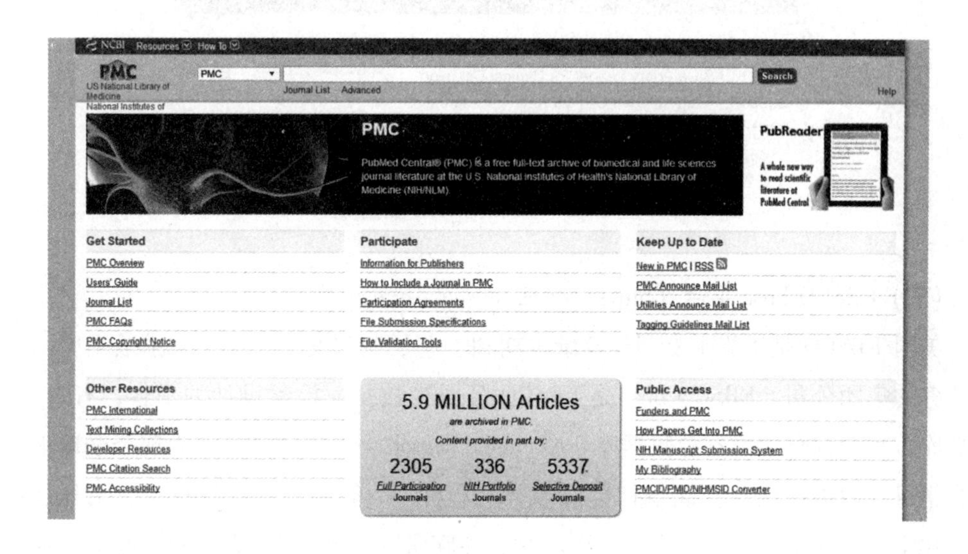

图3-3-8　PubMed数据库

（二）CINAHL（https：//www. ebscohost. com/nursing/products/cinahl-databases）

护理及相关健康文献累积索引（Cumulative Index to Nursing and Allied Health Literature，CINAHL）是EBSCO公司出版的专门面向护理及相关专业人员的数据库，涵盖护理学、心理学、行为科学、替代/补充医学、营养学和康复等护理学与综合保健相关学科，收录美国护理协会（American Nurses Association）和美国国家护理联盟（National League for Nursing）所有的英文护理学期刊和出版物。CINAHL Complete是基于CINAHL全文版数据库，它收录了CINAHL的5600多种全文期刊摘要数据，其中超过1400种期刊提供全文，全文最早可回溯至1937年，共计近530万条数据记录，收录超过1400种期刊可检索的引用参考文献。对于护理学学生、研究人员和从事临床工作的护理人员来说，CINAHL 中收录了约 1500 种 PubMed 未收录的护理学出版物的内容，有专门针对护理学科的主题词表 CINAHL Heading。CINAHL 是检索获取护理学学术文献资源最重要的数据库（图 3 –3 –9）。

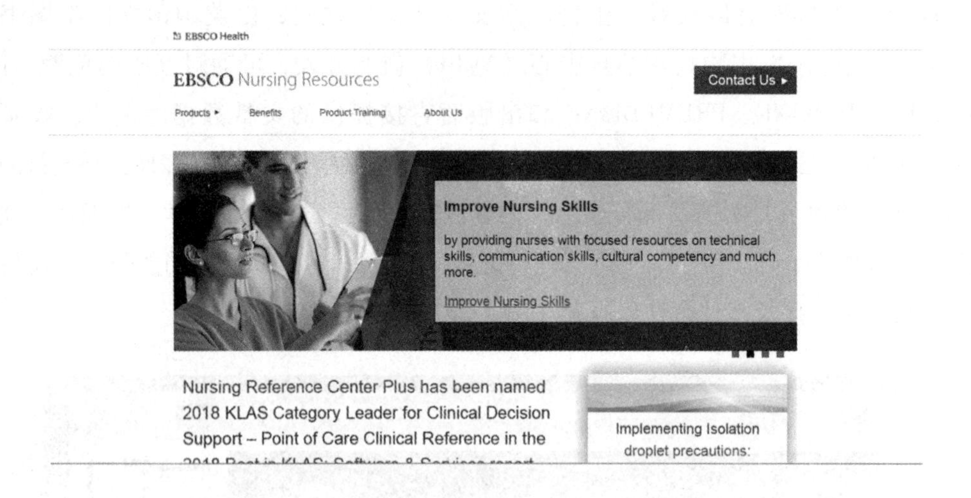

图 3 –3 –9　CINAHL 数据库

（三）EBSCO host 平台（http：//web. ebscohost. com/）

美国 EBSCO 是世界上专门经营纸本期刊、电子期刊发行和电子文献数据库出版发行业务的集团公司。EBSCO host 是 EBSCO 公司为数据库检索设计的平台，有近 60 个数据库，其中综合学术资源数据库（academic search premier，ASP）为现今全球最大的综合学科类数据库之一，涵盖社会科学、人文科学、教育、计算机科学、工程、物理学、化学、语言学、艺术、文学、医药学、种族研究等刊物共 8230 种。该平台为用户创造了一个简易的“基本检案”接口，并充分利用用户熟悉的网站使用习惯，可以输入尽可能多的检索文本（词组、句子、篇章或全部页），系统自动分析每一个检索词的独特性和重要级别，进行关联性控制来进行检索（图 3 –3 –10）。

（四）Science Direct（https：//www. sciencedirect. com/）

Science Direct 是荷兰爱思唯尔（ Elsevier ）出版公司出版的全球最权威、多学科、全面集成期刊和图书的全文电子数据库，开发的文献信息检索系统涵盖自然科学、生命科学、医学和社会科学四大类的 24 个学科领域，包括期刊全文、单行本电子书、参考工具书、手册以及图书系列等资源。目前，Elsevier 公司在清华大学图书馆和上海交通大学图书馆分别设置两个镜像服务器，装载了自 1998 年以来该公司出版的 1100 余种电子期刊全文数据，是中国用量最高的外文数据库之一（图 3 –3 –11）。

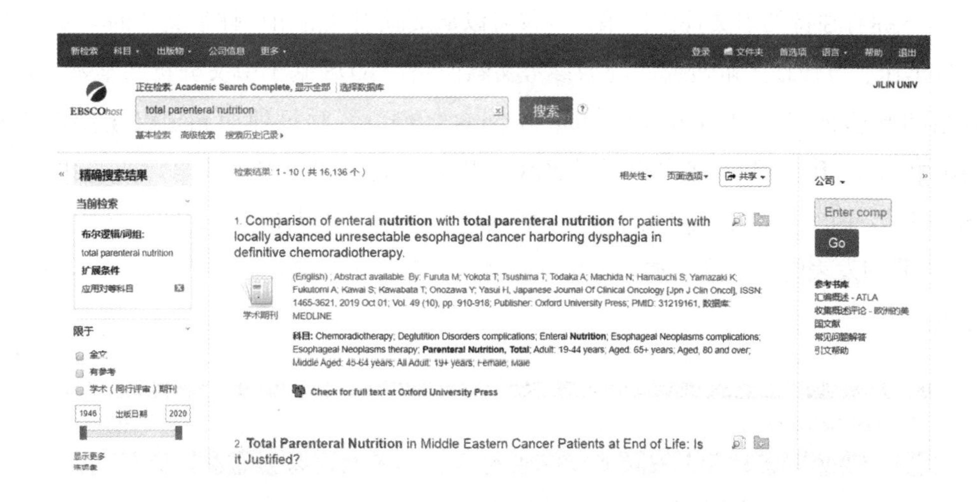

图 3－3－10　EBSCO host 平台

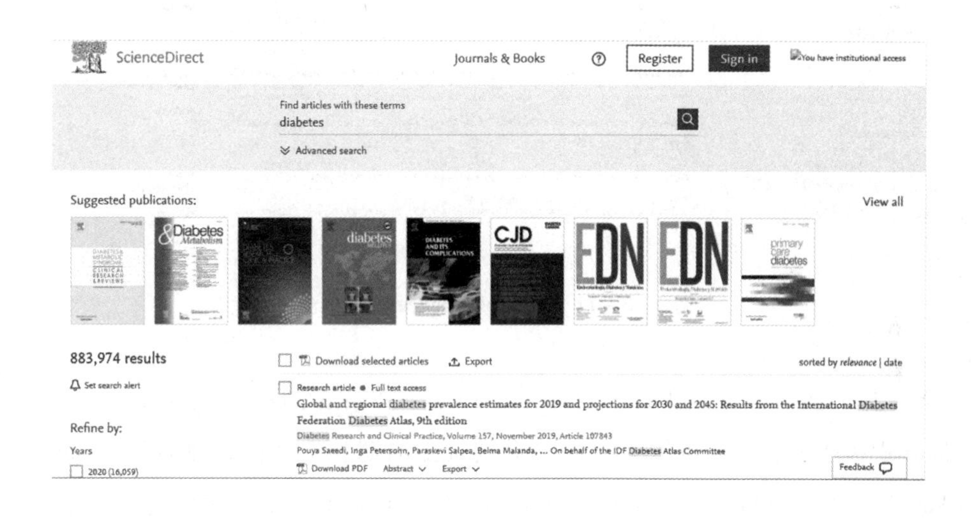

图 3－3－11　Science Direct 数据库

（五）Web of Science（http：//www. webofknowledge. com）

Web of Science（WOS）是一个综合性、多功能的学术信息资源整合平台，被公认为世界范围最权威的科学技术文献的索引工具，涵盖自然科学、生物医学、工程技术、社会科学、艺术与人文等领域高品质的学术信息，能够提供科学技术领域最重要的研究成果。WOS 功能齐全，有强大的检索和分析工具，具有跨库检索、单库检索、引文检索、定题快讯服务、引文跟踪服务、创建引文报告、检索结果分析、检索结果提炼、期刊影响因子查询、期刊定制和个人文献管理等功能。

WOS 拥有独特的引文检索体系，不仅可以从文献引证的角度评估文章的学术价值，还可以迅速、方便地了解研究课题的参考文献网络。WOS 基于引文分析的学术评价工具包括期刊引证报告（Journal Citation Reports，JCR），对每种期刊定义了影响因子（impact factor，IF），研究者可以通过 JCR 查找某专业领域（如护理学）的期刊被 SCI 及 SSCI 所收录的情况及其影响因子，了解这一学科领域最具影响力的期刊（图 3－3－12）。在我国发表的学术论文被 SCI 收录或引用的数量近年来已作为评价学术水平的一个重要标准。

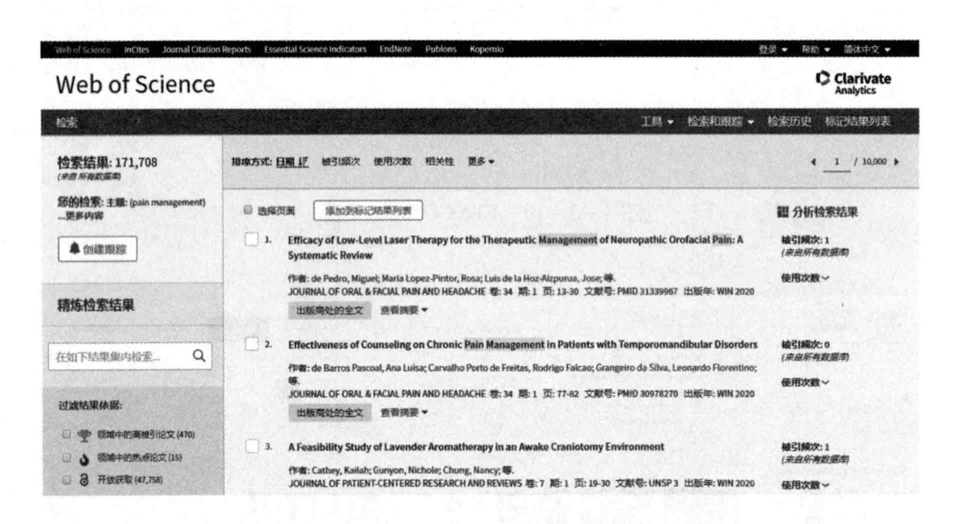

图 3－3－12 Web of Science 检索平台

（六）Journals@ Ovid Full Text（http：//www. ovid. com/site/index. jsp）

Journals@ Ovid Full Text 是美国 Ovid 公司推出的期刊全文检索数据库。Journals@ Ovid Full Text 提供访问包括 Lippincott Williams & Wilkins（LWW）出版集团、美国医学协会（American Medical Association）和 Adis International 出版的生物医学期刊，可获得部分护理期刊的全文。

三、学术搜索引擎

学术搜索引擎是以网络学术资源为索引对象，涵盖互联网免费学术资源和以深层网页形式存在的学术资源。两种常用的学术搜索引擎为百度学术搜索和谷歌学术搜索。

（一）百度学术搜索

百度学术搜索（http：//xueshu. baidu. com/）是百度公司于 2014 年 6 月推出的涵盖各类学术期刊论文、会议论文等资源，提供学术搜索、论文收藏、文献互助以及学术订阅服务的学术资源搜索平台（图 3－3－13）。百度学术搜索可通过时间筛选、标题、关键词、摘要、作者、出版物、文献类型、被引次数等细化指标提高检索的精确性。对于检索结果，百度学术搜索可以进行多种方式显示期刊、会议论文和学位论文，如按相关度排序、按被引用量排序、按时间降序排列；也可以按学科领域、核心期刊和发表时间浏览文献；还可以显示检索的相关热搜词、相关学者和相关期刊等。百度学术搜索默认的排序方式为相关度。对于检索到的每一篇文献，用户登录该平台后可以收藏、引用、检索其相关文章，部分文献还提供免费全文下载。单击引用后显示的界面，用户可以直接复制并粘贴其中一种已经设定好的引用格式，或直接利用链接导入文献管理软件，方便整理参考文献的格式。另外，单击作者的姓名，可以很方便地搜索到该作者的其他论文。

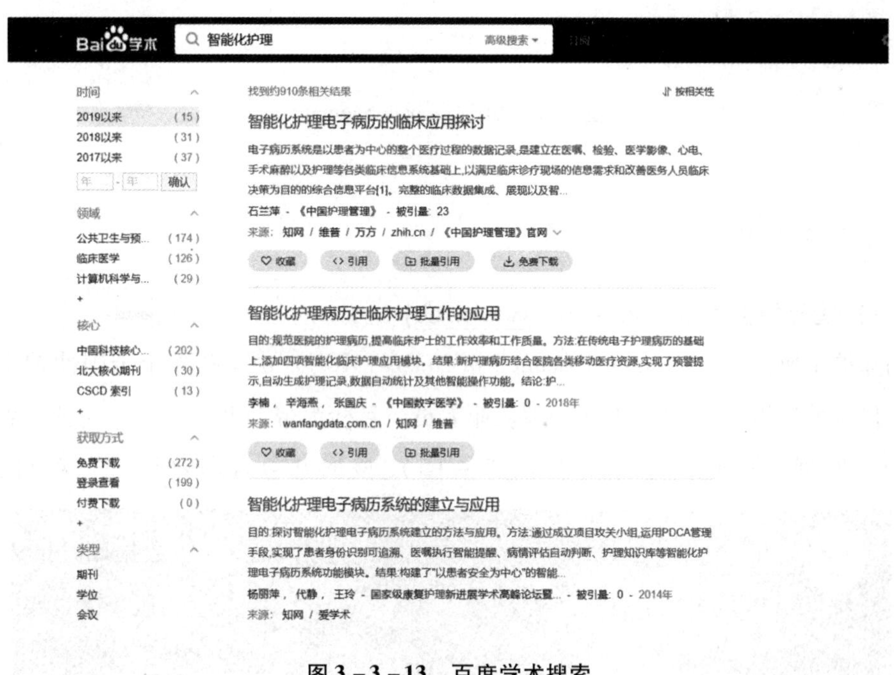

图 3－3－13　百度学术搜索

（二）谷歌学术搜索（Google Scholar）

Google Scholar（https://gfsoso.fcczp.com/）是 Google 公司于 2004 年 11 月推出的一个免费学术搜索引擎（图 3－3－14）。用户可以通过 Google Scholar 搜索众多学科的资料，其信息来源于网络免费的学术资源、开放存取期刊网站、图书馆资源链接等。Google Scholar 可以帮助用户在整个学术领域中确定相关性最强的研究，其检索功能灵活强大，支持多种字段检索、特定文件类型检索等，并可以按用户的习惯设置检索界面。

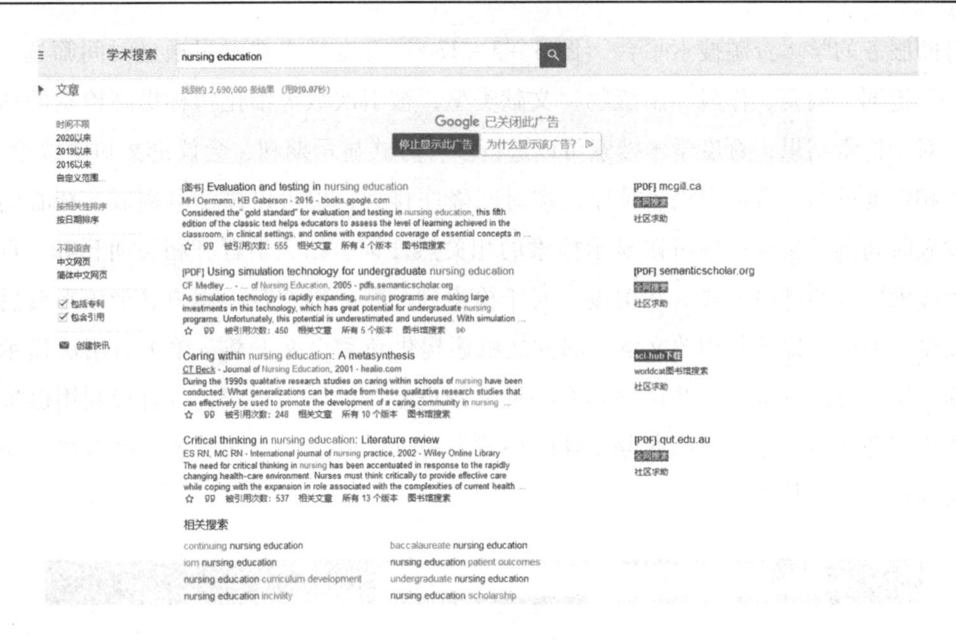

图 3-3-14　Google Scholar

四、其他网络护理资源信息

（一）国际护士协会（http：//www. icn. ch）

国际护士协会（International Council of Nurses，ICN）由 130 多个全国性护士协会组成，代表着世界上 2000 多万名护理从业人员，目标为带领世界护理、促进世界护士及护理的发展、影响卫生决策（图3-3-15）。该网站包含ICN成员国、项目领域、

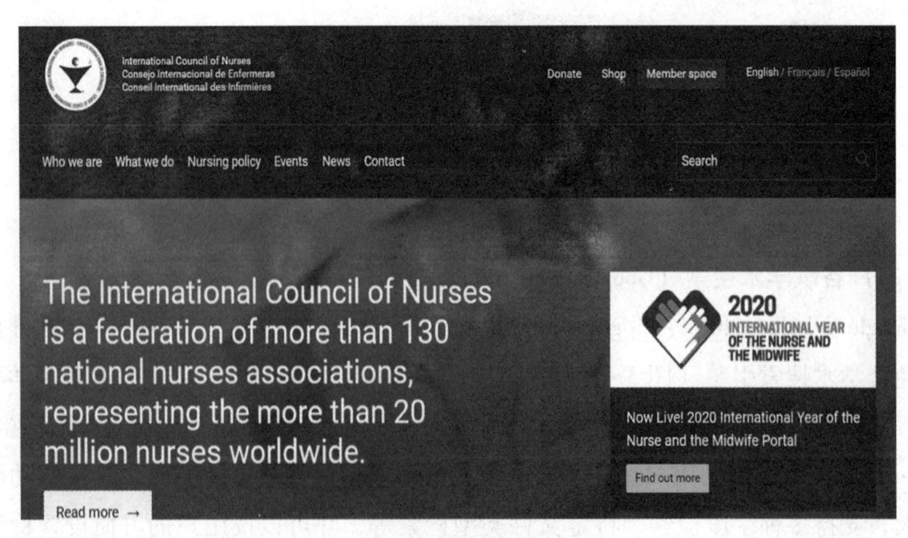

图 3-3-15　国际护士协会网站

护理政策、国际护理实践分类体系（International Classification of Nursing Practice，ICNP）、ICN 护理网络、护理会议、新闻、图书、护理常规说明、指南等信息。

（二）Medscape（http：//www. medscape. com）

Medscape 是著名的免费医学搜索网站，可提供最新的医学新闻和专家观点；药物和疾病信息；医学专业教育和继续教育；医学相关视频资料等（图 3－3－16）。Medscape 包含 30 多个专业，护理研究者可以从“Nurses”一栏查看护理专业的相关信息及深度报道。该网站免费提供文献全文，至今共收藏了近 20 个临床学科 25 000 多篇全文文献。Medscape 上线了同名 APP，可根据用户注册时登记的专业提供最新的来自路透社、专业期刊的信息，用户也可以免费订阅每周一期的精选信息。

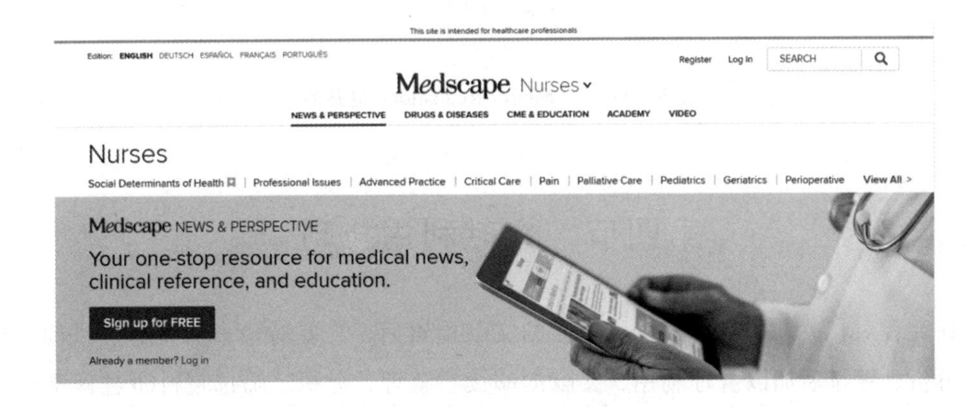

图 3－3－16　Medscape 医学搜索网站

（三）Sigma Repository（https：//www. sigmarepository. org/）

Sigma Repository 原称为国际护理图书馆（VHL），是专门用于共享世界各地护士作品的资源库，提供开放的数字化学术和临床服务，可免费收集、保存和传播各种格式与项目类型的全文护理研究、教育和循证实践材料（图 3－3－17）。护士、护理学生以及护理组织均可根据该资料库的政策提交作品，作品可为预印本、工作记录、期刊论文、会议论文、演示文稿、护理实践项目等。无须注册或登录，即可免费查看存储库中发布的资料。

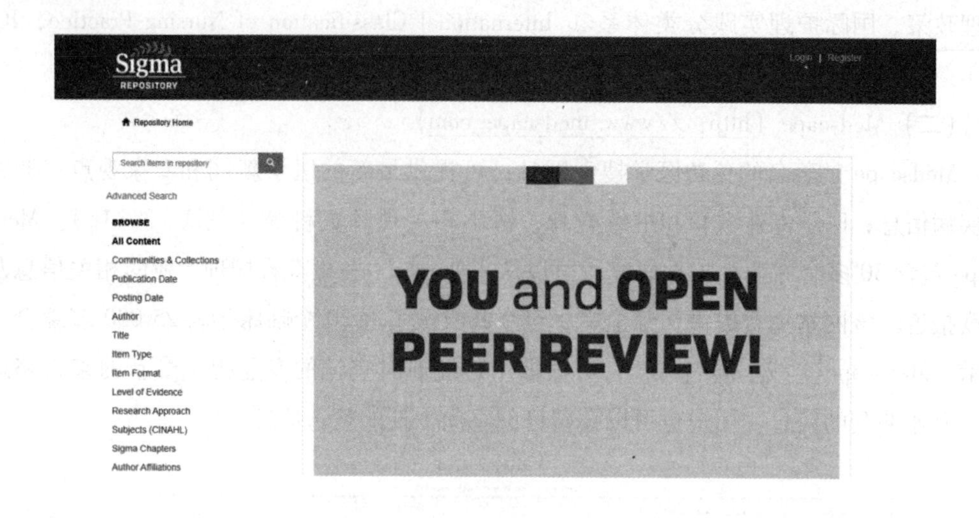

图 3－3－17　Sigma Repository 资源库

第四节　文献利用技巧

研究者对相关领域进行准确、全面的文献检索后，需要对检索信息通过阅读、整理、分析、筛选后加以合理利用，文献的阅读、整理、分析、筛选是科研过程重要的环节。文献积累是研究者开展研究的基础，通过对大量文献的分析，再结合自己的实际工作才能受到启发，发现自己的研究主题，才能在研究过程中有的放矢，使研究顺利进行。很多研究者无法开题，开题后研究无法正常进行都与研究者前期文献积累不够有关。文献积累过程会耗费研究者大量的时间和精力，如果能掌握有效的方法和技巧则可以达到事半功倍的效果。

一、文献阅读

（一）养成定期阅读文献的习惯

文献的阅读贯穿于护理研究的整个过程，研究者可根据不同研究阶段目的的不同，进行文献检索和阅读。例如，选题是科研的第一步，是科研中的战略性决策环节，掌握相关领域新进展是启发选题创造性、新颖性的基础。因此，研究者对中外学术信息资源的了解很重要，尤其是学科发展前沿、相关研究者及研究机构的动态、重要学术会议信息，研究者要养成定期阅读相关领域学术信息的习惯。对于研究新手，需要定期浏览高质量学术期刊目录，通过一看题目，二看关键词，三看摘要，大量浏览、阅读不同类型的期刊文章，寻找自己感兴趣的方向。

研究者在确定课题后，通过阅读文献了解国内外相关研究现况和趋势，制定和完善研究设计，明确使用什么研究工具及研究工具的信度、效度；在资料整理与分析阶段阅读文献，进一步借鉴他人所运用的资料整理与分析方法，从而为自己的数据整理与分析提供更广阔的思路；在撰写论文时查阅文献，目的是将自己的科研结果与过往类似的研究结果进行比较，并寻找与自己的研究结果相对应的理论支持和合理解释，同时分析与其他研究结果不同的可能原因和解释。因此，在进行研究的不同阶段，阅读文献的目的也是不同的，研究者对检索文献的目的越明确，阅读文献的效率才会越高。

（二）阅读有关学科领域高频次被引用论文

文献被引用次数是衡量科研文献被认可的数据，好的论文会被更多的研究者关注和引用。研究者可以通过数据库平台中“被引用频次”排序找到高被引用论文。通过阅读近几年高频次被引用论文，研究者可以把握研究热点和研究方向。同时通过重要文献可以追溯其后面的“参考文献”，了解研究的起源、基础；查看“施引文献”可以了解研究的发展和进步；查看“相关文献”可以发现更多共同参考文献的文献，深入了解该领域的文献和研究发展脉络。

（三）阅读有关领域重要综述性文献

查阅重要综述性文献包括指南、系统综述或综述文章，便于研究者对目前为止的、与某一研究问题相关领域的研究历史、现状、存在问题和展望进行全面、系统的了解，通过追溯其后面“参考文献”，扩大文献资料来源，全面集中了解该领域相关研究，并在此基础上继续有目的地查阅有关文献。该方法相比大量散点阅读文献可节省时间和精力。

（四）掌握阅读文献的技巧

通过快速阅读题目、摘要，快速判断论文与自己所研究内容的相关性，在粗读的基础上精读；有些论文，可以采取跳跃式阅读，把有需要的信息详细看明白，不需要的部分只简单了解就可以；另外，研究者一般对中文文献阅读速度较快，因此可以先阅读中文文献后再阅读外文文献，通过阅读中文文献为检索外文文献打基础；对于外文文献阅读可以先筛选题目，然后再阅读摘要，筛选出有价值、相关度高的文献后再获取全文，并认真阅读整理。

（五）边阅读边做笔记

边阅读文献，边做笔记是许多研究者的经验。在文献阅读之前，最好将自己想要解决和了解的问题列出大纲，这样在阅读过程中就会将自己所需的资料有条理地整理出来。当然，文献的整理并不是阅读完就可以一蹴而就地整理出来，对于一些难理解的文献，或较复杂的知识信息，往往需要对文献进行多次研读才能提炼出自己想要的。

阅读的过程就是读者和作者交流的过程，通过阅读这种形式的对话，研究者发现作者的思路与自己的思路相同或不同之处，对不同之处进行记录、分析是激发研究者思想火花的最佳方式，对与自己思路一致且有价值的部分记录和摘抄有助于对问题的重复认知。阅读笔记要记的是自己的发现和心得。

另外，研究者在阅读文献过程中，对与自己研究相关、有参考价值的文献要进行记录，包括：研究论文的研究目的、研究设计，研究对象的入选标准，样本量，抽样方法，研究场所，研究测量指标，研究工具，有干预措施的要记录干预内容、方法、时间，收集资料的方法，统计学分析方法，研究主要结果，以及结论等。研究者可根据自己的阅读习惯总结出适合自己的方法，可以手写、电脑打字、画图、列表等不同方式记录，便于对文献进行比较、分析、综合。

二、文献整理

检索文献后，文献阅读和文献信息的整理是同时进行的。研究者边浏览、边筛选、边阅读、边整理、边记录。随着信息技术的飞速发展，为满足科研人员高效、准确、便捷地利用大量参考文献的需求，技术人员开发了一系列文献管理软件。常用的文献管理软件主要有国外的 EndNote、Reference Manager、Reference Works，国内有 NoteExpress 等。文献管理软件集文献检索、整理、分析、利用功能于一体，可为科研人员节省大量的宝贵时间。下面介绍两种常用的文献管理软件。

（一）EndNote（http：//www . endnote. com/）

EndNote 是 SCI（Thomson Scientific 公司）官方开发的文献管理软件，该软件为收费软件，但官网有 30 天全功能试用版下载。EndNote 支持国际期刊的参考文献格式有 3776 种，能直接连接上千个数据库，并提供通用的检索方式，显著提高科技文献的检索效率。其主要功能有：①在线搜索文献：直接从网络搜索相关文献并导入到 EndNote 的文献库内。②建立个人文献库和图片库：收藏、管理和搜索个人文献、图片和表格。③定制文稿：直接在 Word 中实现包括插入引文、格式化引文和图形等功能。④引文编排：可根据投稿期刊的要求自动调整参考文献格式。

（二）NoteExpress

NoteExpress 是由北京爱琴海软件公司开发的一款专业级别的文献检索与管理系统。网页http：//www. inoteexpress. com/aegean/index. php/home/ne/index. html 可免费下载使用。NoteExpress 同时支持中文文献和英文文献的管理，内置 3000 多种期刊的参考文献格式，在论文写作时能嵌入文字处理软件（WPS 和 Word），自动生成文中参考文献标识和文后的参考文献列表。其具有提供文献题录和全文导入、文献查重、标记分类、添加附件、添加笔记等功能。

三、文献评价

研究者在广泛查找、阅读文献的基础上，从大量的文献中寻找出真正有实用价值、有科学性和可靠性的证据，即为文献评价，它是护理科研的一个重要环节。

“循证护理学”中在收集原始研究和制定证据过程中对文献质量评价是有严格、科学的标准的。例如，Cochrane 协作网、澳大利亚 JBI 循证卫生保健中心、英国牛津大学循证医学中心等机构对不同设计类型的研究制定了相应的科学评价标准。在护理研究中，研究者对文献的评价可以参考这些标准，但文献评价更重要的是研究者对基本科研知识和自己所研究相关领域经验和知识的储备，以及长期建立的科研思维和科研判断与决策力。这一切都是研究者在反复阅读文献，长期科研工作中积累出来的能力，不是一蹴而就的。对于科研新手来说，没有捷径，只能在踏实地阅读大量文献中发现有价值的“珍宝”，在量的积累基础上，产生质的飞跃。

四、文献的合理使用

研究者将文献检索中有价值的文献应用到自己的课题申报、结题报告和论文中，需要对参考文献进行科学合理使用。合理使用文献属于知识产权方面的范畴。对学术引文规范，2004 年教育部《高等学校哲学社会科学研究学术规范（试行）》中指出：①引文应以原始文献和第一手资料为原则。凡引用他人观点、方案、资料、数据等，无论曾否发表，无论是纸质或电子版，均应详加注释。凡转引文献资料，应如实说明。②学术论著应合理使用引文。对已有学术成果的介绍、评论、引用和注释，应力求客观、公允、准确。伪注，伪造、篡改文献和数据等，均属学术不端行为。

第四章　护理量性研究

第一节　概　述

护理量性研究是研究护理工作中所涉及的数字资料现象及其背后规律的过程。与其他学科的量性研究一样，护理量性研究是以逻辑的实验经验论或实证论为基础，通过演绎方式获得科学知识，以统计分析结合专业实践，探究、解释、预测和控制护理实践中的各种健康问题及现象，以找到护理实践中的科学规律，为临床护理实践制定更适用、有效的措施，促进护理学科的发展。

护理量性研究是通过计量分析的方法，观察护理实践中的各类现象，把护理实践中各类现象的结构特征转变为可测量的变量，运用适宜的统计分析技术和数学模型，揭示各变量之间的真实关系及本质属性的研究活动。在护理量性研究过程中，重在对事物、现象、评估、护理决策、护理过程及护理效果等相关问题进行假设，将相关资料数量化；量性研究以量化的形式和方法进行测量和分析，以假设检验统计方法加以检验验证。多次护理量性研究验证的假设结果一致时，所得出的一致性结论离真实更近，真实可靠的结论在护理实践中推广，为促进护理专业的发展和进步奠定基础。

护理量性研究的类型主要有实验性研究、类实验性研究及观察性研究，每个研究类型都有相对固定的设计方案、评价标准，所以护理量性研究一般按照研究设计要求进行。只有设计严密、资料可靠、过程严谨，其研究结论才能客观真实，具有价值和意义。

一、护理量性研究的问题范畴

护理量性研究范畴较为广泛，涵盖临床（社区）、管理、教学、理论、健康服务、护理方法创新等各个方面。

1. 临床、教学、管理、理论方面的研究　探索新技术、新应用对护理实践提出的新要求，护理健康问题及影响该问题发生、进展的相关因素，护患关系以及职业道德，健康教育的实施及普及，各类患者精神心理护理、康复护理、姑息护理、中医护理等问题，养老及老年健康问题、临终关怀，护理理论研究，护理教育改革研究，护理学研究方法的探讨。

2. 服务领域的拓展研究　体制改革后的护理管理研究，适应新世纪新型人才需求的护理教育研究，专科护理和临床护理研究，循证护理研究，健康养老问题研究。

3. 护理方法创新研究　护士角色与功能的变化，各类治疗辅助护理器具改革及应用，护理理论与实践相结合的研究，临床新技术应用研究，护理信息学、护理经济学研究等。

二、护理科研设计的基本要素

正确的选题和科学基础固然重要，但与课题相适应的科学性强和可行性好的设计方案，在护理科研问题解决的过程中必不可少。

护理科研设计包括专业设计和统计设计。专业设计的思路来源于实践工作，或理论研究中提炼出的有价值的要解决的问题。专业设计是基于研究目的、研究假设及研究条件等，将研究内容、途径、方法等进行细化的过程，常用的研究设计方案包括实验设计、调查设计等。专业设计保证了研究课题的先进性和实用性。统计设计是在专业设计的基础上选择最佳的统计方法，以验证研究假设。

一般来说量性研究中有三个基本要素，即研究对象/干预对象（最常见的干预对象是患者），处理因素/干预措施，科研结果/结局（outcome），下面详细介绍。

（一）研究对象

1. 研究对象的确定　护理研究对象主要来源于住院患者、社区人群、护理队伍及拟施行实验验证的研究动物等。临床护理的研究对象多为与护理措施实施相关的人群，可以是一组患者，或一类与疾病相关的临床情景；所研究对象可以是一类患者，也可以是一组具有某种疾病特征或健康问题的患者。开展护理研究时，研究对象的选择并不是将所有与研究目的相关的对象都纳入调查，因为调查所有对象会导致人、财、物都相应增加，造成研究困难和系统误差，因此研究时获得一个能代表总体的样本是较为可行的。护理研究对象往往是患有某种疾病或存在某类健康问题的人群，因此在选定护理研究对象时，研究对象的同质性是保证研究结果更客观、真实的条件。在对一定数量的研究对象进行研究时，与研究目的相关的目标信息可能会受到研究对象自身变化和特点的影响，为避免这些因素对研究结果的影响，就需要对研究对象加以筛选，需要明确指出研究对象所具备的条件、特征或不具备的特点，即纳入标准和排除标准。

纳入标准是依据研究目的确定目标对象能够入组的基本条件，也就是想将研究结果推广应用的对象要具备的特征。纳入标准一般包括疾病的检查方法、诊断标准、病情严重程度、年龄、认知功能状况等，其可在一定程度上保证研究对象的代表性和同质性。排除标准是在纳入标准的基础上，将那些不适合入组进行研究的对象排除。如果将所有符合纳入标准的研究对象都纳入研究无疑是最好的，但往往在实际操作时并不可行，例如弱势群体（如孕妇、儿童等），身体状况不佳者，听力障碍、语言障碍、无法配合者并不适合入组，因此用排除标准来限定，排除标准的目的是增加研究的安全性和可行性。研究对象纳入和排除的目的主要是减少在科研过程中由于研究对象本身特点的不一致而引起的偏倚。

实例：在神经外科病房工作时遇到需要进行腰椎穿刺或经腰椎穿刺置管脑脊液引流的患者，常规护理时要求安置患者去枕平卧以预防颅内压降低的发生，但在临床工作中发现即使按常规要求护理，依然有部分患者有明显的低颅压发生，如头痛的出现。为了分析为什么应用常规护理措施后还有此种现象的发生，就可以将研究对象确定为行腰椎穿刺或腰椎穿刺并置管的患者，且在入组前没有低颅压症状的患者。

2. *研究对象的选取方法* 在护理研究中，不可能将所有对象都纳入研究中，或将其他研究对象汇集到一起进行研究，只能抽取一定的样本量进行研究。抽取的样本必须具有代表性，可以代表所研究的目标人群。具体抽样方法包括以下几种。

（1）整群随机抽样：在大型的涉及社区健康问题的研究中，样本量需求较大，才能反映整体的真实情况。但不能对整个社区的人群进行调查研究，可以对社区人群的单位组群做随机抽样，对抽取的组群中的全体个体进行调查研究。

实例：选择承担我校教学任务的 Y 社区为试验组所在地，S 社区为对照组所在地。分别在两个社区的全科团队中以抽签的方式各选出 1 个全科团队，对该全科团队负责的社区居委会范围内选择符合研究的人群进入研究。

家庭访视对脑卒中患者照顾负担及积极体检的影响的研究中，将符合标准的 80 名脑卒中患者照顾者根据不同居住社区进行分组，分为 1～6 组，采用抽签法将 6 组照顾者随机分为实验组和对照组。在芙蓉社区、海恒社区和莲花社区居住的 40 名照顾者为实验组；在长淮社区、和平路街道社区、稻香村社区居住的 40 名照顾者为对照组。[张建凤，李志菊，王芳云，等．家庭访视对脑卒中患者照顾者照顾负担及积极体检的影响研究．中华护理杂志，2017，52（7）：830－834.]

（2）分层随机抽样：在回顾性研究中，研究资料的获得常来自出院病历，如果所研究的问题病历数众多，但所需样本较少，也可以用随机方法从总体病历中抽取所需病历。也有的研究所涉及的健康问题因疾病类型、病情程度会影响研究结果，且需要的样本量不大，为保证所抽取的样本能代表该问题的特征和全貌，可以按照疾病的类型和病情程度分层后，再做随机抽样。

（3）系列样本抽取：在护理实践中，若要做临床相关研究，所需的样本量不大，或病例本身并不多，可以按患者的就诊先后顺序纳入合格者，但注意不能随便改变研究样本的顺序。

（4）非随机抽样：在实际临床工作中要想按理想的随机设计方法抽取研究对象很难操作，所以研究者通常就采用非随机抽样的方法，抽取可获得的临床对象作为研究对象，在研究过程中严格控制相关条件以达到研究目的的要求。非随机抽样包括方便抽样和目的抽样。如《结直肠癌患者口服化疗药依从性与疾病感知相关性的纵向研究》[陈依琳，张美芬，覃惠英，等．中华护理杂志，2017，52（1）：8－12.］中采用非随机抽样法进行调查研究，因为该种方法所获得的病例随意性较大，所以作者以严格的纳入标准来排除限定研究对象，使得资料的获得与目标紧密相关，又能代表相关人群的总体特征，是实际工作中常用的抽样方法。

（二）研究的处理因素

处理因素又称为实验因素或干预措施，是指研究者根据研究目的欲施加或观察的，能作用于研究对象并引起直接或间接效应的因素。护理研究中常见的处理因素包括治疗性处理因素，如各种治疗措施实施的方式方法，效果的观察、评估、记录，康复计划的执行等；预防性处理因素，如对卧床时间较长患者的翻身护理计划、下肢静脉血栓的预防措施等；组织管理性处理因素，如门诊预约制度的实施、危重症患者的转运质量监控等。在护理实验性研究中，影响疾病变化或护理措施实施效果的因素都可作为处理因素。这些因素可以被标准和纯化，或有目的地被强化或弱化。一项研究中可以有多个处理因素，也可对每项因素进行单因素、单水平、多因素或多水平分层分级进行统计学分析。

临床实际工作中针对某一健康问题的护理措施可能不止一种，比较传统措施和新措施在同一健康问题上的护理效果，对护理临床决策有非常重要的意义。例如，在护理肾功能衰竭的患者时，通过分别给予低蛋白饮食和标准膳食来比较不同患者在进食不同种类的饮食后产生的不同效果，从而得出低蛋白饮食更适合肾功能衰竭患者的结论。还可以通过比较在社区门诊与在家庭内接受压疮治疗护理的患者的治愈率来比较两种治疗环境下的治疗效果。

（三）护理科研结果

护理科研结果是指各种处理因素作用于研究对象后产生的反应或结果，要用客观的指标表达。科研结果的表达和评价主要由评价指标来衡量，所选用的评价指标要具备标志性特点和作用，达到科研设计者的预期。科研指标与实际工作，所涉及科研领域的专业特点，仪器设备的可及性、精确性相关，最好选择领域内公认的、先进的、可靠的指标。先进的指标不一定就可靠，应结合实际情况选择科学适合的指标。护理研究与临床工作紧密相关，又自成一体，因此研究指标既不能脱离医疗护理、治疗和预防等措施的实施，又不能太模糊。科研指标选定的原则如下。

1. 合理性，适用性　合理性是指科研活动目标、价值取向或偏好命题的恰当性、基础性、效果性和规范性，是判断所选择护理问题是否标准的依据，如果所选问题具备这种特性，则该指标具有合理性。适用性是指判定标准和评估护理问题的适应程度，是评估护理问题与解决措施是否一致的重要的、不可或缺的重要原则。

2. 客观性，重要性　在选择科研评价指标时，重点要考虑其客观性。所谓客观性，即所选指标是经过科学论证、经得起推敲，不是主观经验判断、似是而非的现象描述。例如，在疼痛评估中，不能简单地以患者的主诉，痛或不痛来判定疼痛的程度。疼痛感受存在个体差异性，个人的主观描述无法界定疼痛的客观程度，因此可以借用一些量表将主观感觉作量性标化，从而将疼痛转变成可测量的、有指向性的，发生变化可让观察者明显感知到的客观指标。

3. 敏感性，特异性　在护理科研设计过程中，对护理问题的判定需要指标，这个指标需要具备敏感性和特异性。敏感性是指判断确定护理问题时不被遗漏的机会有多大（小），即由这个指标变化的大小和时间快慢来判断此指标是否导致护理问题发生或产生效应。特异性是指利用这个指标判定护理问题时发生失误的概率有多大（小），换言之如果这个指标有变化则可认定发生了与这个指标相关的护理问题，而非其他护理问题。一个指标在针对同一个护理问题时，敏感性越高，则它的特异性就会越低，研究中认为指标的敏感性和特异性最好大于80%。

4. 计数、计量　量性研究的科研指标最好是可量化的，有利于测量和评价的指标，如平均住院天数、门诊日均就诊人数、糖尿病患者的血糖控制范围等。

5. 专一性，综合性　专一性是指指标能确切反映观察对象某一方面的特性。一般来说，用多种指标来综合反映某一事物或现象的变化，可以相互印证，能更全面、准确地反映效果。

三、护理量性研究的过程

量性研究过程是较为严密的线性逻辑序列，由不同的推理步骤组成。从确定研究问题开始，需要对一系列的相关问题进行追问，在回答这些问题并给出确切结果直至讨论结束的过程环环相扣，互为原因结果，所有结论都是在科学依据的推论下证明出来的。

护理量性研究过程是一个按照预先设计的研究方案，通过观察指标获得数据资料，用科学方法验证模式或理论，对数字资料结果描述分析，得出结论的过程，是一个正式的、客观的、系统的过程。前人的工作是护理量性研究的基础。不论是创新问题的发现还是对旧有问题的修正，都是在深入广泛回顾前人相关研究资料的基础上获得新的想法和实践的过程，通过演绎推理，将一般原理推论到个体。

（一）研究的内部有效性

内部有效性是指研究中自变量与因变量之间关系的确实性程度，反映实验结论的真实性。由于除了自变量以外，其他外变量可能会对因变量产生影响，从而混淆研究结果，使得自变量与因变量之间关系的确定性难以判断。因此，可以通过控制外变量来提高内部有效性。常见的控制外变量的方法有盲法、随机化法、设立对照、重复测量、统计控制法等。

（二）研究的外部有效性

外部有效性是指研究结果能在同类现象中被重复验证或推广到其他人群的程度，即研究的普遍代表性和适用性。外部有效性一般涉及三个方面，分别为其他总体、其他环境和其他时间，即在多大程度上，研究结论能被推广到不同的人、环境和时间上。一项研究能够推广的场所越多、人群越广，说明其外部有效性越好。但由于临床随机对照研究的局限性，以及研究经费、场地的影响，并不是所有研究均可外推，或是必须具备推广到其他人群的能力。

四、护理量性研究的任务

1. 研究危害人类健康的重要、常见的健康问题。护理研究强调应用科学的研究方法，合理地应用资源，从健康问题的危险因素、早期诊断、有效防治以及改善健康问题预后过程中所涉及护理解决方案出发，对提高和保证人类生存质量等方面的护理问题进行研究，来验证方案的合理性、有效性、实用性，从而选择真实可靠、有重要价值、实用性强的最佳方案，改善人类健康服务。

2. 培养高质量的护理人才。临床经验护理向循证护理实践转化的过程中需要临床护理实践者具备经验向科研转变的理念和技能，因此，临床护理实践的发展和创新需要具有科研能力的护理人才，护理量性研究可以培养临床护理人才的科研意识和技能。

3. 促进循证护理发展，提高临床护理质量。护理科研是循证护理实践的基本方法，其研究成果发挥效益依赖于护理实践。正确识别和应用最佳科研结果指导临床护理实践，需要应用科研设计的相关评价指标来确定最佳护理措施，同时结合患者的实际，以作出最有益于患者的护理决策，提高护理质量。

五、护理量性研究的不足之处

护理量性研究的特点是从数字资料中获取信息，采用结构完整、格式严格的量表、问卷等对事物进行测量，同时运用严格的统计方法对量性资料进行分析来保证结果的正确，更多地强调客观事实、现象（变量）之间的相关和因果关系，将问题现象局限于推论，解释的问题局限于自然科学，对社会科学的研究较少。同时由于强调研究设计和实验的条件控制，限制了人们对事物全面的认识。在众多的护理量性研究中，真正的大样本研究还较少，因为大样本的获得并不容易，还有问题本身发生数量的限制，从而限制了量性研究中各原则的遵守。

第二节　护理科研设计的基本原则

任何护理研究课题，都应该有明确的研究目的，然后根据研究目的结合实际情况选择合理、可行的设计方案。优秀的设计方案决定着科研结果的真实可靠程度。护理科研设计需遵循科研设计的三大原则，即：随机化、设立对照和盲法。

一、随机化原则

随机化原则（randomization）是指研究者根据护理健康问题发生的概率，不带任何主观性地对研究参与者（研究对象）进行分组，保证每个研究对象具有相同的概率被分配到试验组或对照组。随机化主要是为了防止对研究对象的选择和分组分配时人为主观因素的干扰，这种干扰可能来自研究者本身，也可能来自研究对象，任何一方的干扰都会对结果产生影响，因此随机化不是“随意”，更不是“随便”，而是为保证结果真实可靠而执行的科学原则。随机化是科研工作的重要方法和基本原则之一。在科研设计中，随机化包括随机抽样和随机分组。

（一）随机抽样

随机抽样是指从研究的目标对象中抽取研究对象，抽取过程要保证目标对象中的每一个个体被抽到的机会相等。在科研工作中，由于人力、物力、财力以及时间的限制，不可能对所有目标个体都进行研究，只能按照研究设计，选择一定数量的样本作为研究对象。为避免选择性偏倚，同时又要使样本能代表总体，减少误差，只能通过随机抽样来达到预期目的。

（二）随机分组

随机分组是将随机抽样的样本（或连续的非随机样本）应用随机化分组的方法，使其都有同等机会进入“实验组”或“对照组”接受相应处理的方法。通过随机分组，能使组间若干已知或未知的影响因素达到基本一致的水平，使能被测量的和不能被测量的因素基本相同，减少偏倚因素的干扰。

（三）常用的随机化方法

护理研究中常用的随机化方法有简单随机法和分层随机法。

1. 简单随机法　常用的简单随机法包括抛硬币、掷骰子、抽签、查随机表、计算机、计算器随机法等。抛硬币、掷骰子、抽签等方法在样本量较大时，研究对象被分配到实验组和对照组的机会相等，但若样本量较小时，有可能会使研究对象被分配到实验组和对照组的机会不均等。对于小样本量的研究应用随机应变数字表法、计算机或计算器法能较好地实现研究对象被分配到实验组、对照组的均衡机会。

常用的抛硬币、掷骰子、抽签法操作比较简单易行，具体做法如下：①抛硬币法：抛起硬币掉落到地面时硬币的两面会随机朝上，事先规定不同面为实验组和对照组，根据每次抛硬币朝上面将研究对象分配到实验组和对照组即可。②掷骰子法：每次将骰子掷起落地时朝上的一面有六种可能，事先规定好其中的三面作为实验室组，另外三面作为对照组，根据每次所得数字不同分组即可。③抽签法：事先将实验组和对照组所需的样本量以序号的形式分别写在签条上，将两组签条打乱，放入密封箱中，每个研究对象抽取一个签字条，并按签字条顺序将研究对象分别分配到实验组和对照组即可。

另一组较常用的简单随机化方法需要相应的工具如随机数字表、计算机或计算器进行。①数字表法：在简单随机法中，最好是用统计学家编制的随机数字表进行分组。随机数字表中的全部数字，无论从行、列或斜向等顺序都呈随机状态。其方法是先将纳入试验的合格对象按先后顺序编号，再从随机数字表中任意行或列作为起点，得到一个随机数，依次取其表中的系列数字与纳入的研究对象编号配对，并列出样本的随机分配表格。②计算机随机分组：利用电子计算机或计算器中的随机编码进行随机分组。随机编码号为0.000～0.999。如果设0.5和0.5以下的编号为实验组（即0.001～0.500），那么，>0.5就属于对照组（即0.501～0.999）。这样当接纳一位合格的研究对象时，按一下计算器的随机编码，≤0.5的范围就纳入实验组，>0.5的则分配到对照组。这个随机法十分简便，适用于大样本研究的随机分配。

2. 分层随机法　分层随机法是根据纳入研究对象的重要特点作为分层因素，如年龄、病情，有无合并症或危险因素等，将研究对象进行分层后再作随机分组。分层随机的原则：①选择所研究的健康问题或其并发症的危险性因素分层；②选择所研究健康问题的预后有明显影响的因素分层；③必须遵循最小化原则，即将分层因素控制到最低程度，否则分层过多，致随机分组过度分散，影响结果的真实性。如《成批烟雾吸入性损伤患者的分级气道管理》，按照吸入性损伤的临床分级标准，将患者分为轻度、中度、特重度［金润女，洪原城，范军华，等．中华护理杂志，2017，52（1）：75－79.］。《护士多点执业认知的调查与分析》中对执业的影响因素，从年龄、工作时间、文化程度、职称等方面进行分层分类后进行比较分析［纪京昀，吴芳琴，李靖．中华护理杂志，2017，52（1）：115－118.］。

有些情况可以不考虑分层随机，如大样本课题，即使试验初基线不一致，也可以在试验结束后对结果进行分层分析；如果因监督随机化的能力有限，可因分层增加复杂性或可能带来某些错误，也可以不用随机分层；如果影响措施效果的因素不容易确定，或信息不易获得，也可以不用作随机分层。

二、设立对照

设立对照（control）又称为控制，是根据试验对象纳入的条件设立对照组，对照组的对象除了干预措施外其他条件与试验组一致，试验结束时对结果进行比较，以证明两组（或多组）间结果的差异及其程度。在干预性研究中，除了干预对研究结果产生影响外，还有一些非干预因素也会对结果产生影响，设立对照可以控制实验中非干预因素的影响。设立对照的目的是为了比较两种或两种以上干预措施是否有效的重要方法，是判断研究对象在接受相关护理干预措施、方式、方法、方案前后、症状、体征、生活质量、情感体验等方面的变化，是由所接受的措施、方式、方法、方案引起的，而不是其他如疾病的自然发展过程或心理因素等引起的。设立对照时要求所比较的各组间除干预因素不同外，其他因素应尽可能相同，从而能够正确评价干预效果。设立对照也可以避免偏倚或系统误差对科研结果造成影响。

设立对照是护理量性研究的一项基本要求，也是一个重要的原则。不设立对照或对照不完善，会影响科研结果的可靠性和可重复性。

（一）按照研究的设计方案分类

1. 随机同期对照　随机同期对照是指按严格规定的随机化方法将同一时期研究对象分配到试验组与对照组的方法。

在护理研究中，选择对照组时应使对照组和试验组的基本条件一致或均衡，两组的检查方法、诊断标准一致，两组研究对象能无偏倚地、随机地被分配到试验组和对照组。试验组和对照组的研究实施同步进行，研究对象也应从同一时间、同一地点选择，试验条件和观察期限一致。在研究中，两组对象应受到同等的重视，并保持一致性，如研究对象的年龄、性别、病情、经济状况、文化程度等；在试验时观察的条件要保持一致，观察指标一致，方法、人员相同；研究人员对研究对象的心理状态的影响要一致，这样才能尽可能地控制混杂变量，以降低混杂变量对研究结果（自变量和因变量的关系）的影响，提高研究的科学性和客观性。合理的对照要求对照组与试验组的样本数尽可能相同，可以获得最佳的统计学假设检验效能。设立对照组的多少依照研究目的和需要控制因素的多少而定。任何一个干预性研究根据其施加因素的数目至少设立一个对照组。对照的形式有多种，可根据研究目的和内容加以选择。

在随机同期对照研究中，对照组试验措施的选择可根据研究的目的和方法选择安慰剂对照或其他传统或常规干预措施作为对照。安慰剂对照又称为空白对照。安慰措施不具有真正的治疗或致病效应，这种安慰措施与具有治疗和致病效应的措施进行对比，可以验证干预措施是否有作用。传统或常规干预措施对照时，可以将合格的研究对象分成两组或三组（根据对照组的措施种类），比较两种或三种干预措施对某个护理问题的效应，研究不同措施的效应差别，用以验证新措施是否较传统或常规干预措施更有效。

随机同期对照由于采用了随机化分组方法，可以较好地保证各组之间的均衡可比，有效避免了潜在未知因素对试验结果的影响；设置同期对照，可以同时对各组进行观察，有效避免了因试验先后顺序对结果的影响，使研究结果更有说服力；由于多数统计方法都是建立在随机样本的基础之上，采用本设计类型更有利于资料的统计分析。但是随机同期对照需要有一半研究对象充当对照，因此所需样本量较大，并且在有些情况下可能涉及伦理道德方面的问题。

2. 非随机同期对照　有同期对照，但试验组与对照组未严格按随机化原则进行分组。如在协作研究中按不同病房进行分组，即一所病房作为对照组，而另一所病房作为试验组。这种设置对照的方法简便易行，可避免一些与不公平性相关的伦理问题，易被研究者及研究对象接受。但由于非随机分配，可能因选择偏倚导致两组基线情况不一致，可比性较差。

实例：将2016年1月至12月收住我院骨一科行手术治疗的55例老年髋部骨折患者作为实验组，同期收住我院骨二科行手术治疗的55例老年髋部骨折患者为对照组。两组手术方式均为各种股骨骨折切开复位固定术、人工股骨头置换术、人工全髋关节置换术。两组病房规模相似，收治患者病种相近，护理人员结构相仿，原护理常规实施水平相近。[真启云，谢军，庞剑剑，等．老年髋部骨折患者围手术期谵妄管理方案的实施及效果评价．中华护理杂志，2017，52（9）：1068－1072.]

3. 自身对照　自身对照是指将研究对象分为前、后两个阶段，施以干预措施后，比较两个阶段的变量差异。自身对照主要用于病程长且病情变化不大的慢性反复发作性疾病的干预性研究，其优点是可消除研究对象的个体差异，减少一半样本量，并保证每个研究对象接受同样的干预措施，但难以保证两个阶段的病情完全一致，可能存在处理先后对结果的影响。

实例1：选取2015年2月至2016年3月在阜阳市人民医院门诊注射室接受苄星青霉素肌内注射的178例梅毒患者为研究对象，患者均须一次性注射240万U苄星青霉素，分两侧肌内注射，每侧肌内注射120万U，左侧采用常规注射法（对照组），右侧采用改良肌内注射法（实验组），每周注射1次，共3周。[吕雪灵，宋瑰琦，凌云，等．苄星青霉素肌内注射方法的改进及效果评价．中华护理杂志，2017，52（4）：500－502.]

实例2：将2015年7月至2016年2月期间到社区健康中心接种，0～4月龄的155名流动儿童及家长作为研究对象，在常规健康教育的基础上，通过改进健康教育方式干预家长的疫苗及时接种健康信念，评价家长参与健康教育活动的依从性，干预后不同阶段家长的疫苗及时接种健康信念及干预后家长满意度，比较干预前后流动儿童及时接种率。[马国珍，莫蓓蓉，姜鹏君，等．改进健康教育方式对促进社区流动儿童及时接种疫苗的效果．中华护理杂志，2017，52（01）：87－92.]

4. 配对对照　以可能对研究结果产生影响的混杂因素（如年龄、性别、病情等）为配比条件，为每一个研究对象选配一个以上的对照，通常采用1:1或1:2配对。配对对照的优点是可以保证比较组之间在这些主要影响因素上的均衡性，避免已知混杂因素对结果的影响。

实例：以190名男护士为处理组，266名女护士为对照组，以医院病区特征（医院等级、地点、病区类型）及护士个人特征（年龄、工作年限、婚姻状态、聘用方式、职称、学历）为协变量，用logistic回归模型估计倾向性评分。采用最近邻匹配法，考虑到充分利用样本信息及匹配后基线均衡，将假设为0.2，匹配比例设为1:3，得出匹配数据集。[李梦琦，郑晶，刘佳丽，等．不同性别护士对护理工作环境评价的对比研究．中华护理杂志，2017，52（09）：1098－1103.]

5. 历史对照　历史对照是指在研究中仅设试验组，将以往的一组同种护理健康问题的研究对象作为对照组进行比较。这是一种非随机、非同期的对照研究，其对照的资料可来自文献和医院病历资料。历史对照比较方便，可以缩小研究样本，节省人力、物力，但偏倚较大。因为两组患者在自然病程、诊断方法、诊断标准、治疗水平及护理技术等方面随着时间的推移均在改变，可比性差，一般不宜采用。但在特殊情况下，如对一些预后极差的疾病，采用历史对照仍有一定说服力。

（二）按照对照组的处理措施分类

1. 标准对照　标准对照是指以目前公认的有效的处理方法（如某病的护理常规、有效的护理治疗方法）施加给对照组，然后与试验组的干预措施（新护理方法）的效果比较。这类研究通常采用随机双盲设计，受试者随机分配至试验组与对照组，是临床研究中常用的对照方法。标准对照施加给对照组的处理措施效果稳定，较少引起伦理道德方面的问题。

2. 空白对照　空白对照是指对照组在试验期间不给予任何处理，仅对他们进行观察、记录结果，并将其与试验组的结果进行比较。空白对照仅适用于病情轻且稳定的患者，即使不给予任何处理也不会产生伦理道德方面的问题。安慰剂对照本质上也是一种空白对照，但其可产生安慰剂效应，消除主观因素的影响。

三、盲法

盲法（blinding）是指在科研过程中研究者、研究对象、参与结果评价及统计分析的人员都不知道研究对象的分组情况或分组程序，对象被分配到哪个组及实施何种干预措施都是在不知情的情况下进行的，这样可以有效避免对观察指标的主观偏见或测量偏倚。

（一）盲法的类型

盲法是观察者和（或）被研究对象不知道受试对象分配到试验组或对照组的研究方法，用以避免临床试验中来自受试对象和（或）研究人员的偏倚。根据盲法的程度，可分为非盲、单盲、双盲和三盲。

1. 单盲试验　只有研究对象不知道采取的措施的具体内容，可避免来自受试者主观因素的偏差；同样，对其他参与研究对象救治的专业医务人员或非研究人员隐瞒研究对象的干预实施情况，让他们据实报告研究对象的相关情况，也属于单盲。单盲的优点是简单，易于操作，研究者知道干预措施的实施及调整情况，可以减少来自研究对象的偏倚。

2. 双盲试验　研究者和受试者都不知道受试者分到哪一组，接受哪种干预措施，双盲试验需要由第三者来组织、实施并监督整个试验的进行，包括所研究的干预措施的效益和不良反应；双盲试验时必须考虑其可行性，在执行中要有严格的管理制度和方法，要有严密的组织工作，由于研究对象和执行者都不知道干预措施的实施情况，因此研究必须由研究者来执行，措施实施者及研究对象只要按研究者的要求实施措施就行。干预措施要严格保密，防止泄密，以免失去盲的作用。在双盲试验中不能因追求完整资料而忽视研究对象在治疗过程中的严重副反应、无效治疗及病情加重的情况。双盲试验可以减少收集资料和分析资料时的偏倚，通常用来评定干预措施的效果，但在管理上缺乏灵活性，不适于危重症患者。

3. *三盲试验*　即受试者、观察者和资料分析或报告者都不知道参与试验研究的对象分在哪个组和接受哪种干预措施，全部采用编号密封，并且在统计分析时也不知道分析的组是试验或对照组。

在选择单盲和双盲试验时主要考虑以下情况：对那些主要根据患者主观感受作为判断疗效根据的试验，应采用受试者单盲，如镇痛药或安眠药等疗效试验；对那些主要由医生主观印象作为试验效果指标的，应使用双盲试验，如抗精神病药的疗效分析。

（二）盲法的实施

由于涉及人员广泛，临床护理研究的盲法实施难度较大。为了更好地把握盲法实施，建议研究者采用以下方法：①利用自动分配系统告知研究相关人员随机分配方案及措施落实原则，即远程中心随机；②利用不知情的第三方将相应研究用物分配到试验组和对照组；③将分配方案放置于不透明的信封中，依编码顺序依次拆开实施。同时，也要对研究相关人员实施盲法。

1. *对研究对象实施盲法*　研究对象在不知情的情况下接受安慰措施，他会认为是接受了有效的措施，从而有可能使健康问题得到改善；或者情况相反，研究对象不信任或不接受任何治疗，则可能在接受了安慰措施后，健康问题恶化，这种现象称为安慰作用。如果研究对象知道自己的分组情况，则可能由于两组研究对象的配合不同而产生差异，从而影响组间结果的比较。在临床护理过程中，需要研究对象配合或互动的项目很难实现盲法，如健康教育、心理疏导等；但有些治疗措施，如使用相似的片剂、针剂使他们相信接受的治疗是干预性的，从而可达到盲法实施的目的。

2. *对医护人员实施盲法*　如果医护人员知道研究对象所接受的干预方案，则他们可能出于对新措施的渴望，在执行过程中对干预组研究对象更关注和热情，从而引起结果偏倚。在需要医护人员按步骤实施的一些健康教育、行为习惯改善等相关干预中尤其明显，对医护人员实施盲法，有助于控制此类偏倚。

3. *对资料收集者实施盲法*　资料收集者在知道研究对象的干预方案后，也可能因主观影响，在收集资料时，因对新干预措施的好奇和期待，对研究对象的相关结果更关注和仔细，使一些主观指标如疼痛程度、生活质量评分及一些其他主观评定资料很容易受到主观因素的影响。因此，更要注意对资料收集者实施盲法。

第三节　护理量性研究中的基线资料

随着护理科研工作者对随机对照试验的重视和提升，科研设计中对照组的资料信息也越来越被重视，对照组设立的目的是增加组间的可比性，使研究结果更具有真实性和说服力，以便在临床推广应用。组间的对比，不仅要对研究结果进行分析对比，更要注意在研究开始时各组研究对象基本情况是否有可比性，因此在科研工作开始之前，很有必要将组间的基线资料进行分析。

一、基线资料的来源

护理研究中的基线是指处理措施执行之前被研究对象的基本情况。其主要来源于研究对象的病史、体格检查、实验室检查数据。按研究目的的不同要求，对研究对象相关基础数据不仅限于自然数值，可按照资料的性质和特点对不同因素进行分级或分层，如病情的轻重程度。研究对象的基线资料，不论是何种资料，都须在各种护理措施实施之前就进行评定。

二、基线资料的可比性分析

评价研究对象的可比性时必须要收集较完整的基线资料，尤其是对结果有影响的基线资料，如年龄，性别，种族，社会经济程度，病情程度（轻、中、重型），病程，危险因素，并发症，影响预后、康复的因素等。不论何种试验设计，都须做基线资料的分析。一般来说，随机分配可以使试验组与对照组之间各种项目分布均衡，但即使样本含量再大，也不能保证两组基线完全一致。在一定程度上基线状况反映了随机化的好坏，但不能认为随机分配后，组间的基线资料就一定平衡。有学者认为随机分组后，可以不做基线的可比性分析，这是不合适的，随机分配只是在一定程度上避免了选择性偏倚。如果组间基线资料差别较大，则组间基线资料缺乏可比性，对组间研究对象实施相关的护理措施后的结果也就不具可比性，所得出的结论缺乏科学性和真实性。基线不一致，就不易排除某些非试验因素的影响，难以保证结果的可靠性，也失去了随机的意义。

三、混杂因素对基线资料的影响

在护理科研中，主要影响治疗结果的危险因素或影响护理措施实施后效果的预后因素不一定分布均衡，因而会使基线资料出现差别，我们把以上能引起结果差异的研究对象固有的不可改变的因素称为混杂因素，如年龄、性别、病情程度等。为避免混杂因素对研究结果的影响，在研究设计时可以对研究对象进行分层分组，即研究者须对能引起结果较大差异的混杂因素做分层之后再分组。影响因素分布不均匀，而且对结果影响较大的因素，如果不做分层处理，可能会得出与事实相反的结果。例如：要了解吸烟与肺癌发生率的关系，需要对吸烟的累计情况进行分层，然后比较不同吸烟量与肺癌发生率之间的关系；按年龄段分组后再调查各年龄组静脉血栓的发生风险因素的情况，以避免不同年龄段静脉血栓风险因素的不同而影响结果的真实性。在科研设计时，需要丰富的专业知识才能把握各种混杂因素及其对研究结果的影响，进行专业合理的分层，如果不分层直接对比，很可能就会得出相反的结果而使研究失去价值。做基线分析时，将专业知识和统计学相结合，通过合理有效的分析才能加强科学研究的真实性、科学性及可推广性。

四、基线资料中变异因素的分析

在评估护理治疗性试验效果时，必须以研究措施开始之前的两组基线值为依据，即使在研究过程中发生副作用或不良反应时，也必须以基线为依据。在样本数量大、研究周期长的观察期中，还可能发现一些事先未估计到的副作用，这时就要以两组的基线数据为准，找到试验组中可能导致严重副作用的原因，列为变异因素或对结局有影响的准预后因素，然后在研究中进行分层和建立亚组对变异因素进行分析，才可能得出在临床护理中很有价值的的结论。变异因素多，如果没有试验组与对照组的基线数据，很多变异因素可能会在很长时间内未被发现。虽然在护理治疗性试验中，在两组基线平衡的基础上，安慰剂组的建立有时存在一些医德问题，但在没有特效护理治疗的情况下，安慰剂组的建立对观察护理健康问题的自然过程与不同的转归有一定的意义。

五、护理科研时对基线资料的要求

在护理研究开始之前，所有的基本数据都可以称为基线数据，但这些资料可能参差不齐。因此，为了增加研究结果的科学性和可比性，对基线资料要有一定要求。

1. 受试对象的选择条件　基线资料均来自受试对象，如果选择不当，两组之间的基线就会有很大差别，因而制定研究对象的纳入排除标准是保证基线一致的第一步。

2. 制定统一的检测标准　为使基线能真实反映研究对象的实际情况，必须制定统一的检测标准。研究对象被纳入研究后，从开始到结束需要经过一定时间，会涉及一些可变的基线因素，如血压、血糖等。在设计时，应考虑重复测量以保证基线资料的原始状态，而且在测定需要重复测定的基线数值时，应尽可能缩短测量间隔，以期反映研究对象的真实情况。

3. 防止向均数回归的影响　能代表个体某一特征的数据往往不恒定，可能时高时低，但经过多次测定，很少出现极值，而是趋向于该数据的均数，在统计学上称为均数回归现象。比如测定一个人的血糖，可能多次测量的结果并不一致，有高有低，但最终的结果都有趋同于平均水平的倾向。因此，所测定的数据离总体的均数越远，则数据变异的倾向就越大；也就是说，按初选标准选择对象时，近极限值的研究对象在往后多次测定的过程中向均数回归的程度越大，在选择研究对象时应予以排除，防止在分析资料时产生向均数回归的干扰，如果此研究对象正好分配在试验组，则治疗前后的数据做比较差异会很大，影响研究结果的真实性。为减少向均数回归的影响，有两种方法：一种是初选纳入病例中，不选用近极限值的病例；另一种方法是多次测定，只纳入第2次或第3次的结果。

4. 减少基线资料的变异　在完成基线数据的测定后，拟施行的处理措施不能拖延，拖延时间较长可能导致某些基线数据发生变化，如研究对象慢性病病情加重或其他身体指标发生变化，使得研究者在进行结果分析时难以确定这些改变产生的原因及时间，进而难以确定干预产生的效应。一般情况下，一项有效的处理措施在三个月内可减少疾病发生并发症的10%～15%。相隔时间太久还会减少效果差异的显著性。因此，若所取得的基线资料在实施干预之前发生改变，应做无效处理。在处理措施执行之前，还须认真斟酌所获得的基线资料是否符合实际情况，有无基线的变异。部分研究对象可能在执行处理措施之前，自行采取缓解症状的对策，从而使获得的基线资料失真，这些变异的资料应慎重对待。

5. 保证基线的可比性　护理研究从设计开始，就要做好试验组与对照组的安排和分配，只有保证两组纳入对象基线的可比性，所得出的评价结果才有意义。基线资料的可比性在非随机临床对照研究中更为重要，因为其中增加了很多人为因素。评估两组间的可比性，最简单的方法是比较两组（或多组间）有关变量是否分布均匀，并常用均数、中位数、卡方检验或其他系数进行比较。但必须依照专业知识，确定某项变量与结果预后有关，不宜将比较的因素安排过多，否则分组很难做到理想的平衡一致，有时也是不现实的。基线资料可能还会受到受试对象主观变化的影响。所以，试验前的告知和受试对象的依从性也是影响基线变异的因素，需要引起重视。比较基线的可比性，最重要的是比较组间有关变量是否分布均匀。

第四节 研究对象样本量的估计

确定了研究对象的纳入排除标准后，需要正确估算样本量。样本量不足，则不能很好地代表总体；样本量过大，则难以严格控制各种条件，增加研究难度，造成人力、物力、财力的浪费。样本量的估计就是在保证研究结论可靠性的前提下，确定最少的研究样本数常用公式计算法和软件计算法来进行样本量估计。公式计算法根据检验统计量的计算公式反推样本量，软件计算法利用计算机软件协助计算，其依据仍然是统计学计算公式。样本量的估计公式众多，计算也较为复杂，估算方法常因研究目的、资料性质、处理组数、比较的参数种类不同而异。

在估算样本量时，首先要明确样本量估算的条件：①在研究过程中，发生第一类错误，即偏倚的概率越小，则所需要的样本量就越大。偏倚有单、双侧之分，单侧为α，双侧为$\alpha/2$，α越小（一般情况下取$\alpha \leqslant 0.05$），需要的样本量越大。②在研究过程中发生第二类错误的概率，即系统误差的概率越大，样本量就越小。系统误差用β表示，$1-\beta$定义为检验效能，它反映备择假设正确的能力，即判定两总体有差别的能力，一般情况下β取单侧，通常取0.1或0.2，β值越大，则检验效能就越低，所需要的样本数量就越小。③容许误差δ或差值，一般由研究者确定。④总体标准差σ或总体率π，可通过查阅文献或做预试验获得，也可通过合理假设所得。

在进行样本量估算时应注意以下事项：①进行多个组间比较的研究设计中，一般要求各组的样本量相等，只有在特殊情况下才考虑组间样本量不相等。②在估算样本量时，可以多采用几种方法，择优而定。③样本量估计的原则是在保证“研究结果”具有一定可信度的前提下求得所需要的“研究对象的最小例数”，以通过样本研究来推断总体，如果考虑到失访可增加10%～20%。④估算时对公式进行恒等变换，先求μ_β，再求β，$1-\beta$，即得检验效能，公式变换中的统计符号及符号的意义均相同。⑤可设法缩小总体范围、选择客观指标、选择较优的设计方案来提高研究效果。⑥不同公式所适用的资料类型不同，应严格按照研究目的和设计方案来选择合适的样本量估算方法。在选择公式时可能涉及以下情况：一种情况是仅考虑α情况，常用于估计总体率、总体均数，以及部分情况下估算假设检验的样本量（对正态分布u分布、t分布，可以认为$\beta=0.5$）；另一种情况是同时考虑α、β情况，假设检验时要符合样本量估算的条件。

一、横断面研究中样本量的估算

（一）简单随机抽样

在调查研究中需要对护理问题发生的总体率进行区间估计，且又采用单纯随机抽样方法时，样本量计算公式如下：

1. 当护理问题发生率为0.2~0.8（或0.3~0.7）时

$$n = \frac{\mu_{\alpha/2}^2 \pi(1-\pi)}{\delta^2}$$

公式中 π 为总体率，若 π 同时有几个估计值可供参考，应取最接近0.5者；若对总体一无所知，亦可设 $\pi=0.5$，因为此时 $\pi(1-\pi)=0.5^2=0.25$ 为最大，$n=\frac{\mu_{\alpha/2}^2 0.25}{\delta^2}$。

2. 当护理问题发生率<0.2（或0.3）时，或>0.8（或0.7）时

$$n = \frac{\mu_{\alpha/2}{}^2}{4(\sin^{-1}\sqrt{\pi} - \sin^{-1}\sqrt{\pi})}$$

（二）系统抽样

系统抽样是将总体中N个个体按某一特征顺序编号，先随机抽取第一个个体，再依次按一定的间隔抽取其他个体。如果调查的变量值或特定的属性与编号之间没有确定的上升、下降或周期性关系，系统抽样的结果比简单随机抽样具有更好的代表性，这时可按简单随机抽样样本量估算公式进行估计。如果个体间不具有随机性，就应该考虑采用其他的抽样设计和相应的统计方法。

（三）分层随机抽样

采用分层随机抽样对总体参数进行估计时，样本量的估算可先对各层的参数估计值进行加权平均（权重为各层在总体中所占比例），再根据目的，按上述单纯随机抽样中相应的公式进行样本量的估算。

设含 N 个个体的总体，分成 L 层，第i层大小为 N_i，该层的率和均数为 π_i、μ_i，则总体率 π、总体均数 μ 和总体方差 δ^2 为：

$$\pi = \sum_{i=1}^{L} \pi_i N_i / N$$

$$\bar{\mu} = \sum_{i=1}^{L} \mu_i N_i / N$$

$$\sigma^2 = \sum_{i=1}^{L} \sigma_i^2 N_i / N$$

如果从第 i 层中抽取样本量为 n 的样本，第 i 层的样本率、样本均数和方差分别为 p_i、X_i、S_i^2，则总体率 p、样本均数 $\bar{X}$ 和方差 S_i^2 可通过各层的统计量进行加权平均求得。

在有限总体时，估计总体率所需样本量的估计公式为：

$$n = \frac{\left(\sum N_i \sqrt{p_i q_i} / N\right)^2}{V + \sum N_i p_i q_i / N^2}$$

公式中 $q_i = 1 - p_i$，第 i 层的阴性率，$V = (\delta / \mu_{\alpha/2})^2$。

在估计总体均数时所需样本量的估算公式为：

$$n = \frac{\sum (N_i / N)^2 S_i^2 / \omega_i}{V + \sum (N_i / N) S_i^2 / N}$$

公式中 $\omega_i = N_i S_i / \sum N_i S_i$，其他符号意义同前。

各层样本量 n_i 的估计可根据各层的大小按比例分配，估计总体率和总体均数时，可分别根据下列公式进行最优分配。

$$n_i = nN \sqrt{p_i q_i} / \sum N_i \sqrt{p_i q_i}$$

$$n_i = nN_i S_i / \sum N_i S_i$$

（四）整群抽样

整群抽样的优点是易于组织，比简单随机抽样花费少，但是其方差较大。如果整群抽样的方差是简单随机抽样的方差的 k 倍，则设计效率（design effect）为 k。整群抽样的样本大小估计方法为：先使用简单随机抽样的方法估计出 n，然后乘以设计效率 k 即可。至于抽取的群的数目以及每个群的平均大小，还涉及群间的变异与费用大小。

（五）病例对照研究中样本量的估算

在病例对照研究中，先将观察对象按是否有某种护理问题分为病例组与对照组，然后调查两组中每个观察对象接触危险因素的情况，得出结果。

病例组的暴露率为 π_1，其估计值为样本暴露率 $p_1 = a/n_1$；对照组的暴露率为 π_2，其估计值为样本暴露率 $p_2 = c/n_2$。定义比数比（odds ratio，OR）为：

$$OR = [\pi_1 / (1 - \pi_1)] / [\pi_2 / (1 - \pi_2)] = [\pi_1 / (1 - \pi_2)] / \pi_2 / (1 - \pi_1)]$$

其估计值：$\hat{O}R=[p_1(1-p_2)]/[p_2(1-p_1)]=ad/bc$

病例对照研究中观察对象暴露危险因素情况见表4-4-1。

表4-4-1 病例对照研究中观察对象暴露危险因素

组别	危险因素		合计
	暴露	未暴露	
病例组	a	b	n_1
对照组	c	d	n_2

总体比数比估计时，样本量估算公式：

$$n=\frac{\mu_{\alpha/2}^2\{1/[\pi_1(1-\pi_1)]+1/[\pi_2(1-\pi_2)]\}}{[\ln(1-\varepsilon)]^2}$$（式中$\mu_{\alpha/2}$可以是单侧μ_α）

公式中的总体暴露率可用样本暴露率估计。

（六）队列研究中样本量的估算

在队列研究中，先将观察对象以是否暴露于危险因素分成两组，即暴露组与非暴露组，然后经过一定时间的随访，记录各组的发病情况得出暴露组中患病率π_1（样本估计值p_1），非暴露组中患病率π_2（样本率为p_2），则相对危险度（RR）定义为：$R\hat{R}=p_1/p_2$。经对数变换ln（RR）可化成近似整体分布，其方差为：

$$\mathrm{Var}(\ln R\hat{R})=(1-p_1)/(np_1)+(1-p_2)/(np_2)$$

同样可建立ln（RR）的信度为$1-\alpha$的RR置信区间，其上、下限分别为：$\ln R\hat{R}\pm\mu_{\alpha/2}\sqrt{\mathrm{Var}(\ln R\hat{R})}$。由其反对数值，得RR的上、下限，$RR_U$，与$RR_L$，它们关于RR也是不对称的。

相对危险度估计时，样本量估算公式：

$$n=\frac{\mu_{\alpha/2}^2[(1-p_1)/p_1+(1-p_2)/p_2]}{[ln(1-\varepsilon)]^2}$$

二、假设检验研究设计中样本量的估算

（一）率的假设检验中样本量的估算

1. 单个总体率的假设检验　单个总体率的假设检验为样本率与总体率比较，设已知总体率为π_0，$H_0:\pi=\pi_0$，单侧$H_1:\pi>\pi_0$，单个总体率假设检验时样本量的估

算公式为：

$$n = \frac{\left[\mu_\alpha \sqrt{\pi_0(1-\pi_0)} + \mu_\beta \sqrt{\pi(1-\pi)}\right]^2}{\delta^2}$$

上述公式同样适用于 $H_0: \pi = \pi_0$，单侧 $H_1: \pi < \pi_0$ 的检验。

2. 完全随机设计的两个总体率假设检验　设两总体率为 π_1 和 π_2，两样本率为 p_1 和 p_2。当 $H_0: \pi_1 = \pi_2$，$H_1: \pi_1 > \pi_2$（单侧）。样本量的计算公式为

$$n_1 = n_2 = \frac{\left[\mu_{\alpha/2} \sqrt{2\bar{p}(1-\bar{p})} + \mu_\beta \sqrt{p_1(1-p_1)+p_2(1-p_2)}\right]^2}{(p_1-p_2)^2}$$

公式中规定两样本为相同大小，p_1、p_2 为样本率，$\bar{p} = (p_1+p_2)/2$ 为样本平均率 μ，μ_α 和 μ_β 分别取单侧标准正态离差值。

当 $H_0: \pi_1 = \pi_2$，$H_1: \pi_1 \neq \pi_2$ 时（双侧），用 Pearson χ^2 进行检验的样本量估算公式为：

$$n = \frac{\left[\mu_{\alpha/2} \sqrt{2\bar{p}(1-\bar{p})} + \mu_\beta \sqrt{p_1(1-p_1)+p_2(1-p_2)}\right]^2}{(p_1-p_2)^2}$$

若用 Fisher 确切概率法或连续型校正 χ^2 进行检验，则样本量估计需要在 Pearson χ^2 检验所估计样本量 n 的基础上修正，样本量的修正公式为：

$$n' = \frac{n}{4}\left(1+\sqrt{1+\frac{4}{n|p_1-p_2|}}\right)^2$$

3. 配对设计的总体率假设检验　在反应变量为两分类的配对设计研究中，样本量的估算公式为：

$$n = \left[\frac{\left[\mu_{\alpha/2} \sqrt{2p} + \mu_\beta \sqrt{2(p_1-p)(p_2-p)/\bar{p}}\right]}{p_1-p_2}\right]^2$$

（二）均数的假设检验中样本量的估算

1. 样本均数与总体均数的比较或配对设计两均数的比较　设已知总体均数为 μ_0，检验总体均数为 μ。当 $H_0: \mu = \mu_0$，$H_1: \mu > \mu_0$ 时，样本量的估算公式为：

$$n = \frac{(t_\alpha + t_\beta)^2 \sigma^2}{\delta^2}$$

其中 n 为样本量，适用于 σ 未知的情形，当 σ 已知时，公式中的 t_α、t_β 应为 u_α、

u_β。上述公式统一适用于 $H_0: \mu = \mu_0$，$H_1: \mu < \mu_0$ 的情况。当 $H_0: \mu = \mu_0$，$H_1: \mu \neq \mu_0$ 时，样本量估算公式为公式中 t_α 改为 $t_{\alpha/2}$（双侧）。

在配对设计中 n 为样本对子数；$\delta = \mu - \mu_0$ 为研究者提出的差别或由预实验的样本信息进行估计 $\delta = \bar{X} - \mu_0$，在配对设计中为差数的均数；σ 在配对设计中为 σ_d，可用差值的标准差 S_d 估计。t_α 和 $t_{\alpha/2}$ 分别为在一定自由度下的单侧和双侧 t 值，t_β 无论用单侧还是双侧检验均取单侧界值。样本量未知时，通常是以自由度（v）$= \infty$时的 t 界值（即 μ 值）代入公式 $n = \frac{(t_\alpha + t_\beta)^2\sigma^2}{\delta^2}$ 中求 n_1，再以 $v = n_1 - 1$ 确定 t 界值，代入公式求 n_2，重复上述过程，直至前后两次求得的结果趋于稳定为止。实际样本含量估算中不必进行循环计算，一般在用 μ 值代替 t 值第一次算出 n 的基础上再加 2 ~ 3 例即可。

2. 完全随机设计的两个总体均数的比较　两个总体的均数、方差分别以 μ_1、σ_1^2 和 μ_2、σ_2^2 表示，并以 $\bar{X}_1$、S_1、n_1 和 $\bar{X}_2$、S_2、n_2 代表分别来自该两个总体的样本均数、标准差和样本含量。

单侧检验时当 $H_0: \mu = \mu_0$，$H_1: \mu > \mu_0$ 或记为当 $H_0: \mu_1 - \mu_2 = 0$，$H_1: \mu_1 - \mu_2 > 0$。

根据 H_0 和 H_1 下的抽样分布，即能得出 n 的估算公式：

$$n = \frac{2\sigma^2(t_\alpha + t_\beta)^2}{(\mu_1 - \mu_2)^2}$$

此公式适用于 σ 未知的情形。当 σ 已知时，式中的 t_α、t_β 应为 u_α、u_β。公式同样可用于假设检验 $H_0: \mu_1 = \mu_2$、$H_1: \mu_1 < \mu_2$ 的样本量估计。

在双侧检验时当 $H_0: \mu_1 = \mu_2$，$H_1: \mu_1 \neq \mu_2$ 或记为当 $H_0: \mu_1 - \mu_2 = 0$，$H_1: \mu_1 - \mu_2 \neq 0$，样本量估算公式为 $n = \frac{2\sigma^2(t_\alpha + t_\beta)^2}{(\mu_1 - \mu_2)^2}$ 中的 t_α 改为 $t_{\alpha/2}$ 即可。

在公式中，σ 为两总体标准差，通常用样本标准差估计，一般取合并方差的平方根，或两个样本标准差中大的一个；$\mu_1 - \mu_2 = \delta$ 可用两样本均数差进行估计。

3. 完全随机设计多个总体均数的比较　记 $\mu_1, \mu_2, \ldots \mu_k$，$\sigma_1^2, \sigma_2^2, \ldots \sigma_k^2$ 为多个总体均数、方差，$\bar{X}_1, \bar{X}_2 \ldots \bar{X}_k$，$S_1, S_2 \ldots S_k$。$\bar{X}_k$、$S_k$、$k$ 为各组样本均数、标准差和组数。完全随机设计多个均数比较时的样本量估计公式为：

$$n = \frac{\psi_2(\sum S_i^2/k)}{\sum(\bar{X}_i - \bar{X})^2/(k-1)}$$

公式中，$\bar{X} = \sum \bar{X}_i/k$，$\psi$ 为 ψ 值表中的界值。

4. 随机区组设计的多个总体均数假设检验　在计量资料的随机区组设计中，样本量估算的公式为：

$$n = \frac{2 \times MS_e \times (Q + \mu_\beta)^2}{D^2}$$

公式中，MS_e 为误差均方，D 为处理组间差值（取差值最小者），在 $\alpha = 0.05$ 水平时，Q 值查下表。

随机区组设计样本量估计的 Q 值表（$\alpha = 0.05$）

组数	3	4	5	6	7	8	9	10
Q 值	3.4	3.8	4.0	4.2	4.4	4.5	4.6	4.7

5. 重复测量研究设计　在重复测量研究中，由于每个研究对象被测量了多次，且测量值之间有一定的相关性。样本量估计不同于一个没有重复测量的研究，又不能将一个重复测量值当成一个独立的观察值，需要考虑观察值间的相关性，比较复杂。下面介绍定量指标变量的样本量估计公式。

当研究的目的是比较两组的测量值随时间变化的趋势，样本量的估算公式为：

$$n = \frac{2 \times (\mu_{\alpha/2} + \mu_\beta)^2 \times \sigma^2 \times (1 - \rho)}{m \times s^2 \times (\beta_{1A} - \beta_{1B})^2}$$

公式中 m 为重复数，n 为每一组所需要的例数，ρ 为对称相关系数，σ^2 为重复测量值之间的方差，$s^2 = \sum (t_j - \bar{t})^2 / m$（$t_j$ 为重复测量时间），β_{1A}、β_{1B} 分别为两组的斜率，即单位时间的变化量，可用下列公式表示：

$$Y_{ij} = \beta_{0A} + \beta_{1A} t_{ij} (A)$$

$$Y_{ij} = \beta_{0B} + \beta_{1B} t_{ij} (B) \; (i = 1,2,\ldots n, j = 1,2,\ldots m)$$

如果研究的目的是比较两组在不同时间上均值的差，样本量的估计公式为：

$$n = \frac{2 \times (\mu_{\alpha/2} + \mu_\beta)^2 \times \sigma^2 \times [1 + (m - 1) \times \rho]}{m \times d^2}$$

公式中 d 是两组平均值的差，其他符号同公式 $n = \frac{2 \times (\mu_{\alpha/2} + \mu_\beta)^2 \times \sigma^2 \times (1 - \rho)}{m \times s^2 \times (\beta_{1A} - \beta_{1B})^2}$。

（三）直线相关与回归

在直线相关与回归中，由于相关系数与回归系数的假设检验是等价的，因此直线相关分析与回归分析的样本量估算也是一致的，估算公式为：

$$n = 4\left[(\mu_{\alpha/2}+\mu_{\beta})/\ln\left(\frac{1+r}{1-r}\right)\right]^{2}+3$$

公式中 r 为总体相关系数 ρ 的估计值，取单侧时 $\mu_{\alpha/2}$ 为 μ_{α}。

（四）多因素分析中样本量的估算

随着计算机的普及，多因素分析被日益广泛地应用到研究中，但国内外关于多因素分析设计时样本含量估算的文献较少。Kendall 倡导作为一个粗糙的工作原则，观测数至少是变量数目的 10 倍。一般认为，n（观测次数）至少是 m（变量）的 5～10 倍（即一般规则）。按数量化理论，一般样本含量 $n \geq 2P$（P 为类目数，即所有因素的水平数目之和）；典型相关分析要求大样本，如一组有 8 个变量，另一组有 7 个变量，有的学者认为样本量应大于 200；对判别分析有的学者提出 n 应大于 50；logistic 回归分析理论上要求大样本，Lubin 建议条件 logistic 回归的配对的对子数应大于 50；当有多个变量时，样本数有更大的增加。Cox 模型样本含量一般不宜小于 40，且随因素的增加，样本含量应增加。

样本量估计实例 1：

运用独立两样本设计均数比较样本量估计公式计算样本量。以 HbAc 作为疗效指标，综合文献，试验组 HbAc 下降约 2.0%，对照组 HbAc 下降约 0.8%，假定 $\alpha = 0.05$（双侧），$\beta = 0.20$（双侧），则。$t_{\alpha} = 1.96$，$t_{\beta} = 1.282$，经计算，$n = 70.65 \approx 71$，设失访率为 20%，则每组应 86 例。［王春青，胡雁，吴密彬，等．乳腺癌患者内分泌治疗服药监控平台的设计及应用．中华护理杂志，2017，52（3）：261－266.］

样本量估计实例 2：

利用电脑产生随机数随机分组，随机分组的种子数为 8 271 314，产生随机数 0（对照组）或 1（实验组），样本量根据两样本率的比较公式，预计实验组的不依率为 $P_1 = 0.1$，对照组从率 $P_2 = 0.3$，$P = \mathrm{P}_1 + \mathrm{P}_2/2 = 0.2$，并且 $\alpha = 0.05$，$\beta = 0.1$，采用双侧检验，$\mathrm{U}_{\alpha} = 1.96$，$\mathrm{U}_{\beta} = 1.282$，代入公式计算，$n = 84$，加上 20% 的样本流失率，最终每组样本量 101 例。［范素云，贾彦彦，施雁．同伴教育对甲状腺癌患者术后服用放射性碘 131 治疗效果的影响．中华护理杂志，2017，52（3）：285－288.］

第五节 护理量性研究中的常见误差及其控制方法

一、误差

在护理临床研究中，观察结果可能因检测方法不稳定、操作不规范或操作人员不认真等原因导致误差，从而导致结果偏离真实情况。误差主要可分为系统误差（偏倚）和随机误差（概率）。偏倚是指研究（观察）结果与真值之间存在的某种差距或差异，偏倚与真值之间的差异具有方向性，可能高于真值，也可能低于真值。偏倚一旦产生，就很难消除。因此，在研究设计时，要充分考虑偏倚发生的可能性，提前规避。随机误差即概率，是指事件出现的可能性，当一事件的发生是由概率支配时，就叫概率，最简单的概率事件如抛硬币，每抛一次，出现正面和反面的概率都是50%。概率或概率的大小通常用百分数、小数或分数表示，它的数值介于0~1之间。事件的发生单纯是由机会引起，0表示事件不能发生，1表示事件必然发生，它代表的意义是事件发生的可能性大小。

误差（error）是研究中所得到的实际测量值与客观真实值之间的差异。误差客观存在，包括随机误差（random error）和系统误差（systematic error）。随机误差（概率）包括抽样误差和随机测量误差等，虽然无法避免，但其分布存在一定的规律性。当研究的样本含量足够大时，随机误差服从正态分布。因此可以通过增加样本量，以及运用相对高效的统计分析方法来尽可能控制随机误差。系统误差亦称为偏倚（bias），是由某些特定原因造成的确定性误差。偏倚包括选择偏倚（selection bias）、信息偏倚（information bias）和混杂偏倚（confounding bias）。选择偏倚是指由于纳入研究对象或分组不当，使样本缺乏代表性，研究对象缺乏同质性，组间缺乏可比性而产生的偏倚。信息偏倚也称为观察偏倚，是指在收集研究信息时由于测量仪器未校准、操作不规范、对结果的判断带有主观性等原因所产生的偏倚。混杂偏倚是指在资料分析阶段，某些混杂因素影响研究变量与疾病（或事件）之间的联系，使统计分析结果产生偏倚，从而影响结论。偏倚在研究设计、实施、分析及推理的各个阶段均可能发生，可以通过正确的实验设计、严格的技术措施尽可能控制甚至消除。如可以通过严格掌控研究对象纳入与排除标准，采取随机化方法等，控制选择偏倚；采用盲法收集资料，严格质量控制标准等手段，控制信息偏倚；采用合理的分层、对照，多因素分析方法，减少混杂偏倚。

二、偏倚

在临床护理实践中，实施各项护理措施后，若效果只有“有效”或“无效”的一种“全或无”的判定方式，就像抛硬币只有“正面”或“反面”的结果一样，则偏倚对结果的影响就很小，甚至不用对照组来做对比，但这种情况在护理研究中非常少见。护理研究中，偏倚影响真实结果的现象非常常见，如果研究条件控制不严，就会产生偏倚，导致不真实甚至是错误的结论。因此，应在研究设计的早期阶段就对偏倚加以控制，如果偏倚发生，并对结果产生了明显影响，则很难纠正。

（一）偏倚的分类

根据在研究中出现的阶段不同，可将偏倚分为选择性偏倚、衡量性偏倚和混杂性偏倚。

1. 选择性偏倚　选择性偏倚是指被选中的研究对象与未被选入者特征上的差异所造成的系统误差，一般出现在研究的初始阶段。常见的选择性偏倚有以下几种。

（1）护理问题发生率的偏倚：常发生在病情较重且病程较短的致命性疾病的研究对象的护理过程中。例如，要研究某类疾病患者的病情有不同的分型，从无症状型到重型，部分重型患者因病情严重，可能在入院前就已经死亡，还有部分无症状或轻型患者在得到相关检查结果前不能确定是否患病，从而造成实际发病率高于报道的患病率的情况。也有研究者在选择研究对象时，纳入、排除标准限定较为严苛，使得本应纳入的病例被排除时，研究结果也会发生偏差。还有部分护理健康问题的原因或影响因素较为明确时，部分患者会特别注意相关原因和影响因素而自行干预，也会对疾病的发病率有影响。

（2）就诊机会偏倚：主要由就医不同引起，就医机会因症状的严重程度，患者就医的条件，人群对某一疾病的了解程度，以及对医疗单位的信任等因素造成。多数护理临床观察结果很大程度上取决于患者是否来医院就医。入院机会不同，使得选择观察对象造成偏倚而影响观察结果。例如，在普通人群中，上呼吸道感染（俗称感冒）者与骨折患者在入院就诊的选择上就大不一样，骨折患者选择到医院治疗的可能性比上呼吸道感染者要大，若要研究不同疾病患者相同护理问题的发生情况，则这种就诊机会的不同就会对研究结果造成较大的影响。

（3）诊断信息偏倚：研究者在纳入病历时，部分健康问题会因为与该问题无关的症状和体征，促成和（或）加速该健康问题的表现，在结果分析时会因其他诱因的促成而发生偏倚，甚至得出错误结论。在临床实际工作中，某些诊疗措施会引起某些症状的出现或加重。例如，长期使用小剂量阿司匹林出现胃部不适的患者及时就诊可增加胃溃疡的发现机会，而未长期使用小剂量阿司匹林的胃溃疡患者，可能因症状不明显而未及时就诊，以致发现较晚，因此就会出现因以胃部不适就诊为选择的对象，对胃溃疡的诊断出现就诊信息偏倚。

（4）无应答偏倚：选择观察对象时容易因研究对象对研究内容的反应不同而造成偏倚。例如，当一个研究纳入的对象在观察时存在时间前后差异，较早参加者对研究者及研究内容等都较为熟悉，会有较好的依从性；而晚入组者常表现出无应答偏倚。又如研究者选择了对观察内容有兴趣和有信心的研究对象，则会由于较好的依从性和良好的心理因素的影响而出现偏倚。

（5）研究对象偏倚：组成观察组或研究试验组的研究对象，与整体研究总体情况存在差别，特别是在健康情况上有明显不同，这在实际工作中较为常见，要加以避免。例如：为防止该偏倚，可对研究者进行培训，尽可能保证人员固定、专业相同、稳定；再如，在选择研究对象时，选择身体素质、生活习惯与研究总体相同者。

2. 衡量性偏倚　对观察组与试验组观察的频度和强度的差异会造成结果判断上的差异，这种情况在非盲法情况下很容易发生。

（1）疑诊性偏倚：由于观察者事先了解被观察者的某些情况或某种问题存在已知的暴露因素，因而会在治疗护理的过程中注重相关病情和暴露因素的观察，甚至搜寻相关的某种结果，也因这种怀疑会做进一步的检查，结果就会发现较多的病例，尤其是轻症病。例如，在对压疮的相关问题进行研究时，容易更关注消瘦或肥胖的患者，而对无相关疑似情况的患者关注度较低，做相关检查的机会就会少。这种对结果判定受前期关注和检查的影响，对某些不太肯定的表现作出符合临床诊断的解释，称为期望偏倚。

（2）回忆性偏倚或寻因性偏倚：因对不同疾病患者的某些影响因素的询问强度不一致而致结果的偏倚。如过分强调某类疾病患者相关的影响因素，而对非某类疾病者未必会询问相关的影响因素而造成结果的偏倚。

（3）疑因性偏倚：由于某种疾病状态的存在和认识，会诱导或加强与某种可疑原因的关系。

（4）污染性偏倚：发生于对照组成员意外接受了试验组的相应措施而致结果差异变小，或接受了观察措施以外的相协同的干预措施，也易致此类偏倚的发生。例如，将接受体外受精－胚胎移植治疗的患者分为干预组和对照组，为防止污染，可将两组患者安置在不同房间接受治疗和进行干预，结束后各自回家，确保组间无交流。

3. 混杂性偏倚　混杂性偏倚是出现在临床研究结果分析评价阶段的一类重要偏倚。引起和产生混杂的因素称为混杂因素。此种偏倚的影响是在评价因果关系、治疗效果、预后因素时，由于受到可以引起相同结果而同时存在的其他因素（混杂因素）的影响，导致夸大或缩小了最后结果的错误结论。换句话说，即暴露因素与产生后果间的关系，实际上是完全地或部分地由某些其他因素所引起。这些其他因素就是混杂因素，而这种现象就称为混杂。

混杂既然是一种偏倚，就可以通过严格的设计加以控制。如果在设计中忽视，或未能认识其是否存在和与暴露因素混在一起时产生的影响，亦可在分析评价阶段通过采用一定的方法将它显示出来，并进一步消除它的影响，矫正并得出真实的结论。

混杂因素必须具备的条件：①混杂因素本身应为一种危险因素。混杂因素不一定是真正的病因，但它的存在会导致发病增加。②混杂因素还应为独立的危险因素。即使暴露因素不存在，混杂因素应与疾病发生有关。它亦不能作为暴露因素引起致病的中间环节，或作为暴露因素的替代者。③在分析混杂时，混杂因素应与暴露因素伴随存在。④混杂因素不能由暴露因素所引起。如果其确实完全由暴露因素引起，混杂因素是暴露因素的替代因素，不是独立的病因。⑤防止混杂因素的方法：在设计阶段可采用严格限制研究对象、配对、分层抽样和直接随机抽样；在分析阶段可用分层分析法、校正分析法、配对法、logistic 回归法等对混杂因素进行统计处理。

（二）控制偏倚的常用方法

可以通过以下方法控制研究中的偏倚。

（1）设计方案的选择：随机对照方案最有效，对未知的偏倚，除了采取严格的随机化研究方法外，尚无其他方法。

（2）严格限制纳入标准：使研究对象限定在某一特定的范围，减小彼此间的差异，有利于对观察因素作出结论。

（3）盲法：是避免研究者和观察对象偏倚的最有效的方法。如果被观察者知道自己在接受新方法或某种治疗时会倾向于对病情或效果改善的关注，盲法能有效消除这种影响。

（4）配对：是病例对照研究常用的方法。对观察组或干预组对象，将选择与其具相同特点的对象作为对照组，除了观察因素外，其他特征一一对应，包括可以影响疾病转归的配对条件，如性别、年龄、病情等。

（5）分层分析：这是资料收集之后分析阶段常用的控制偏倚的方法，将研究对象按临床相似的特点分成若干亚组进行比较。分层分析对混杂性偏倚的控制很有帮助。

（6）标准化法：常用于百分率资料的分析与比较，通常采用权重因素、平衡观察组与对照组中影响预后的另一因素，使观察因素不再受到影响。

三、概率

概率（probability）又称为机率，是某一事件出现的可能性。当一件事件是由概率支配时，就称为概率事件。P 是常用来表示概率的符号，它的数值浮动于 0 ~ 1（或 100%）之间。0 表示某事件不可能出现，1 表示某事件必然发生，其间的数值代表某事件出现的可能性大小。对一个假定完全避免了偏倚的样本做观察时，所得结果仍会与真实情况有一定差异。这是由于抽样误差引起的，这种单纯由于机会引起的差异称之为概率。换言之，某种结局的发生并非由观察本身的原因引起，而是由这种结果出现的概率造成。

概率与偏倚是影响研究结果真实性和重复性的重要原因。概率与偏倚常同时存在，严重影响观察结果。因此，研究中对概率和偏倚的研究与处理非常关键。对概率和偏倚的处理方法不同，理论上可以通过完善的科研设计、正确的客观测量方法和适当的分析手段来避免偏倚的影响。概率是抽样研究固有的特点，虽然能通过适当的研究设计减小其影响，并由统计学方法估计其大小，将其限制在能够接受的范围内，但只要不是以总人群为研究对象，概率就不可避免地存在。

（一）概率在护理研究中的重要性和普遍性

概率和偏倚一样存在于研究各阶段，影响研究结果的真实性和重复性。概率在护理临床研究中普遍存在，所有的临床研究都不可能在整个人群和全部病例中进行，而只能对部分人群进行抽样观察。即使没有偏倚的随机抽样，当观察组、对照组间出现差异时，不可能完全代表两组间的真正差异，因此概率在任何类型的研究中普遍存在（表 4 -5 -1）。

表 4 -5 -1　概率与真值的相关关系分析表

		结果真正的差异	
		存在	不存在
统计学结论	差异有显著性	正确（a）	不正确（Ⅰ型错误）（b）
	差异无显著性	不正确（Ⅱ型错误）（c）	正确（d）

通过表 4 -5 -1 可以发现有两种情况能得出正确结论：两组间确实有差异，统计检验结论也有差异，称为真阳性结果；或两组间没有真正差异，统计检验结论也无差异存在，称为真阴性结果。还有两种产生错误结论的情况，当两组真正结果并无差异时，统计检验结论却有显著差异，称为假阳性结果；或当两组确有差异存在时，统计

检验结论却无差别发现，称为假阳性结果。假阳性结果又称为Ⅰ型错误，假阴性结果又称为Ⅱ型错误。观察没有偏倚的样本时，由于概率的影响，仍会发生假阳性和假阴性的错误。这种错误的大小就是对概率大小的量值。它是回答一个临床研究结果，无论阳性或阴性，单纯由于概率引起错误结论的可能性有多大。这种单独由某一事件引出的概率（或随机误差，抽样误差）引起错误的可能性的定量表示法，就是护理科研中常用的 P 值。在治疗性研究中，观察到治疗组比对照组效果好时，应用 P 来估计发生假阳性错误的可能性大小。临床上容许接受的界限：$P<0.05$，表明假阳性结果的可能性小于1/20。P 的大小界定应以临床要求的具体情况而定。一般情况下 $P<0.20$ 即可，因为实际工作中绝不可能接受1/5以上的假阳性错误。对概率的影响估计除用假设试验计算 P 值方法外，还多用可信区间或总估计的方式来表达。对临床试验的治疗效果可信度大小的观察被称作效果的总估计。由于从整体中抽样来进行研究，常使所观察到的大小较真值大或小，对这种因抽样观察所得结果变异的范围，即是其统计的准确性或总估计，其统计的准确性或总估计的稳定性则用可信区间来表达。与 $P<0.05$ 为界限一样，95%可信区间（95% CI）表示对假定一个研究已控制了偏倚的影响下，这个可信区间有95%的机会包括真实结果在内。可信区间的范围越窄，则越接近真值。95% CI直接与观察的样本大小有关，小样本常提供较宽的区间，直接影响结果的稳定性。由于它主要反映出抽样结果与整体的差异，故可用标准误（SE）来直接计算，计算公式为 $95\%CI=d\pm1.96SE$。95% CI的最大优点是可以直接看出结果的定量强度，包括其大小和精确性。并可根据这个范围是否包括在衡量效果差异 <0，衡量危险度 <1 时的数字，确定其统计学上的显著性意义。P 值无法显示结果大小和强度，只能衡量所得数据与无效假设间的强度。

当试验结果为阴性时，同样存在犯假阴性错误的可能，这称为Ⅱ型错误，用 P_β（β）来表示其可能性大小。研究者对Ⅱ型错误的认识和重视远不如Ⅰ型错误。但实际上在很多研究中，Ⅱ型错误的存在也很多。也就是说，组间实际存在差别，但由于概率或抽样造成了没有差别的结论，出现这种可能的大小超过了20%，即 $P>0.2$。常用检验效能，$1-P_\beta$（或 $1-\beta$）来表示。它的含义是，当一个临床研究确实有差别存在时，试验结果能发现这种差异的统计学上显著性的把握有多大。

（二）影响概率发生的因素

影响概率的一个重要因素是样本量的大小。理论上为尽可能地减小概率的影响，样本应愈大愈好，但实际上不可能随意扩大样本。研究中为减小概率的影响，使其在可以接受的范围，除样本量这个基本因素外，还有以下3个主要因素：①观察对象个体间的差异性：个体间的差异是决定观察数量的重要因素。个体间差异小，则需要的样本数量少，也可以很好地代表总体。②最后结果的差异大小：最后结果的差异愈大，需要的样本数将相对较小。如果试验的干预措施作用十分强大，试验组的结果明显优于对照组，随机抽样对结果的影响就比较小，则需要的样本数量就较少。③对犯 α 或 β 错误可能性的容许接受范围：当希望最大限度地获得阳性结果，并愿意接受较大可能出现的假阳性结果时，或要弄清某治疗措施是否有真正的显著疗效，而不顾有较多机会出现假阴性结果时，将采用较小的样本进行研究。反之，如要求尽可能地限制 α 或 β 错误的可能性时，就不得不采用较大的样本。

研究中常根据以上 3 种因素为基础，并利用统计学方法，在预期的条件下估算出最低样本量，同时，在研究过程中还要对实际情况进行考量，才能真正地减少概率对结果的影响。

（三）概率对研究结果的影响

与偏倚一样，如不对概率进行限制和缩小，将严重影响研究结果的重复性和真实性。如果我们将 α 或 β 放得较大，则由于概率出现假阳性及假阴性的可能性将会很大。例如在对照组和观察组间比较某一护理措施的效果，其真实的结果在对照组中 40% 有效，在观察组中 70% 有效。实际上，不可能将全部患者纳入研究中，必然要进行随机抽样。虽然观察组中 70% 有效和 30% 无效都有同样概率被抽到观察组，但在抽样次数有限的情况下，不可能满足这种概率。因此，在实际抽样中，70% 有效和 30% 无效都有较多概率被抽到观察组，反之亦然。很多研究中，观察的项目较多，常会被分成亚组，使整体观察对象间的差异增加，在亚组内的研究对象虽较为相似，但亚组的增加使每组的病例数相应减少，会使由概率引起的差异可能性大大增加，也就会增加临床得出错误结论的机会。为克服和限制概率的影响，就要增加样本数量，因此观察的结果越简单明确越好。

四、临床观察的意见分歧

在临床观察中，还有一类误差来自观察本身，即由于观察的质量和水平有限，造成所得结果与真值有误差。这类误差随观察条件而变化，可发生于收集整理资料的各个环节。这种误差严重影响证据的正确性，称之为临床观察的意见分歧。

（一）临床观察意见分歧的产生原因

1. 观察者的原因　可因为感觉方面的生理变化，如视觉和听觉的敏感度，受本身的知识面和经验限制所影响，使之未能准确查出或忽视了重要的现象，使所获得的结果发生误差，亦可能由带有事先的预期结果所影响。观察者发生研究错误的另一原因是倾向于推理而不是获得证据，由于依靠推论的无效处理最终对临床问题无效，应警惕此种错误。

2. 被检查者的原因　出现研究的不一致可能来自被检查者的生理性变化，如脉搏、血压、体重时时都有可能变化，尤其会受到体位、进食、进水、精神紧张或运动的较大影响。在检测某些极端的异常值时，如极高或极低的血压、极高的体温，连续检测将会出现逐步自行回复正常的倾向。为了排除由此而产生的临床检查结果不一致，需要反复多次检查，方能得出正确的结果。另一个原因是由患者的疾病变化或治疗效应引起的观察误差。

3. 由研究观察本身引起的不一致　研究观察本身的不一致可能来自观察的环境，观察环境的质量直接影响观察的敏感性和效果，设想在一嘈杂的环境里，如何能听出细微的心脏杂音。其次的重要原因是来自应用的设备、应用有关影像学的检查手段，会发生极不一致的结果。而由于检查工具的功能障碍更是临床观察结果不一致的重要原因。

（二）判断研究观察意见分歧的方法

可用计算研究意见一致符合率的方法，即卡帕值的计算，来判定不同观察者同一研究对象的观察结果间，或同一观察者在不同时间对同一患者的观察结果之间，在校正概率影响的一致性后，真正观察的符合率。它直接评价某一观察结果的可靠性及实用性。卡帕值的一致性强度由 0 ~ 1 的数字表示，即卡帕值愈高（愈接近1），一致性愈好，而接近于 0 的卡帕值则一致性很差。

（三）防止和避免临床观察意见分歧的方法

1. 设置适当的检查环境。实验环境应具有适宜的光线、温度、安静和相对保密；若研究对象为患者，应为患者创造舒适的就医环境。

2. 寻求关键发现的确证。对研究对象的检查结果要重复核实，确保所得结果真实有效。

3. 将临床观察发现证据与推论同时报道，有助于研究对象和研究者之间的一致性，也便于比较。

4. 利用适当的技术援助。在研究过程中常要确立相应的评价指标，指标的确定需要相应的衡量工具，工具要确保精确、精密。

5. 安排完全独立的解释所观察到的诊断试验资料。一般情况下，应在盲法的情况下进行。

6. 应用社会科学及生物科学与医学实践。增进护患之间的信任，以获得研究对象更真实的护理体验。

第六节　随机对照试验

随机对照试验是指采用随机分配的方法，将符合要求的研究对象分别分配到试验组或对照组，然后接受相应的试验措施，在一致的条件下或环境里，同步地对两组对象进行研究和观察，并用客观的效应指标对试验结果进行测量的试验设计。随机对照试验属于一级设计方案，是护理治疗性试验的金标准方法。

在护理临床实践中，对患者的治疗多凭护理人员以既往相同病例治疗护理成功的经验为依据，作出相应的决策。对采用的护理治疗方法措施是否有效、副作用的有无，成功的概率大小，护理措施效应的发生与哪些因素相关，是该护理措施的真正效应或其他原因所致等，不能单凭个人临床经验，而需要参照应用设计严格的最佳研究成果。而随机对照试验的精髓在于尽可能地避免和消除各种人为的、已知的或未知的偏差因素的影响，使研究的结果符合客观实际，获得的研究结论具有良好的真实性，使有益的、可靠的、科学的护理治疗措施应用于临床实践。

一、应用范围

在临床医疗中，随机对照试验常用于治疗性或预防性研究，探讨新方法、新措施与传统方法措施的比较，判定其对治疗预防效果的优劣，为正确有效的方法措施的推广提供科学依据。同样，在临床护理实践中，随机对照试验也较常用于开创新的治疗性或预防性护理措施与传统护理措施的比较，判定其在保证治疗目的过程中的效果好坏，为更有效的措施的推广提供科学依据；也可用于研究护理健康问题发生原因的因果因素的研究，但作为因果效应研究设计时，应注意拟研究的可能因素对人体没有确定的危险性，但又不能排除与健康问题的发生有关。随机对照试验还可用于其他的系统工程的研究设计，如在健康教育中，为试验两种方法的健康教育效果，可以将条件相似的患者随机分组，进行随机对照试验。

二、随机对照试验设计方案

1. 设计模式　见图4－6－1。

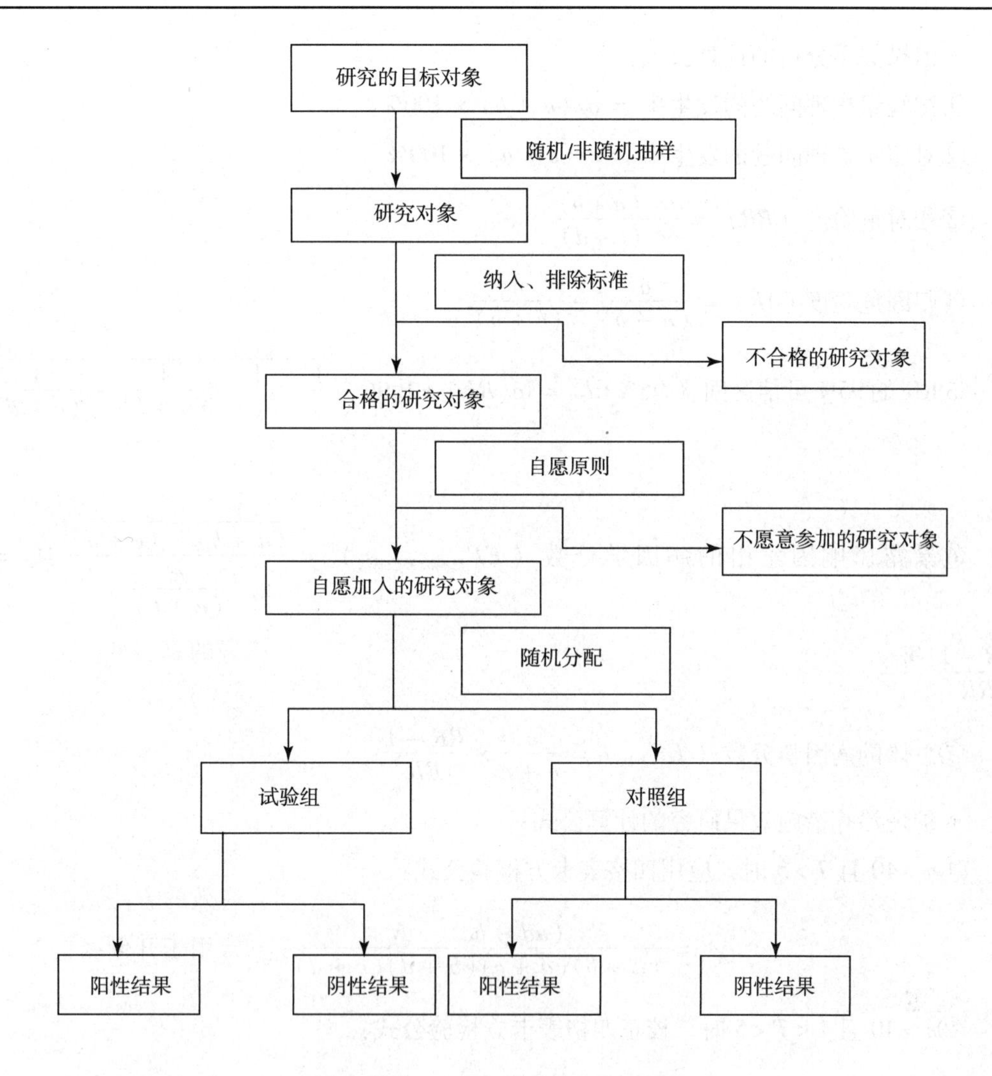

图 4－6－1　随机对照试验设计模式

2. 结果统计分析　见表4－6－1。

表 4－6－1　随机对照试验结果统计分析

组别	结果（护理问题或某种特征）		合计
	+	－	
试验组	a	b	a + b
对照组	c	d	c + d
合计	a + c	b + d	N（a + b + c + d）

四格表绘制规律：试验的结果要纵列，结果分别标出阳性（＋）和阴性（－），行和列均有合计数；试验组和对照组横行排列，试验组在对照组上行，位置不能颠倒。

＊因果关系分析的计算公式：

①试验组护理问题的发生率 $= a/(a+b) \times 100\%$

②对照组护理问题的发生率 $= c/(c+d) \times 100\%$

③相对危险度（RR）$= \frac{a/(a+b)}{c/(c+d)}$

④归因危险度（AR）$= \frac{a}{(a+b)} - \frac{c}{(c+d)}$

⑤RR 的95%可信区间（95%CI）$= \ln(RR) \pm 1.96\sqrt{\frac{1}{a} + \frac{1}{c} - \frac{1}{(a+b)} - \frac{1}{(c+d)}}$

⑥暴露影响因素组的病因学分数（$EF_{影响因素暴露组}$）$= \frac{\frac{a}{(a+b)} - \frac{c}{(c+d)}}{\frac{a}{(a+b)}}$ 或 $= \frac{RR-1}{RR}$

⑦总体的病因学分数（$EF_{总体}$）$= \frac{a}{a+c} \times \frac{RR-1}{RR}$

＊护理治疗措施效果研究的计算公式：

①$n>40$ 且 $T>5$ 时，应用四格表卡方检验公式：

$$\chi^2 = \frac{(ad-bc)^2 \cdot N}{(a+b)(a+c)(b+d)(c+d)}$$

②$n>40$ 且 $1<T<5$ 时，校正四格表卡方检验公式：

$$\chi^2 = \frac{(|ad-bc| - \frac{N}{2})^2 \cdot N}{(a+b)(a+c)(b+d)(c+d)}$$

③$n<40$ 且 $T<1$ 时，应用四格表的确切概率法：

$$p = \frac{(a+b)!(c+d)!(a+c)!(b+d)!}{a!b!c!d!N!}$$

④ $np>5$ 且 n（$1-p>$）5 时，二项分布的 u 检验：$U = \frac{|\bar{X}_1 - \bar{X}_2|}{S_{\bar{X}_1 - \bar{X}_2}} - \frac{|\bar{X}_1 - \bar{X}_2|}{\sqrt{\frac{S_1^2}{n_1} - \frac{S_2^2}{n_2}}}$

⑤护理效果的其他统计方法：可采用相关性分析、多因素分析等方法（此处略去公式）。

三、随机对照试验的特点

1. 能有效地排除选择性偏倚。在随机对照试验的设计中，研究对象的纳入、排除标准较为严格，用随机化的方法将符合纳入排除标准的研究对象纳入试验组或对照组，避免了分组时的人为干扰。

2. 设计阶段充分考虑基线情况的可比性，增强研究结果的可比性。研究者通过各种防止偏倚干扰的措施和方法，使组间除了研究因素以外的其他因素和条件一致可比；根据研究对象的特点、来源，可以主动制定合适的纳入排除标准，使分组后的研究对象在病理、生理、环境等各方面都具有可比性。由于随机化的分组，能维持基线状况的组间可比性，并可以抵消可能存在的未知的外部因素干扰。

3. 实验对象的特点：对于治疗性护理措施的随机对照试验的对象，必须进行治疗，若不治疗可能会严重影响患者的健康状况，因此不适合用于自限性疾病的护理治疗措施的研究。对于某些病因或危险因素致病效应观察对象，在试验开始前，须确保患者不具有患有被该病因或危险因素所致的相关病。不论是何种护理措施，要用于患者，一定要取得患者的知情同意，否则违背知情同意权。

4. 随机对照试验的两组对象在开始进行试验后，要保证试验的同步性和条件的一致性。研究开始后，无论是对照组还是试验组的研究对象，都同步到接受到相应的试验或对照的护理治疗措施，不能随意将对照组的护理治疗措施应用到试验组，反之也不行；也不能随意改变试验条件，如随意改变纳入排除标准、扩大研究对象的纳入范围或放松排除标准的限制范围，尤其要保证护理治疗环境的一致性。

5. 随机对照试验的试验组和对照组在试验时间上也要保持一致性。随机对照试验中的两组对象都要保持观察周期的一致性，不能对试验组观察时间长，而对照组观察时间短，反之也不行。

6. 随机对照试验的研究结果只有在试验结束时才能得到结果。随机对照试验的对象应在接受相应的护理治疗措施，并在该措施起效应后才能采集结果，所以研究的结果一定是完成了整个护理治疗方案并保证完整的结果判定之后才能得到的结果。

7. 增强研究结果的统计学分析效能。随机对照研究的结果，偏倚干扰小，真实性和可靠性强，论证强度高。

四、随机对照试验的注意事项

1. 研究目的明确，需要解决的问题清晰具体。

2. 涉及的方法、措施要科学、有效、安全，有相应的优于对照的假设水平；整个设计过程中涉及的方法包括随机法方法、试验组和对照组所采用的干预措施的实施方法、效果观察判定的方法、观察结果的统计方法等要清楚、准确。

3. 选择研究对象的纳入、排除标准清晰、明确、适宜。纳入标准不宜过严，否则会限制样本的代表性；排除标准也不宜过细，否则可能使纳入的合格研究对象来源受限，使得研究结果的代表性差，影响研究质量和结果对总体的代表意义。

4. 随机方法具体、详细。在随机对照研究中，随机化原则是研究结果真实有效的重要保障，所以随机化的实施过程应详细、具体，执行时严谨有序，防止研究者的主观选择偏倚和测试偏倚，确保研究质量。

5. 基线状况须进行检验。对样本量不大的研究，应重视试验前的基线可比性；在大样本研究中，对结果的处理应选择合适的统计方法，维持组间基线资料的可比性。对于基线中的复杂因素可做分层随机分组。

6. 观测指标和结局指标要一致。在随机对照试验中，试验组和对照组的观察指标应一致，对两组研究对象的结局指标应一致，两组的观察期限也应一致。

7. 保证研究对象的依从性。研究对象不依从率若大于 20%，会影响研究的质量及结果的代表性，在研究设计时就要考虑到研究对象依从性的控制。

第七节 交叉试验

大多数研究都是选择不同的研究对象，对不同研究对象使用相同或不同的研究措施来获得相应的研究结果，属于对象间的比较。但还存在一些特殊情况，如慢性病的治疗过程较长，为了解不同护理措施在护理治疗过程中的效果，又不想增加样本数量，可以对同一研究对象分别使用两种或两种以上的护理干预措施，让研究对象做自身比较，是交叉试验的基本出发点。交叉试验属于一级设计方案，论证强度强。

一、应用范围

交叉试验适用于慢性疾病反复的治疗效果的观察，尤其适合症状或体征反复出现的对象。在交叉试验中，研究对象先后接受两种或两种以上的护理干预措施，所以对象不必分层，研究对象可通过随机分组的方法进入试验组或对照组。该试验分两个或两个以上的处理阶段，在下一个处理措施实施之前需要一段时间，等待上一处理措施的效果完全消失后，才能进行下一阶段处理措施的实施，两处理阶段等待效果消失的时间称为洗脱期。洗脱期的长短因处理措施的不同而不同，需要结合处理措施的效应期来判断。一般情况下，药物须通过 5 个半衰期，理论上体内剩余药量仅剩最初给药的3.125%，也会因为研究对象自身的条件，影响到药物在体内的衰减，如肝肾功能常异常者，药物排除会受影响，可能须适当延长洗脱期，或通过检测血药浓度来确定。其他的处理措施，也应视措施的效应期限定相应的洗脱期，洗脱期的终点应是上一个处理措施的效应完全消失的时间。

由于处理措施是在同一个体内进行的，试验条件易保持一致性，个体之间差异较小，但因同一个体接受不同处理措施，其观察的期限较长，可能会有其他干扰因素的影响，研究对象的依从性和失访情况均常出现问题。

二、交叉试验设计方案

1. 设计模式

（1）随机交叉试验：见图4－7－1。

（2）非随机交叉试验：见图4－7－2。

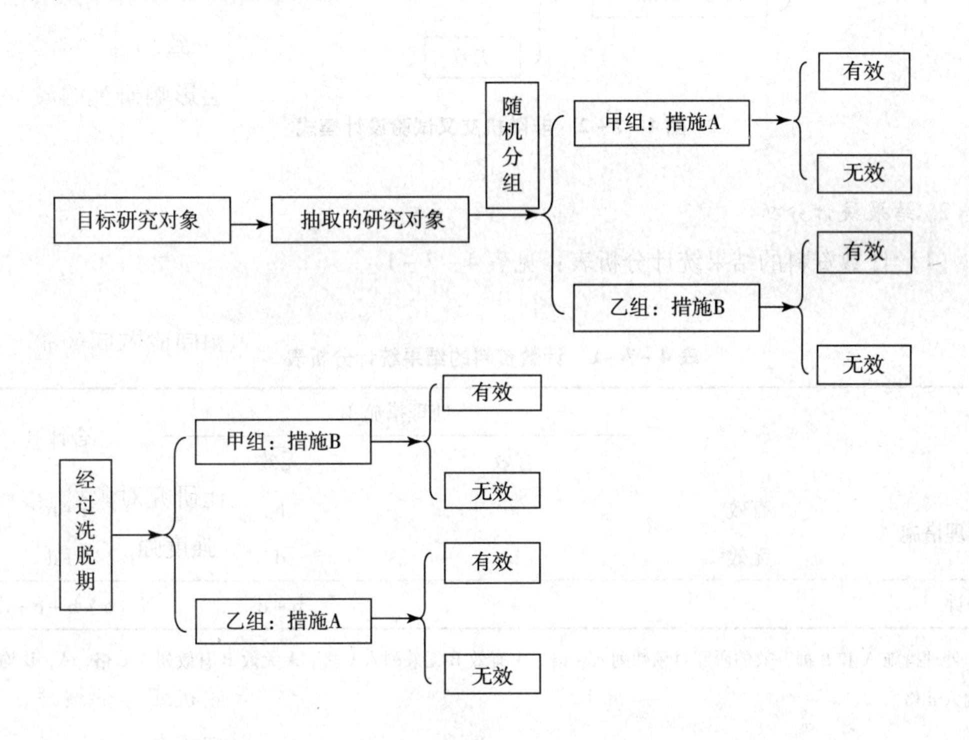

图4－7－1　随机交叉试验设计模式

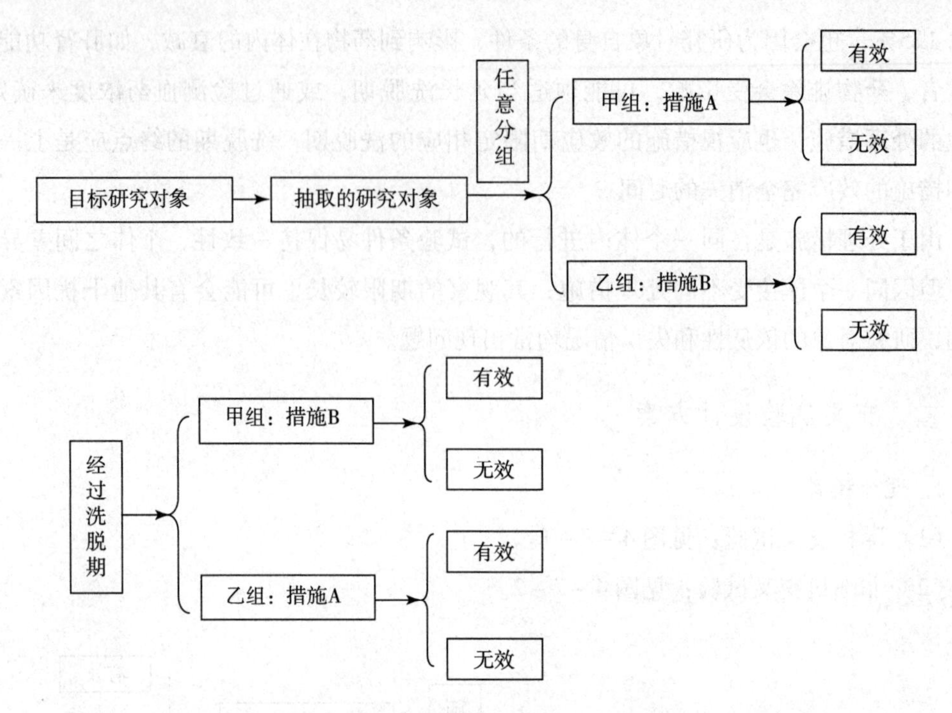

图 4－7－2　非随机交叉试验设计模式

2. 结果统计分析

（1）计数资料的结果统计分析表：见表 4－7－1。

表 4－7－1　计数资料的结果统计分析表

		处理措施 B		合计
		有效	无效	
处理措施 A	有效	a	b	a + b
	无效	c	d	c + d
合计		a + c	b + d	N（a + b + c + d）

处理措施 A 和 B 都有效的研究对象数列入 a 格，A 有效 B 无效列入 b 格，A 无效 B 有效列入 c 格，A、B 均无效列入 d 格

计算公式：配对卡方检验。

$$\chi^2 = \frac{(|b - c| - 1)^2}{b + c}$$

（2）计量资料的结果统计分析表：见表 4－7－2。

表 4－7－2　计量资料的结果统计分析表

使用处理措施 A 的所有研究对象	使用处理措施 B 的所有研究对象
差值均数 $\bar{X}_1$	差值均数 $\bar{X}_2$
标准差 s_1	标准差 s_2
病例数 n_1	病例数 n_2

合并标准误

$$s_{\bar{X}} = \sqrt{\frac{s_1^2(n_1-1)+s_2^2(n_2-1)}{n_1+n_2-2}\left(\frac{1}{n_1}+\frac{1}{n_2}\right)}$$

差值 t 检验 $t = \dfrac{|\overline{X_1} - \overline{X_2}|}{s_{\bar{X}}}$

（3）交叉试验方差分析：见表 4－7－3。

表 4－7－3　交叉试验方差分析

变异来源	自由度	计算公式	均方	F 值
总变异	$2n-1$	$SS=\sum x^2-\frac{(\sum x)^2}{N}$　$N=2\times n$（n 为研究对象的数量）	$MS_{组间}=\frac{SS_{组间}}{k-1}$（$MS_{组间}$，组间均方；$K$，组数） $MS_{组内}=\frac{SS_{组内}}{n-k}$（$MS_{组内}$，组内均方）	$F=\frac{MS_{组间}}{MS_{组内}}$
组间变异	$2-1$（组数－1）	$SS_{处理组间}=\frac{(T_1-T_2)^2}{N}$（$T_1$，两阶段第一种处理措施所测得所有对象结果的总和；$T_2$，两阶段第二种处理措施所测得所有对象结果的总和）		
阶段间变异	$2-1$（处理措施数－1）	$SS_{阶段间}=\frac{(S_1-S_2)^2}{N}$（$S_1$，第一阶段两种处理措施所测得所有对象结果的总和；$S_2$ 第二阶段两种处理措施所测得所有对象结果的总和）		
受试者间变异	$n-1$	$SS_{受试者间}=\frac{\sum B_i^2}{2}-\frac{(\sum x)^2}{N}$（$B$，两种处理措施对同一研究对象所测得结果的合计值）		
误差	$n-2$	$SS_{误差}=SS_{总}-SS_{处理组间}-SS_{阶段间}-SS_{受试者间}$		

(4) 交叉试验秩和分析：(公式略去)。

三、交叉试验的特点

交叉试验的每个研究对象先后接受两种干预措施的处理，得到两种结果，所需样本量较少，且有同期对照。同一对象接受两种措施，两种措施实施之前的基线资料一样，消除了个体差异性，因所有对象都接受两种干预措施，只是先后顺序不同，避免了人为随机分组的选择性偏倚。但交叉试验的应用范围局限，只能用于慢性复发性疾病的对症护理治疗，在试验研究的过程中需要一定的洗脱期，洗脱期过短、过长都会影响研究结果，洗脱期过短易发生效应重叠，过长则有可能耽误研究对象的病情。研究时间过长，研究对象的失访、退出、依从性降低等事件的概率增加，两阶段治疗护理前的情况很难保持一致。

第八节　队列研究

队列研究又称为群组研究，是一种前瞻性研究。队列研究的重要特点是研究者不能控制暴露因素或影响因素，研究对象因自然过程而形成同期对照，分组自然形成，是群体研究中常用的方法。

一、分类和应用范围

(一) 分类

队列研究在护理临床实践中较为常用，也易于实施，而且适用于对以往资料和以后发展中的资料进行收集研究，因此根据获取研究对象存在的时间顺序，分为前瞻性队列研究、回顾性队列研究、回顾－前瞻性队列研究。

1. 前瞻性队列研究　该研究是指从现在的时点开始，随访一段时期，比较两组之间目标护理问题的发生率的差别，以便明确该目标护理问题与暴露因素之间的关系。随访过程同期进行可选用最好的检测方法，按时记录，采用统一判断标准使两组间具有较好的可比性。

2. 回顾性队列研究　该研究又称为历史性队列研究，是指从过去某个时点开始，按照群体中是否暴露于某种致病或危险因素，探讨其与现在发现的某种护理问题之间的因果关系。从过去的某个时点开始到现在为止，所观察的目标护理问题已经发生，过去的检查诊断方法或暴露因素的强度都是自然过程，不受研究者控制，所以以往资料的准确性会受到一定的影响。

3. 回顾－前瞻性队列研究　该研究是指从过去的时点开始直到现在，又从现在的时点开始作同期随访到将来某个时期为止。这种方法在人力、时间、费用方面都可节约很多，而且具有观察时期较长的优点。研究对象在群体中暴露于可能的致病因素的时间长短不一，为减少这种差异的影响，应将暴露因素做到数量化。

（二）应用范围

若要研究群体中某种可能的致病因素或某项对固定人群有影响的措施，均可使用队列研究。队列研究常用于病因研究、治疗性研究、预防性研究或预后研究。

采用队列研究进行病因研究时，需要研究的固定人群是否暴露于可能的致病因素或影响因素是自然形成的，不受研究者控制，是队列研究十分重要的条件。因此，研究者在选择病因的队列研究时，使暴露组与非暴露组之间基本条件一致保证组间有可比性是此类研究必需的条件。研究对象在研究开始前已有所要观察的结果（目的）存在时，不论是否在暴露组，都不能纳入研究。在研究过程中，对两组对象要进行同期随访或在相近时间内进行随访，以免因不同时期社会因素或人群体质的不同对结果产生影响。在随访过程中，两组所接受的观察方法、检测方法和观察期限，以及判断结果的标准应统一。

采用队列研究进行防治性研究时，研究对象接受干预措施也是自然形成的，不受研究者控制，可能是卫生行政政策的统一要求或干预，研究对象之间的可比性也非常重要，研究者不能参与和控制各种暴露因素或干预措施。

采用队列研究进行疾病预后研究时，被研究对象在入组时，不应有拟研究疾病的并发症。队列研究中需要随访的研究对象，应具备以下两个条件：①拟观察研究的影响因素、干预措施、预后情况都是在自然过程中形成和存在的，不受研究者控制，因此需要有充足的观察时间，使要观察研究的效应表现出来。②凡纳入的研究对象必须全部进行随访。

二、设计步骤和方法

1. 确定研究目的：确定研究目的是验证健康问题与影响因素之间的因果关系，确认干预措施对健康问题的防治效果。

2. 拟订研究计划并进行合理设计：①选择暴露组和对照组。暴露组源自三类人群即高风险暴露人群，如职业暴露、环境暴露；社区人群，如人群中的生活习惯暴露；医院人群，如患者或医护人员所接触的一些暴露因素（放、化疗，血液等）。对照组的选择也有三类：在同一研究人群中，把未暴露于风险因素中的人分离出来做对照组（内对照）；选择接触职业暴露或环境暴露以外的人群为对照（外对照）；一般人群对照。②样本含量估算（详见本章第四节）。③确定研究结局。结局是指研究过程中研究对象被暴露后出现的预期结果。判定结局的标准应采用国际或国内的统一标准，如血脂、血糖、血压等测量结果是否符合高血脂、糖尿病、高血压，要根据相应的诊断标准进行判定。④设计资料收集表格。

3. 随访与测量：确定随访期，即各项指标观察的起点和终点，一般根据研究目的和暴露因素与健康问题的关系而定。各项观察指标的测量方法统一，且在研究开始前研究对象的基线资料、暴露因素、健康问题的确定及研究期间出现的特殊情况的测量都要有统一标准。

4. 资料整理与分析。

5. 撰写研究报告。

三、队列研究设计方案

（一）同群体前瞻性队列研究设计方案

研究对象是否都暴露在同一个区域内。

1. 设计模式　见图 4－8－1。

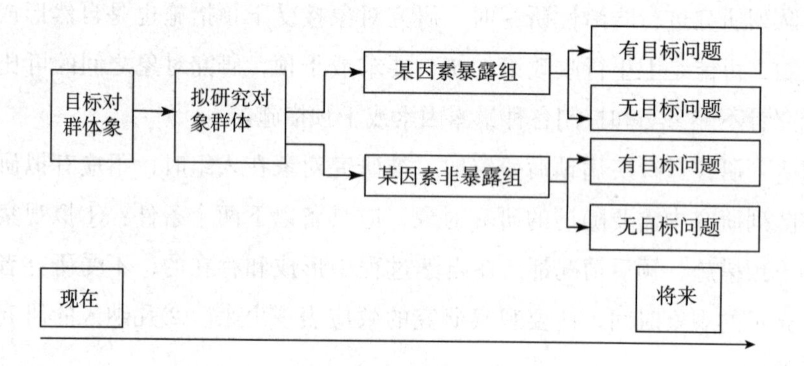

图 4－8－1　同群体前瞻性队列研究设计模式

2. 结果统计分析　见表 4－8－1。

表 4－8－1　同群体前瞻性队列研究设计模式结果统计分析

		结果（护理问题）		合计
		有（+）	无（－）	
接触暴露因素	是	a	b	a+b
	否	c	d	c+d
合计		a+c	b+d	N（a+b+c+d）

计算公式：

①暴露组护理问题的发生率 $= a/(a+b)\times 100\%$

②非暴露组护理问题的发生率 $= c/(c+d)\times 100\%$

③相对危险度（RR）$= \dfrac{a/(a+b)}{c/(c+d)}$

④RR 的95%可信区间（$95\%CI$）$= \ln(RR)\pm 1.96\sqrt{\dfrac{1}{a}+\dfrac{1}{c}-\dfrac{1}{(a+b)}-\dfrac{1}{(c+d)}}$

⑤卡方检验。

（二）不同群体前瞻性队列研究设计方案

暴露组和非暴露组不在一个群体中，但基本条件相似，合格研究对象是按照统一纳入标准选出，分别列入暴露组与非暴露组，研究因素与目标护理问题的关系。

1. 设计模式　见图4－8－2。

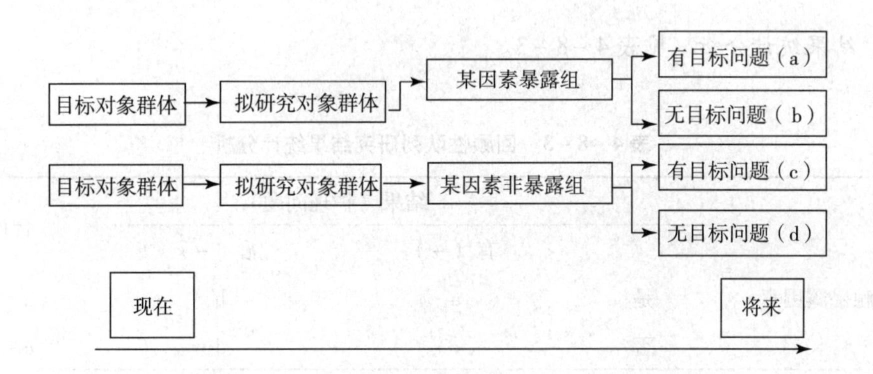

图4－8－2　不同群体前瞻性队列研究设计模式

2. 结果统计分析　见表4－8－2。

表4－8－2　不同群体前瞻性队列研究设计模式结果统计分析

		结果（护理问题）		合计
		有（+）	无（-）	
接触暴露因素	是	a	b	a+b
	否	c	d	c+d
合计		a+c	b+d	N（a+b+c+d）

计算公式与同群体前瞻性队列研究相同。

（三）回顾性队列研究设计方案

1. 设计模式　见图4－8－3。

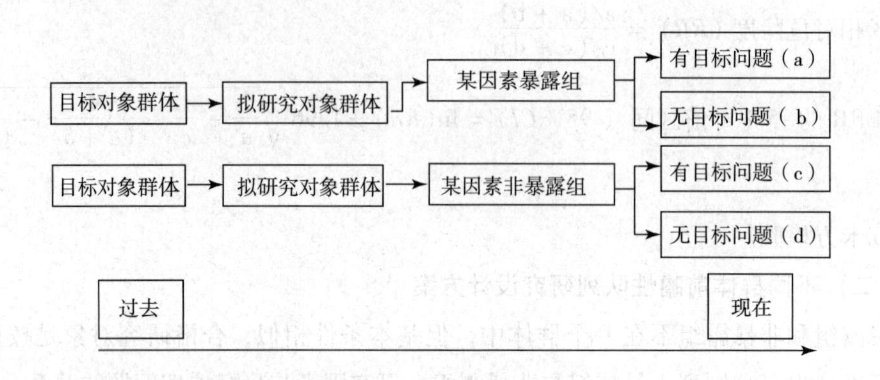

图4－8－3　回顾性队列研究设计模式

2. 结果统计分析　见表4－8－3。

表4－8－3　回顾性队列研究结果统计分析

		结果（护理问题）		合计
		有（+）	无（－）	
接触暴露因素	是	a	b	a+b
	否	c	d	c+d
合计		a+c	b+d	N（a+b+c+d）

计算公式与同群体前瞻性队列研究相同。

四、队列研究的特点

（一）同群体前瞻性队列研究的特点

同群体队列研究是病因研究中可行性最好的经典研究方法，能直接反映因果关系，对预后探讨也有实际意义；纳入、排除、处理措施与结果评定都可以标化；相同群体进行同期对照，两组所受影响一致，结果偏倚较小；对结果有影响的因素，如暴露因素的强度、年龄等，可通过分层随访或配对法分别纳入两组；能控制污染和干扰。但在对护理问题的影响因素较多的疾病进行研究时，难以保证所有可能的影响因素都明确地分在暴露组与对照组；对护理问题发生率低未达到统计学意义的研究，要扩大研究对象的数量，延长观察时间，增加了研究难度；观察时间越长，受试者的依从性就越难保证，污染、干扰、失访增多，影响结果的正确性；前瞻性研究时间较长，花费人力、财力较多；由于分组是自然形成的，所以很难保持两组平衡。

（二）不同群体前瞻性队列研究的特点

不同群体前瞻性队列研究可统一安排两组的纳入标准、观察方法与评定原则；能较好地防止污染；两组人数可做到均衡、分层与配对。但不能保证两组的混杂因素完全相同；不同群体可能受到不同的干扰；如两地相距不远，处理措施易传播过去而发生污染，造成相应的心理效应；时间长，人、财、物消耗大。

第九节　前后对照研究

前后对照研究设计方案分两个阶段，涉及两个不同的护理措施，是将两种护理措施在前、后两个阶段分别应用，并对两组措施应用研究后的结果进行比较，不是一项护理措施的重复应用。研究中会涉及至少两种或两种以上的护理措施，每种措施依次分别使用后，将两种措施使用后的结果进行比较分析。两种措施之间，由于疾病性质与药物性能各不相同，可以不间隔或为期数日的间隔（洗脱期），完全依照药物的性能和患者机体情况而定，不可能有统一的时间间隔。研究对象可以是同一个对象（自身前后对照研究），也可以是不同的对象（不同病例前后对照研究）。

自身前后对照研究是研究对象自身在前、后两个阶段暴露于不同条件下的结果或接受不同处理措施的效果进行比较，可以排除个体差异，对不同处理效果进行评价，取得具有说服力的结论，研究对象数量要求较少。自身前后对照研究要求同一研究对象（慢性病和慢性复发性疾病）护理的前、后两个阶段的观察期必须一致，且中间要有洗脱期。由于前后两种措施的实施都是针对同一个研究对象，而且前后两种措施的观察期相同，最后才对结果进行分析，所以如果前后阶段的研究对象的基本条件一致，不需要对研究对象进行分层。

不同病例前后对照研究因为是不同研究对象之间的比较，两种措施实施之间的间隔可长可短，长者可相隔数年之久，因此也称为历史性对照研究。一般以回顾性的资料作为对照组，以现在开始的前瞻性资料作为试验组。研究对象不是同期的住院患者，而是不同期患有某种疾病的患者，前一阶段的患者与后一阶段的患者之间没有任何联系，因此不能除外组间的个体差异。这种方案多用于治疗效果的研究，也可进行病因学的研究。由于不是同期的患者，在条件允许的情况下，应做好前、后病例的分层或配对，以便增加两组之间的可比性。不同病例前后对照不能排除个体差异造成的影响。

一、应用范围

前后对照研究多应用于治疗性护理措施研究，比较两种不同护理措施的效果，其中还可对同一措施使用前后的差别进行比较。在前后对照研究中，通常有两个时间相等的护理阶段，在前一个阶段内，可以使用一般护理措施（备择方案）或安慰剂，但不能不做护理处理而只做观察研究；在后一阶段则应使用新的护理措施（主研方案），护理措施实施的时间应与前一阶段相同，待前、后两个阶段的试验结束时，才算完成了治疗性护理试验的全过程。如研究对象仅接受前、后两个阶段的一种治疗，则要做退出处理，不宜统计分析它的结果。这种设计方案适用于慢性疾病的护理。仅有一种护理措施不能称为前后对照研究，只是描述性研究。

二、前后对照研究设计方案

（一）自身对照研究设计方案

1. 设计模式　见图4－9－1。

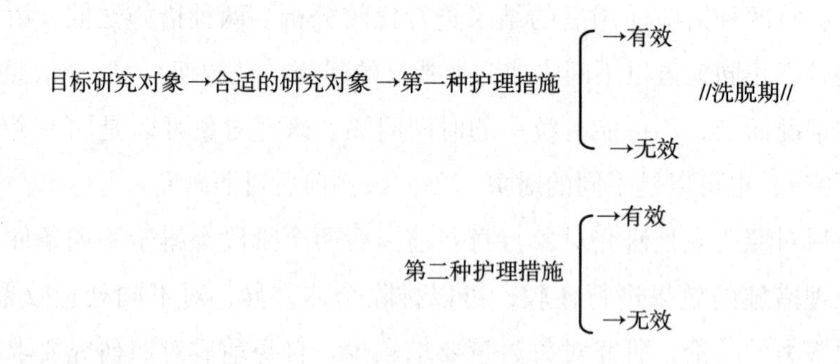

图4－9－1　自身对照研究设计模式

2. 结果统计分析　见表4－9－1。

表4－9－1　自身对照研究设计模式结果统计分析

		第二种护理措施		合计
		有效	无效	
第一种护理措施	有效	a	b	a＋b
	无效	c	d	c＋d
合计		a＋c	b＋d	N（a＋b＋c＋d）

计算公式：

①配对卡方检验：$\chi^2 = \frac{(|b-c|-1)^2}{b+c}$

②配对 t 检验：$t = \frac{\bar{d}}{s_{\bar{d}}} = \frac{\bar{d}}{s_d/\sqrt{n}}$（$\bar{d}$，差值的均数；$n$，对子数）

（二）不同病例前后对照研究设计方案

1. 设计模式　见图 4－9－2。

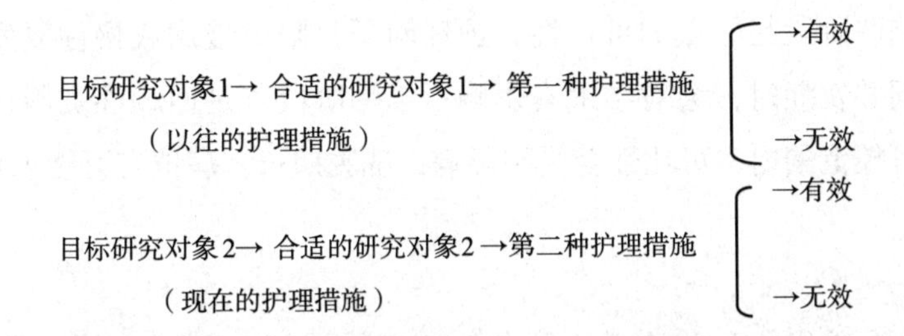

图 4－9－2　不同病例前后对照研究设计模式

2. 结果统计分析　见表 4－9－2。

表 4－9－2　不同病例前后对照研究设计模式结果统计分析

	结果		合计
	有效	无效	
现在的护理措施	a	b	a＋b
以往的护理措施	c	d	c＋d
合计	a＋c	b＋d	N（a＋b＋c＋d）

计算公式：

①卡方检验：$\chi^2 = \frac{(|ad-bc|-\frac{N}{2})^2 \cdot N}{(a+b)(b+d)(a+c)(c+d)}$

②t 检验：$t = \frac{|\bar{X}|}{s/\sqrt{n}}$（$\bar{X}$ 为均数）

三、前后对照研究的特点

(一) 自身前后对照研究的特点

每个研究对象都有接受新方法、新措施、新药物的机会；诊断标准、研究措施和衡量指标都可以标化；能消除自愿偏差，有较好的代表性；能消除个体差异，无须做分层；需要的样本量小，统计效率高；能用双盲法安排各阶段，也可用随机方法安排前后，有助于效果比较。但处理措施的时间阶段不同，若两阶段时间间隔较久，病情会有差异，影响两阶段起始点的可比性；护理问题只限于慢病或慢性复发性疾病；前后两阶段有不同并发症时，会对结果有影响；第一阶段若是回顾性资料，各种因素都可在研究者的可控范围内，可比性会受到影响；洗脱期长，病情有可能加重。

示例：

选取 2015 年 2 月至 2016 年 3 月在阜阳市人民医院门诊注射室接受苄星青霉素肌内注射的 178 例梅毒患者为研究对象，患者均需一次性注射 240 万 U 苄星青霉素，分两侧肌内注射，每侧肌内注射 120 万 U，左侧采用常规注射法（对照组），右侧采用改良肌内注射法（实验组），每周注射 1 次，共 3 周。[吕雪灵，宋瑰琦，凌云，等. 苄星青霉素肌内注射方法的改进及效果评价. 中华护理杂志，2017，52（4）：500－502.]

(二) 不同病例前后对照研究的特点

不同病例前后对照研究中，同期内任何入组的病例均得到相同干预处理；能高度减少自愿参加的偏倚；将回顾性资料变得更有意义；使用历史对照，既节约时间又节约费用。但因不同病例的情况和条件不一致，基线可比性差；诊断水平不同，偏倚、混杂因素较多；合并症、并发症在两阶段也不同，影响研究结果；个体差异无法消除；不能进行双盲实施。

第十节　病例对照研究

病例对照研究又称回顾性研究，属于三级设计方案，是一种常用的分析性研究设计方案。病例组是指患有某病或具有某项特征的研究对象，对照组是指不患有该病或没有该项特征的研究对象，调查两组研究对象在过去或最近有无暴露于某种被疑为和该病发生有联系的因素的经历；或调查是否存在疑为与疾病的某项特征有联系的因素，比较两组的可疑因素的暴露情况，通过分析验证可疑因素与疾病或某项特征是否存在相关性，以及相关的性质和强度。病例对照研究可为护理问题的原因研究、防治研究和预后研究提供重要信息，但它不能确切论证因果联系。因为病例对照研究是回顾性研究，不论是病例组还是对照组，研究对象护理问题的发生和可疑因素的暴露已成事实，不受研究者控制；而且病例对照研究是从果到因的研究，可疑暴露史等其他信息资料都是来自病例记载或是通过对调查对象的询问由调查对象回忆所得，结论会受资料收集偏倚的影响，论证强度较弱。

一、应用范围

病例对照研究主要用于护理问题发生的原因及风险因素的调查，以及探讨疾病预后的影响因素。该研究主要从回顾资料中或经验中确立假设，通过回顾性资料的调查分析加以验证，可作为前瞻性调查和干预试验研究的基础，也可用于护理措施实施过程中一些不良反应的发现和调查。

二、研究对象的选择

病例对照研究拟订研究计划并设计：①确定目标人群：目标人群需要具备两个条件，即暴露于研究因素的可能和有发生所研究健康问题的可能。②病例选择：所选病例研究对象的健康问题有明确的判定标准，有暴露于研究因素的可能。③对照的选择：所选对照研究对象不存在病例组所确定的健康问题，对照组要与病例组存在可比性，即基线的一致性；若要进行配比设计，要考虑配比条件。

1. 病例的选择　如果研究某个护理问题的危险因素或原因，则这个护理问题应有一个统一的护理诊断标准，所有的病例都要通过此标准的评价诊断方可入选，如压疮，要有明确的压疮诊断标准。病例主要来源于住院患者，另一部分可以是社会人群。

2. 对照组的选择　对照组的选择在病例对照研究中非常重要，会因选择方法的不适当而引起结果的夸大或得出否定的结论。在病例对照研究中，设立对照组的目的是提供与病例组做比较的暴露率。对照组的研究对象必须不存在目标研究问题。对照对象最好是与病例组的来源一致，但如果涉及的危险因素来自工作环境，则对照组就不应从与护理问题一致的地区选取。

3. 研究对象选择的要求　在选择研究对象时，判定对象为病例组还是对照组的标准是一致的，如要确定研究对象的护理诊断为压疮，则相应的对照组也应该用压疮的诊断标准来确定是非压疮者。同时在选择研究组和对照组时，设定的纳入排除标准也要一致。

在选择研究对象时，可能会因研究对象的选择方法不正确造成选择性偏倚，如果选择医院的其他病例作为对照组，患者的入院率可能会有不同，如临床并发症，可能会因患者基础疾病的种类和数量的不同而不同，引起选择性的偏倚。也有部分病例对照研究的对象可能会因为患者的病程太长，而导致部分研究对象在调查进行之前就已经死亡，所以被调查到的对象仅局限于存活的患者中，从而会造成结果的偏倚。为防止这种偏倚，常须选择发病不久的患者作为研究对象。

在病例对照研究中还可能有一种现象，即当研究者了解到某种影响因素与护理问题的发生有一定关系时，在调查询问时往往会强化这方面的信息，或因为研究者知道谁是实验组，谁是对照组，所以在采集资料时对不同的对象关注度不一样也会引起选择性偏倚，或由于书写资料（病历）者的水平差异，调查人员之间对问题认知的偏差，回忆过程的偏差等。因此，在病例对照研究中，对两组研究对象的调查询问应采用一样的调查表、直接询问、调查员为同一人、询问方式相同、询问时间长短一致。

另外，在病例对照研究中可能还会受到混杂因素的影响，即有些因素会影响护理问题的发生，或也可能是护理问题发生的独立危险因素。例如患者的卧床时间与压疮发生的关系，吸烟与呼吸机相关性肺炎的关系，如果在研究某因素与压疮或呼吸机相关性肺炎的关系时，应考虑卧床时间与压疮发生的关系，还有吸烟与呼吸机相关性肺炎的关系。为避免一些因素对研究结果的影响，可以对研究对象进行分层或配对处理。分层是指对混杂因素的分层，如压疮与卧床时间，可以按照患者卧床时间的长短对两组患者分层，然后再对比相同层别内病例组和对照组的观察结果。配对是指针对病例选择相应的除了研究的危险因素外，其他条件都与病例组一致的对照对象组成配对，然后对配对后的两组结果进行比较分析。配对可以是1:1，1:2，1:3，1:4 等，可根据研究的效益确定配对比例，不宜过大。

三、病例对照研究设计方案

1. 设计模式　见图 4－10－1。

2. 统计分析方法　病例对照研究的统计分析方法可以从简单到复杂，先做单因素分析，即将每一个因素逐一列出 2×2 表，分析每个因素和健康护理问题的联系；然后再用分层分析或多变量分析来校正混杂因素的影响，选择出主要的危险因素。

（1）不配对资料病例对照研究：见表 4－10－1。

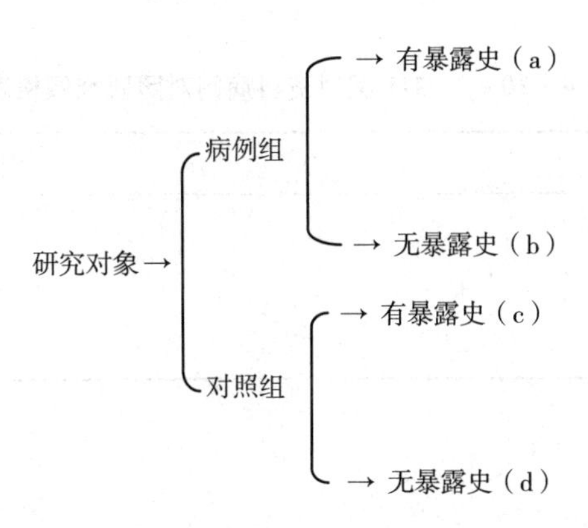

图 4－10－1　病例对照研究设计模式

表 4－10－1　不配对资料病例对照研究四格表

		结果（护理问题）		合计
		病例组	对照组	
暴露因素可疑因素	有	a	b	a＋b
	无	c	d	c＋d
合计		a＋c	b＋d	N（a＋b＋c＋d）

计算公式：

①比值比（OR）＝$\frac{ad}{bc}$（表示暴露于某因素的护理问题的病例与未暴露于某因素的护理问题的病例间的比值）

②用卡方检验测定样本的 OR 上是否具有显著性，$\chi^2 = \frac{(|ad - bc| - \frac{N}{2})^2 N}{(a+b)(c+d)(a+c)(b+d)}$［自由度＝（2－1）×（2－1）＝1，查 χ^2 界值表得 P 值］。

③OR 的 95% 可信区间（95% CI）＝OR ± 1.96 × OR 的标准误（OR 的标准误＝$OR\sqrt{\frac{1}{a}+\frac{1}{b}+\frac{1}{c}+\frac{1}{d}}$）（当 OR＝1 时，95% CI 分布于 1 之上、下端，护理问题与暴露因素间无统计学联系。当 OR＞1 时，95% CI 的下限＞1；或当 OR＜1 时，95% CI 的上限＜1，均表明护理问题与暴露因素间存在统计学联系。当 OR＞1 时，表明暴露因素是护理问题的危险因素，当 OR＜1 时表明暴露因素是保护因素。）

（2）1∶1 配对资料病例对照研究：见表 4－10－2。

表 4-10-2　1:1 配对资料病例对照研究四格表

		对照	
		+	-
病例	+	a	b
	-	c	d

计算公式:

①比值比 (OR) $= \frac{b}{c}\left(OR = \frac{病例(+)对照(-)的对子数}{病例(-)对照(+)的对子数}\right)$

②用卡方检验测定样本的 OR 上是否具有显著性, $\chi^2 = \frac{(|b-c|-1)^2}{b+c}$ [自由度 = (2-1) × (2-1) = 1, 查 χ^2 界值表得 P 值。注: b+c>40 时, 不需要校正。]

③OR 的 95% 可信区间 (95% CI) $= OR^{(1\pm1.96/\sqrt{\chi^2})}$

(3) 1:2 配对资料病例对照研究: 见表 4-10-3。

表 4-10-3　1:2 配对资料病例对照研究四格表

		对照		
		++	+-	--
病例	+	a	b	e
	-	c	d	f

计算公式:

①比值比 (OR) $= \frac{b+2c}{2c+d}$

②用卡方检验测定样本的 OR 上是否具有显著性, $\chi^2 = \frac{[e-E(e)+b-E(b)]^2}{Var(e)+Var(b)}$ [e 期望值: $E(e) = (e+c)/3$; e 方差: $Var(e) = \frac{2(e+c)}{9}$; b 期望值: $E(b) = (b+c)/3$; b 方差: $Var(b) = \frac{2(b+c)}{9}$)。自由度 = (3-2) × (2-1) = 1, 查 χ^2 界值表得 P 值。]

③OR 的 95% 可信区间 (95% CI) $= OR^{(1\pm1.96/\sqrt{\chi^2})}$

四、病例对照研究的特点

病例对照研究所需样本数较少，适用于少见护理问题及有较长潜伏期疾病的研究，研究时间短，节省人力、费用，易得出结论，对研究对象无害，涉及的医德问题较少，可调查分析多种因素，能有效利用病历记录。但病例对照研究所获得的资料通常都是从病史或询问所得，存在回忆偏倚；选择适当的对照组较为困难，易出现选择性偏倚和测量性偏倚，不能确定暴露与非暴露组中护理问题的发病率；只能计算近似危险度。

第十一节　调查研究

对既成事实的发生率做估计，需要抽取出具有代表性的样本量的调查方法，称为抽样调查。抽样调查是对既成事实的现象、事件或问题为对象进行回顾性的追溯，目的是找到导致或形成既成事实的现象、事件或问题的原因或影响因素；或以怀疑的现象、事件、问题为中心，对将要发生的现象、事件或问题的周围情况进行观察，目的也是找到引起该现象、事件、问题发生的原因或影响因素。调查研究的现象、事件或问题发生、发展变化随时间变化而显现，因此调查研究按调查问题发生的时间与调查对象确立的时间先后可分为回顾性调查和前瞻性调查；按调查确定的时间点分为横断面调查和纵向调查。

一、横断面调查

横断面调查又称为现况调查，是以调查对象为个体，在特定时间点或较短时间内，在一定范围内收集调查对象相关特征，以了解当时正在发生和存在的某一研究现象的现状。当研究者对某一对象不了解时，可以通过调查现状，为进一步发现问题、分析问题和解决问题打好基础。横断面调查主要是了解现象、事件、问题等在地区、时间、人群断面的分布现况，分析其分布特征以及影响因素与它们的关系。现象、事件、问题与其相关的影响因素都是在同一次调查中得到的，不存在先后时间顺序，所以其中的因果关系较为明确。现况调查能为护理问题的研究提供线索，对查找原因的护理研究很重要。

横断面调查可以了解护理问题的现况分布及其影响因素；衡量护理问题的严重程度，提供早期发现护理问题的线索；也可以了解护理问题的变化趋势，并作出预测；评价护理措施干预的效果；为护理决策和资源的利用提供依据。

（一）横断面调查设计方案

1. 设计模式　见图 4－11－1。

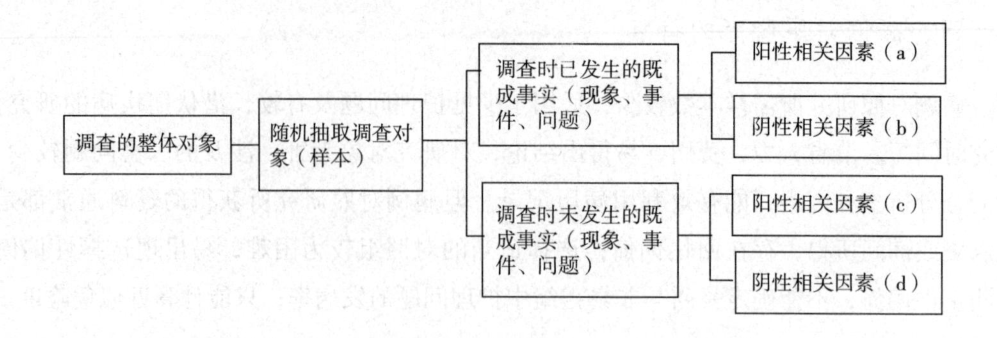

图 4－11－1　横断面调查设计模式

2. 结果统计分析　见表 4－11－1。

表 4－11－1　横断面调查结果统计分析

		结果		
		已发生的既成事实（现象、事件、问题）	未发生的既成事实（现象、事件、问题）	合计
影响因素	+	a	b	a＋b
	－	c	d	c＋d
合计		a＋c	b＋d	N（a＋b＋c＋d）

计算公式：

①事实（现象、事件、问题）的发生率 $= (a + c)/N$

②相对危险度（RR）$= \dfrac{a/(a + b)}{c/(c + d)}$

③归因危险度（AR）$= \dfrac{a}{(a + b)} - \dfrac{c}{(c + d)}$

④比值比（OR）$= ad/bc$

（二）横断面调查中的样本

抽样调查是以小窥大，以局部估计总体的调查方法。抽取具有代表性的样本时应遵循两个原则，一是尽量以随机抽样的方法以确保所要调查的目标对象都有相同机会和概率被抽到；二是要确保抽取到足够的样本量，即按相应的样本估算的方法计算出所需要的调查对象最小样本量。

（三）调查表的设计

1. 调查表的作用　调查表对横向断面调查研究十分重要，调查表设计的好坏直接影响调查结果。调查表的设计应围绕护理问题的调查目的进行，明确调查项目、重点突出，相关项目完整全面，无关项目无须罗列。文字简明、清晰、通俗易懂。

2. 调查表的内容　调查表的内容主要包括一般项目和调查项目两部分。一般项目主要包括调查对象的一般信息，如姓名、年龄、性别、职业、住地等。调查项目为调查研究的实质部分，因调查目的不同而不同，须根据调查目的及专业要求进行合理设计。

（四）调查中的不应答

在调查研究中，由于调查对象或调查者的原因，会造成调查对象对所调查的问题不予回答而丢失部分研究对象或信息，直接影响研究结果。无应答可使研究结果失去真实性，因此调查过程中应尽量控制调查质量，减少不应答人数，以便使调查样本能够代表总体特征，研究结果能够推论到总体。一般情况下，调查研究的应答率应在80%以上。

二、回顾性调查

回顾性调查是指以既成事实的护理问题为切入点，调查收集从现在到过去的一段时间内存在该问题的对象的相关资料信息，并统计分析引起该问题的相关因素、影响因素等，或分析给予护理措施后的效果如何。回顾性调查，容易收集资料，短期内可获得调查结果。调查对象包括全部对象或给予处理措施的对象，以了解发生问题的或处理措施的效果。因为回顾性调查缺乏对照组，结果缺乏可比性；研究结果易受收集资料、混杂因素的干扰，研究的重复性较难，研究结果的论证力略差。

（一）回顾性调查设计方案

1. 设计模式　从结果分析护理问题的因素（图4－11－2）。

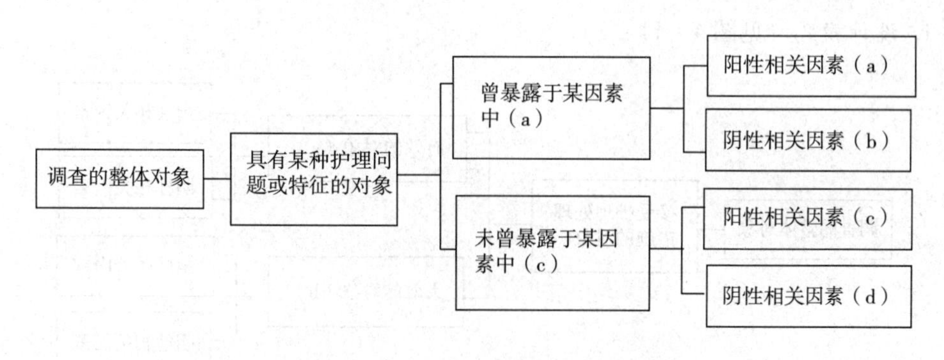

图4－11－2　回顾性调查设计模式

2. 结果统计分析　见表4－11－2。

表 4－11－2　回顾性调查的统计分析

		结果（护理问题或某种特征）	
		有	无
暴露因素	有	a	
	无	c	
合计		a＋c	

计算公式：

暴露因素的阳性率 ＝ $a/(a + c)$

（二）回顾性调查的特点

回顾性调查是从果到因的调查，属于叙述性研究，常用于对某些特殊症状、体征的观察，分析可能的影响因素和原因，或总结经验。研究者的工作主要是收集整理资料，总结结果，采用的是日常的临床资料，缺乏严格的保证资料可靠性和重复性的标化方法，可能会丢失重要的信息；总结的结论可能会受多种偏倚和混杂因素的干扰，使结论的论证力不强；但其易于操作，是总结经验和进行论证力强的实验性研究设计的基础。

三、前瞻性调查

前瞻性调查是指从影响护理问题发生与否的因素入手，调查从现在往后的一段时间内接触和不接触相关因素的对象，进行相关资料的收集整理，分析相关暴露因素与护理问题的关系。了解一段时间后，暴露组与非暴露组中发生某特定结局的比率，如果两组结局对比的发生率不同，则该结局的发生可归因于此暴露因素。

（一）前瞻性调查设计方案

1. 设计模式　见图 4－11－3。

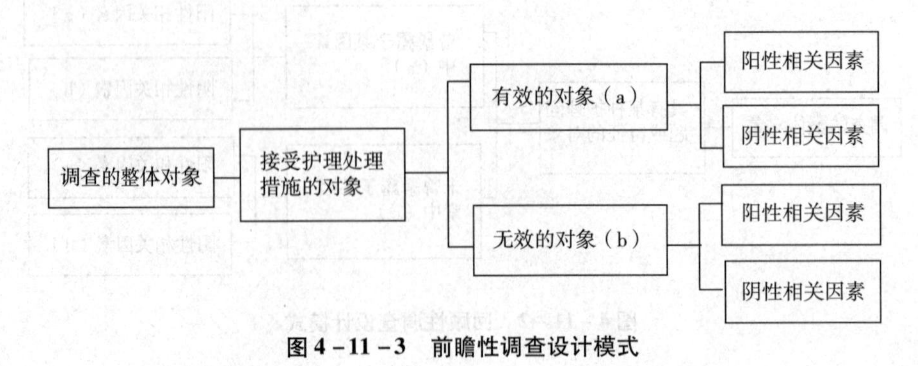

图 4－11－3　前瞻性调查设计模式

2. 结果统计分析　见表 4－11－3。

表 4-11-3　前瞻性调查的统计分析

护理处理措施	结果		
	有效	无效	合计
	a	b	a+b

计算公式：

处理措施的有效率 $= a/(a+b)$

（二）前瞻性调查的特点

前瞻性调查研究是从因到果的研究过程，属于叙述性研究。由于其研究的设计缺乏对照组，且研究对象也不是随机选择的，只是一种单纯的对处理措施效果的观察，结果缺乏可比性，论证力较差。但前瞻性研究对探索特殊护理问题或新的处理措施的效果有一定的重要意义，可为进一步的科研设计和假设提供重要的研究线索。

在前瞻性调查研究中，由于跟踪调查对象的时间较长，调查对象人数多，调查对象迁徙、流动、因疾病死亡等种种原因，而致调查者难以获得所需调查的信息，从而导致调查对象的失访，影响调查结果，使调查结果偏离真实，无法代表总体特性。因此，调查过程中应尽量将失访率控制在10%以内。

四、调查研究的步骤与方法

1. 明确目的和类型：根据调查的目的和条件选择调查的类型。

2. 确定调查对象：根据调查目的和实际情况选择调查对象，确定抽样方法及抽样原则。

3. 确定调查方式：调查方式包括当面调查、电话调查、信函调查、网上调查等。调查开始时就要明确用何种调查方式。

4. 制作调查表和操作手册：内容完整、简明可行的调查表是调查研究的关键。调查表设计好后，如果使用，结果的判定等都须作出具体说明。

5. 估算样本量（详见本章第四节）。

6. 培训调查员：为防止误差，调查之前要对调查员进行调查方法的培训，培训合格后才能进行调查。

7. 现场调查：按调查方案开始调查。

8. 质量控制：调查调查结果，确保调查结果的一致性。

9. 资料整理、统计分析。

10. 撰写调查报告。

第五章　护理质性研究

在临床护理工作实践中，我们常会遇到有关患者感受、经历、体验等问题，此时通常会采用质性研究来描述、分析、深入理解并认识各种现象和事物。质性研究在社会科学和行为科学中已被普遍应用，用来理解人类社会独特、变化、整体的本质和特征。质性研究于20世纪80年代初首先被美国护理学者引入护理专业领域，由于人类的情感难以量化，所以质性研究在研究患者的体验如疼痛、关怀、无力感、舒适等方面非常有效，因此其在护理领域的应用日趋广泛。

第一节　质性研究的基本概念

1. 质性研究　又称为质的研究、定性研究。目前对质性研究尚无统一的定义，国外学术界一般认为质性研究是指："在自然环境中，使用实地体验、开放型访谈、参与性与非参与性观察、文献分析、个案调查等方法对社会现象进行深入细致和长期的研究；分析方式以归纳为主，在当时当地收集第一手资料，从当事人的视角理解他们行为的意义和他们对事物的看法，然后在这一基础上建立假设和理论，通过证伪法和相关检验等方法对研究结果进行检验；研究者本人是主要的研究工具，其个人背景以及和被研究者之间的关系对研究过程和结果的影响必须加以考虑；研究过程是研究结果中一个必不可少的部分，必须详细记载和报道。"总的来说，质性研究是在自然情境下发生，以研究者本人为研究工具，以建构主义为前提，以归纳法为论证步骤，以文字叙述为材料的研究方法，广泛应用于社会学、人类学等领域。

2. 范式（paradigm）　范式是从事某一特定科学的所有成员所共同遵从的世界观和行为方式，代表该共同体成员所有共同的信念、价值、技术等构成的整体。不同学科的范式是不一样，即使同一学科，在不同的发展时期所使用的范式也不一样，如牛顿的万有引力定律和爱因斯坦的相对论就是不同的范式。通过不同的范式对世界的认识是不一样的。影响护理研究的范式包括实证主义范式和建构主义范式，这两类范式分别对应量性研究和质性研究。

3. 归纳（induction）　归纳是归纳推理的简称，是根据一类事物的部分对象具有某种性质，推出这类事物的所有对象都具有这种性质；是从特殊到一般的过程，它属于合情推理，将片段整合归纳，以整体观分析呈现。

4. 演绎（deduction）　演绎是指从一般性的前提出发，通过推导即“演绎”，得出具体陈述或个别结论的过程。演绎推理的最典型、最重要的应用，通常存在于逻辑和数学证明中。它对人的思维保持严密性、一贯性有着不可替代的校正作用。

5. 建构主义　在建构主义看来，所谓“事实”是多元的、主观的，并无因果关系，可因历史、地域、情境、个人经验等因素的不同而有所不同。研究者与被研究者都有他们自己的价值观和现实观，他们之间是互动、互为主体的关系，研究结果是由不同主体通过互动而达成的共识，“事实”不存在绝对“真实”与否，往往呈现具体的社会情境、社会过程和社会关系。

6. 实证主义　实证主义认为社会现象是一种客观存在，不受主观价值因素的影响，并有因果关系。主体和客体是两个截然分开的实体，研究者独立于要研究的事物，可以使用一套既定的工具和方法程序获得对客体的认识。“事实”是存在的，通过科学研究可以获得，研究结果不应受研究者影响。

7. 悬置　悬置是在质性研究中对所研究现象的前设和价值判断进行确认与掌控的过程，其目的是使研究者不受干扰，以纯净的头脑面对研究资料。

8. 质性研究与量性研究的比较

（1）质性研究与量性研究相比有以下优点：① 研究结果可能更符合真实的社会环境；②局内人视角可能获得局外人所不能获得的洞见；③能够收集和处理更丰富的数据，也不会出现对数据不恰当的量化；④通过深入地参与可能获得对社会现象更深入的理解；⑤通过对情境的把握可能获得更全面的理解。

（2）质性研究与量性研究相比有以下缺点：①由于研究深入具体情境，研究结论比较小众，不适合大规模推广，只适合具体情况具体应用；②研究可能由于研究者自己的角色和局限产生偏差，不够准确和精确。③对研究者有较高要求，要求研究者非常熟悉研究现象，甚至需要进入研究情境工作和生活一段时间。

第二节　护理质性研究的要素

一、研究者

在定量研究中，为了进行客观公正的研究，强调研究者（researcher）必须与研究完全分开，以避免偏见。在质性研究中，研究者本人作为研究工具参与研究过程，成为一个人化了的“研究工具”。质性研究注重从研究者本人内在的观点去了解他们所看到的世界。它强调在自然情境中做自然式探究，在自然情境中收集现场发生的事件的资料。他们在自然的情况下通过和参加者交谈，和被研究者作长期的接触，观察他们的日常生活，自然地、直接地接触被研究对象的内心世界，以期获得被研究者在自然情境中的第一手研究资料。

我们每个人的想法都与我们个人的生活经历和思想观念是分不开的，在从事研究时，研究者通常将自己个人的“经验性知识”和“科学知识”结合起来运用。研究者必须对自己的个人因素及其与研究对象之间的互动进行反省和审视，研究中需要研究者把自己的想法悬置起来，只有这样，才有可能比较“客观地”看待自己的“主观意向”，使研究真实地反映研究现象。例如，将一项研究的现象命名为“中学生因父母离异而学习成绩下降的研究”，这其中就隐含了研究者的一个前设，即“父母离异”必然会导致孩子的“学习成绩下降”，要注意避免自己或社会上某些人想当然的前设。在对上述研究现象进行表述时，可以改为：“从中学生的角度看待父母离异对自己学习情况的影响。”

二、研究参与者

在质性研究中，研究对象区别于量性研究的研究对象，通常被称为研究参与者（participant）。质性研究参与者并非随机选择，研究参与者需要选择那些经历过所研究的现象或处于所研究的文化中，并能够清晰表达、善于思考，并愿意对研究者提供丰富信息的人。质性研究中研究参与者数量一般较少：现象学研究所需样本量一般10人或更少些；扎根理论的样本量为20～30人；人种学研究所需样本量较大，常为25～50人。

三、质性研究的抽样

质性研究的抽样不仅包括选取被研究者即人，也包括选取时间、地点、事件和一些原始资料。因此，研究者在研究设计阶段就需要思考：“我希望到什么地方、在什么时间、向什么人收集什么资料？我为什么要选择这个地方、这个时间和这些人？这些对象可以为我提供什么信息？这些信息可以如何回答我的研究问题？”质性研究的抽样方式包括以下几种。

1. 目的抽样　质性研究的目的是就某一个研究问题进行比较深入的探讨，因此常采用“目的性抽样”的原则，即抽取那些能够为本研究问题提供最大信息量或最有价值信息的个体或小样本人群作为研究对象。

2. 方便抽样　由于受到实际情况的限制，抽样只能随研究者自己方便进行。比如，如果我们假冒成犯人到一所监狱里去了解犯人之间的人际互动，为了方便研究只能选择自己所在牢房内的犯人。

3. 滚雪球抽样　滚雪球抽样是一种由先前的研究对象介绍其他研究对象的方式。当研究者通过一定的渠道找到了一位知情人士之后，可以通过他/她寻找以获得更多的研究对象，通过如此一环套一环地往下追问，我们的样本像一个雪球一样越滚越大，直到收集到的信息达到饱和为止。这是一种通过局内人寻找消息灵通人士的有效办法。

4. 理论抽样　在扎根理论中需要进行理论抽样，在研究中对已获取的数据进行分析，初步形成理论概念和架构，在此基础上再选取需要的研究对象，在数据分析的基础上决定下一步抽取怎样的对象，从哪里可获得抽样。一项“双胞胎母亲产后一年期间育婴的研究”采用了理论抽样的方法。研究者选择了16位双胞胎的母亲，在其家中进行了访谈。研究者首先访视了有1岁左右双胞胎的母亲，这是根据研究项目按目的抽样选取的相关研究对象。研究者认为这些母亲会很好地回忆出一年内育婴的情况，能收集到本研究的相关资料。当访谈时，听到母亲说“在照顾双胞胎的最初两个月中，感到很茫然”。研究者请母亲详细地谈谈“很茫然”的具体内容，可母亲回答这期间就是很茫然，而做不出详细解释。因此，为了深入挖掘和了解“茫然”，研究者改变了收集资料的研究对象，选择了双胞胎出生3个月左右的母亲作为访谈对象，此时的抽样即为理论抽样。

四、知情同意

对任何“以人为主体的研究”而言，让研究参与者了解研究并征求其同意，都是最基本、最重要的原则。知情同意（informed consent）是指研究参与者在被充分告知足够信息的情况下作出的同意，由知情和同意两方面组成。

知情同意原则要求研究者在进行研究前需要向研究参与者提供以下信息，包括研究项目的名称及主要内容；研究的主要方法、流程，包括大约需要访谈的次数、研究过程要花费的时间、研究的期限；研究者的身份及联系方式；参与者参与该研究是自愿性的，其有权决定是否参与，并有权决定在任何时候终止参与而不会因此受到不良待遇；参与此次研究相关的益处和风险；匿名和保密的保证。原则上要取得参与者的书面同意后方可开展研究，并且在研究的所有阶段，包括材料的收集、数据分析、报告发表等，都需要围绕知情同意与研究参与者协商，不断进行告知和获得同意。

五、质性研究资料的收集方法

质性研究资料的收集方法有3种，即访谈法、观察法和证物法。访谈法是提出问题并获得答案的过程，这些答案通常以录音的形式保存。观察法是通过文字记录、录音、录像等手段，将被研究者的日常活动记录下来作为研究的资料，通过对资料的分析得到研究者需要的答案。其中参与观察，是研究者参与到观察者中，观察到被观察者采取行动的原因、态度、程序、行动决策依据；通过参与，研究者能获得一个特定社会情境中一员的感受，因而能更全面地理解该行动。证物法是通过收集证物获得答案的过程。研究用的证物主要有文字性证物和物质性证物两类：日记、书信、电子邮件、档案材料等被视为文字性证物，各种人工制品被视为物质性证物。

六、访谈法

访谈法是按一定的研究目的，依据访谈提纲，访谈者直接与被访谈者进行接触，通过问答方式获得资料的过程。个人深度访谈（intensive interview）是用一对一的访谈对深入而复杂的个人问题进行探讨；焦点小组访谈（foucus-group interview）通常是一位访谈者与多位被访谈者探索特定人群文化特征的访谈。

（一）访谈的问题形式

访谈的问题形式可分为结构化访谈和半结构化访谈、非结构化访谈。结构化访谈是访谈者按照统一设计的访谈表访谈被访谈者，并要求访谈者以相同的方式提问和记录；半结构化访谈是访谈者事先拟定访谈提纲并依访谈提纲进行提问，但所提问问题的先后顺序可以因人而异；非结构化访谈是访谈者事先只告诉被访谈者一个主题，访谈时可在主题下自由漫谈式交谈。

（二）访谈提纲（interview outline）

研究者在访谈开始之前，通常会准备一份访谈提纲。访谈提纲是研究问题具体化的一种方式，一般只提出大纲性的问题（包括主要的访谈问题和需要进一步追问的问题）。访谈问题不同于研究问题，研究问题是研究者希望通过研究而获得答案的问题，而访谈问题是为了获得对研究问题的答案而用来询问被访者的问题。访谈的问题应该尽量真实、具体、形象、多样，力求自然、生动地从不同角度向被访者探寻有关的情况。访谈提纲的形式应较为灵活，允许访谈者随时根据实际访谈的具体情况进行修改和即兴创造。

（三）访谈地点

根据访谈者与被访谈者的接触方式，可分为走出去访谈、走进来访谈和相约访谈。走出去访谈是到被访谈者选择的地方进行访谈；走进来访谈是被访谈者到访谈者选择的地方进行访谈；相约访谈是访谈者与被访谈者共同约定到某地进行访谈。

（四）访谈过程

完成一次访谈一般要经过准备、开始、进行、结束和记录这五个阶段。其中记录贯穿于整个访谈过程。

1. 准备访谈　访谈前访谈者需要熟悉与访谈主题有关的资料，了解被访谈者的语言和文化，把握被访谈者的基本情况，包括性别、年龄、婚姻状况、教育程度、职业、性格、生活习惯等。预约访谈，应准备好需要的设备和环境。

2. 访谈步骤　首先问候、破冰、解释，尽量取得信任。提问进入主题后，访谈者要把握访谈的方向及主题的焦点，并注意时间的把握，访谈时间以 30 ~ 90 分钟为宜。必须把握重点，使被访者提供的都是可用的资料。访谈过程中访谈者要进行有效提问和积极倾听。积极倾听是指在倾听过程中善于发现与被访谈者相关信息的细节和线索，善于使用澄清、重复、复述、反省、总结来总结被访谈者说过的话，并结合沉默和眼神的交流。整个访谈中，访谈者与被访谈者的非语言交流是非常重要的。非语言沟通包括体态语，如眼神、手势、身势、微笑、面部表情；伴随语言，包括音质、音幅、音量、语速以及会话中发出的一些非语言的声音，如“嗯”“是的”。非语言沟通从访谈开始一直到访谈结束都在连续不断地传达某种信息。

任何访谈都需要一个自然的结束和访谈者与被访谈者的告别，回顾访谈的过程，向被访谈者确认部分内容，感谢被访谈者的合作和奉献，必要时可预约下一次访谈时间。

七、质性研究资料的整理转录

研究者收集完质性研究资料后，在进行分析前需要先将质性研究资料转化为文本转录稿。在质性研究中，由于资料分析和资料收集往往同时进行、相互交叉、不断循环，因此，研究者对收集上来的资料的转录、整理和分析应该越早越好。在资料转录过程中应遵守的基本原则包括以下两方面。

1. 一字不漏原则　对质性研究的资料如录音文件的内容进行一字不漏的文字转录是一个工作量大、耗时较长的过程。在文本转化时，访谈者和被访谈者说的任何字眼或话语都应该被逐字逐句地转换为文字资料，同时在转录资料时还应包括受访者的叹气、啜泣或笑声及较长的语言停顿等，可以用相应的文字如笑、哭等在括号内进行说明。所有记录都将有利于研究者进行更深入的资料分析。

2. 及时转录原则　研究者获取访谈资料后应尽快将其转录为文字资料，避免由于时间过长而对资料中的部分信息或现场记录的内容难以回忆或记忆模糊。越早进行访谈录音的文本转换，越可以帮助研究者对已经收集的资料有一个比较系统的把握，并使下一步的资料收集更具方向性和目的性，提高整个研究的效率，避免因担心收集的资料不够而沉迷于不断收集中。

八、质性研究资料的分析

质性研究资料的分析过程包括对所形成的文字资料的反复阅读、回忆观察情形、反复聆听录音文件、反复观看录像，直到真正深入到资料中。不同的质性研究方法其资料分析的具体过程不同，如现象学的资料分析一般使用 Colaizzi 七步分析法；扎根理论一般使用 Glaser & Strauss 的扎根理论资料分析法。但一般而言，质性研究资料的分析可包括三个基本过程：浸入原始资料、设计分类纲要与编码、资料的深入分析。

目前计算机技术也广泛用在质性研究资料的整理分析过程中，常用的质性研究资料管理工具有很多种，包括 NVivo，MAXqda，MAXdictio，NUD. IST……。这类软件可以使研究者更容易发现数据之间的联系，筛选出有用的关键信息，更加节省时间，但也仅用于文字、录音或图片等资料的存储、整理和归纳，而资料分析过程中的分类纲要的形成、编码、归类和描述解释的过程仍必须人工完成，这也是质性研究者最艰巨的工作之一。

（一）浸入原始资料

质性研究资料的分析过程中特别要求研究者对研究资料非常熟悉，需要研究者深深“浸入”资料中，在深入资料的过程中进行资料的提炼、归纳、分析和建立主题间的关系。通过不断地重复阅读文本，对研究资料有一个整体的理解。在重复阅读资料的过程中，研究者要尽量把自己对研究问题既往已有的前设和价值判断暂时悬置起来，让自己完全沉浸在资料中，保持开放的心态与资料互动，让资料自己发声。在这个过程中，研究者要不断地记录自己的一些思考和灵感以及一些想法，下一步资料收集中进一步澄清的问题，也就是备忘录或研究笔记。记录过程中要标清记录的时间、代码或主题所对应的文本资料的具体信息、页码、具体的段落甚至具体到行的号码，以便需要时查找。

（二）设计分类纲要（catergory）

研究者在资料收集开始阶段对所获取的资料进行反复阅读理解和分析后需要对原始的文本资料进行分类简化，即文本资料被转化为更小段、更容易管理和提取以及更容易阅读的分类纲要。这样研究者不需要反复阅读全部的如“海洋”般的访谈资料才能找到自己所需要的部分。这需要研究者对质性研究资料进行确认和标引。对分类纲要的制定并没有统一的要求和规定，各种质性研究方法都有其各自的分析思路和分析范式，需要根据确定的质性研究方法进行分类纲要的设计。但是无论哪种研究方法，高质量的分类纲要的制定一定要建立在研究者反复阅读文稿和思考的基础上。

（三）编码（code）

在分类纲要设计好后，将对资料进行编码。编码是质性研究资料分析中最基本的一项工作，是一个将收集的质性研究资料打散，确定概念和主题，并对其命名、赋予概念和意义，然后再根据概念间内在关系重新组合在一起的操作化过程。

编码工作要求研究者具有敏锐的判断力、洞察力和想象力，而不是简单地对原始资料进行拆分和抄写，它需要研究者能够敏锐地找到资料的性质与特点。一般而言，哪些资料应该进行编码在很大程度上取决于研究的问题；首次对资料进行编码时，研究者应该从最基础的层面开始，对资料中的每一个词语都进行认真的思考，尤其是反复出现的事物；随着分析的不断深入，可以逐步扩大分析的范围，从词语扩大到句子、段落和话语。随着对资料反复阅读分析，有些编码内容可根据重要性添加到分类纲要中。通过不断重复阅读和思考研究资料，甚至有必要重新阅读已经分析过的资料，确保该类别的有关资料全部得到编码。因此，编码在将资料加以缩减的同时，也在对资料进行分析性的分类处理。编码后需要在不同概念与事物之间建立起联系，从而形成资料分析的整合部分。

（四）资料的深入分析

资料的深入分析是将资料中零散的编码的文字资料进一步提炼，高层次地抽象思考和概念化的过程。通过对编码后的资料不断分析，找到资料内容中的类属，并进行归类。类属代表资料所呈现的一个观点或主题；主题是将资料代码中所呈现的经验和表现，归纳抽象化形成一个名词或概念，它可以将某一现象或事物与其他现象或事物区分开来。深入分析资料，确认主题的过程总是循环往复的，研究者从资料中获得初步的主题，再返回到资料中去验证这个主题是否和文字资料相匹配。这是一个耗时的过程，很多时候，较早形成的比较表面化的主题在深入分析后被取消，取而代之的是新的更有意义的主题。

（五）资料的整合

在资料分析的最后阶段，研究者将各主题的片段整合成一个整体，描述和解释主题和类属，以及各种其内在关系，形成一个有关资料的整体描述、框架或理论。整合的过程是质性研究资料分析中最难的一个阶段，对研究者的创造性和严谨的思维、语言的表达能力要求较高。

第三节　质性研究的基本方法

质性研究最常用的方法包括现象学研究、扎根理论研究、人种学研究、个案研究、行动研究、历史研究等。其中最常用的为前三种，具体如表 5－3－1 所示。

表5-3-1 三种常用质性研究方法的比较

	现象学研究	扎根理论研究	人种学研究
目的	理解某一特殊生活经历的含义	产生某一有关社会结构和社会过程的理论	描述一种人类文化
理论基础	心理学	社会学	人种学
最适合的研究问题	描述现象的本质	从参与者的经验资料的基础上建立理论	描述和解释文化群体的模式
研究对象	有某一生活经历的人	与某一社会过程有关的所有的人	在某一文化下的过去和现在的人
资料来源	访谈、日记及对艺术、音乐和文献的回顾	访谈、参与观察、档案资料回顾	访谈、参与观察、档案资料回顾
数据分析	对资料进行反思，分析主题、类型和经历	持续比较分析法	持续比较分析法
研究结果	对人类生活经历的丰富、全面的描述	带有分析的整合、简单的理论	领域：术语、内容、文化
实例	跳交际舞对改善老人院痴呆患者症状有作用吗?	社区护士与有羞耻感的母亲建立治疗性关系的过程是怎样的?	青少年亚文化群体对健康的理解是什么?

一、现象学研究

现象学研究（phenomenological research）是哲学、社会学和心理学专业最常用的研究方法。现象学研究是以德国哲学家胡塞尔和海德格尔的哲学观为基础。胡塞尔认为现象是个人所经历的情景，只有当某个体经历了这个情景，现象才有存在的意义。这种个人经历必须用描述的方法而非使用统计的方法表达。研究者相信“事实”基于人们的生活经历，生活经历赋予了每个人对特定现象的感知。现象学研究关注的问题是人们的生活经历及其意义，如压力的意义、丧亲经历、某种慢性病患者的生活体验和生活质量等。现象学研究有多种学派，其中以描述现象学和诠释现象学最为常见。描述现象学着重于描绘真实世界，诠释现象学则强调对现象进行解释，通过解释来理解现象。深入访谈法是现象学研究收集资料常用的手段。样本量一般在10个左右。资料分析通过分类、直觉、编码、描述等步骤完成。临床护理工作中的现象学研究的实例，如对老年痴呆亲属照顾者真实体验的质性研究，护生在临床安宁照护情境中的体验的现象学研究等。

二、扎根理论研究

扎根理论研究（grounded theory）是由社会学家格拉斯和斯特劳斯两人创立的。该方法学以社会学中的符号互动理论（symbolic interaction theory）为基础，探索人们如何定义现实，他们的信念如何与他们的行为相联系，聚焦于人们之间的互动过程。扎根理论关注社会过程和社会结构，以及社会发展和演化过程，以发现存在于社会背景中的问题以及人们解决问题的过程。其主要目的是对现实中的现象进行深入解释，并概括为理论。扎根理论研究是一种自下而上建立理论的方法。扎根理论研究重视事物的动态发展过程而不只单看事物的静态情况。

一般情况下，扎根理论研究法的研究对象为20～30名；参与性观察、记录现场笔记是扎根理论常见的收集资料方法。为了更好地理解研究对象，研究者必须进入研究对象互相作用的世界，只有这样研究者才能从研究对象的角度观察事物，而不是从其自身的角度发现研究对象的现存问题。在与研究对象互动的过程中，研究者系统地收集资料、分析资料，找出核心类别，并重复上述过程，直至发展出理论。因此，扎根理论研究是一个循环的过程，在研究的过程中收集资料和分析资料一起进行，通过持续比较法（constant comparative method）对资料进行分析，通过对实际观察到的行为单元反复进行相互比较，发掘和归纳出共同的性质从而得到“类别”，再将提炼出来的类别不断与以往的资料中的事件、现象进行比较、对照，以找出同一性和变异性，并据此不断收集新资料、不断比较，渐渐澄清类别的范畴、定义，明确类别之间的关系，直至信息饱和，呈现出概念和理论。临床护理工作中的扎根理论研究的实例，如乳腺癌患者坚强的概念结构及对护理的意义，外科护士术后疼痛管理的扎根理论研究等。

三、民族志研究

民族志研究（ethnographic research）又称为人种学研究，是人类学的基本研究方法，是在某种文化形态下对人的行为的研究。民族志研究最早主要是由传教士、冒险家等在非西方社会中进行对“他文化”（other culture）的资料收集活动，以及专业的人类学家在书斋里的理论建构和分析活动结合为一体的学术和职业实践。目前，随着全球多元文化发展趋势，文化对卫生保健领域带来了重大影响，因此对不同文化环境中人们的健康信念、健康行为、照护方式的研究；不同文化对护理理念、护理行为及护理方法，以及护患关系的影响的研究将越来越有必要。传统的民族志研究要求人类学家进行“田野工作”（fieldwork），周密地观察、记录、参与“他文化”的日常生活，和被研究者打成一片，以求得和被研究者一致的文化体验和直觉，正确地感受、认识

"他文化"。

四、描述性质性研究

除了上述质性研究方法学外，目前在各种发表的国内外质性研究论文中很多研究者并未声称自己采用了某种特定的质性研究方法学，而是仅仅表述为自己开展了一项质性研究，没有具体质性方法学的选择和理论基础的描述，只在研究中对质性研究资料进行了内容分析。目前将此类研究称为描述性质性研究（descriptive qualitative study)。通过对某一现象或事件进行全面的描述或概况，并对质性研究资料进行内容分析，对结果进行描述和解释，研究结果虽未达到一定的深度，但是有助于对某一现象的了解和认识，以及促进该质性研究的结果在实践中的应用，此种方法也有一定的意义。

第六章　护理研究评析

第一节　概述

一、护理研究评析的定义

护理研究评析（nursing research critique）是研究者系统、无偏见、仔细地检查研究的所有方面，以判断研究的优点、局限性、含义和意义。它是研究者基于以往的研究经验和研究知识，对研究进行的评估，须具备分析背景、检验研究可信度和完整性所需的逻辑推理技能。研究人员通过对选定领域的研究进行评析，可以对当前的知识进行系统回顾，并确定未来研究的领域。因此，护理研究评析对于循证护理实践和未来研究的开展至关重要。

二、护理研究评析的演变

护理研究评析最早开始于20世纪40—50年代，早期是针对当时开展的护理研究的错误或局限进行评论，对护理研究的评论倾向很严厉，容易对研究者造成创伤。到20世纪60—70年代，为避免出现这些早期不愉快的经历，护理研究人员开始保护自己免受护理科学家批评的威胁，对研究报告作出回应的人更多关注的是研究的优点，研究的局限性被弱化，甚至不被提及，而使研究局限对研究的含义、有效性和意义的影响常被忽略。随着20世纪80—90年代护理专业的发展和进步，从事护理的工作者和研究者们逐步了解与掌握了先进的护理专业知识和评判性思维方法，能对护理研究的设计、过程、结论等进行基本科研评价，由此护理研究评析概念也逐渐被完善和优化。护理研究评析对护理学科知识的理论化、专业化、准确化、科学化至关重要。

所有研究都是有针对性的，因此针对特定的群体会有其不可取代的优点，但就是因为其针对性，才使得研究结果的普适性受到限制。另外，每一项研究都有各自选定的研究设计方案、研究过程及研究结论推导的逻辑性，这些方面是否真实、可靠，需要通过一定的护理研究评析标准进行评价才能去粗取精，取其精华，去其糟粕。前人的研究不论是精华还是糟粕，都是后来的研究工作者们值得学习和借鉴的，在优点的基础上再有创新，而避免局限，才能使新的研究更有意义 。

对所有研究都抱有缺陷意识，并以评判性方式客观评价，而不是一味追求结果的陈述，或是因某一点瑕疵就全盘否定，才是真正的科研工作者应有的态度。事实上，科学本身是有缺陷的。科学不能完全或完美地描述、解释、预测或控制现实。然而，更好地理解、更强地预测和控制现象的能力取决于认识到研究和科学中的缺陷，然后可以规划新的研究，以尽量减少以往研究的缺陷或限制。因此，研究人员必须评判性地分析以往的研究，以确定其优点和局限性，然后根据这些局限性解释研究结果。越来越多的护理研究者认为，一个全面的护理研究评析是必不可少的。

三、护理人员对护理研究进行评析的意义

一般来说，对研究进行评判性评价是为了拓宽理解，为实践总结知识，为未来研究提供知识基础。口头报告、研究成果、发表研究报告、会议摘要、发表文章，以及对实施或资助的研究进行答辩评估，以上这些情况均需要研究者或审稿人对研究进行评判性评价。因此，所有护理人员，包括护生、临床护士、护理教育者和护理研究者都需要掌握护理研究评析的相关知识和技巧。

（一）学生对护理研究进行评判性评价的意义

在护理教育中，对一项研究进行评判性评价通常被视为学生学习研究过程的第一步。在学习护理研究过程中，阅读和理解已发表的研究论文非常重要，可以拓宽学生们的知识范畴，有助于形成自己的知识体系。对学生来说，对一项护理研究进行评判性评价的步骤包括：（1）理解，（2）比较，（3）分析，（4）评价和（5）概念聚集（详见本章第三节）。本科生对研究的最初评判性评价通常只涉及对研究过程和研究步骤的理解与识别。硕士研究生对研究的评判性评价通常包括理解、比较、分析和评价。分析包括评价研究过程各步骤之间的逻辑联系，评价的重点是研究的整体质量和研究结果的可信性与有效性。概念聚集是几项研究结果的复杂综合，它为一类研究现象提供了当前的经验知识基础。这一步骤通常由博士研究生、博士后和有经验的研究人员来完善，它包括对研究的系统评价、meta 分析和已发表研究的综合评论，这些对当前研究证据的总结对于指导实践和开展未来研究至关重要。

通过对研究的评判性评价，学生可以扩展分析技能，加强知识储备，并增强他们对研究证据的理解和使用。

（二）临床护士对护理研究进行评判性评价的意义

临床护士需要掌握护理研究评析的方法，目的在于通过对研究进行评判性评价，能从中获得临床实践的科学证据，使其每天的临床实践是基于科学研究证据，而不是

以往的传统和试验。随着科学的不断发展，应用于临床实践的护理措施越来越向便捷、有效的方向发展和变化，但不论如何变化都离不开科研论证。护士每日临床实践中的护理措施必须根据研究和理论发展产生的现有证据实施并不断更新。护士在工作中阅读与工作相关的护理期刊或论文，并结合临床实践经验，可提高其对研究结果的认识和应用；此外，护士需要通过质疑研究的质量和结果的可信度，在其工作领域内保持不断更新的能力。另外，护士可以组成一个学术期刊俱乐部（journal club）。在这个俱乐部中，成员定期对学术论文进行汇报和评判性评价，这样可以帮助护士掌握最可信、最有意义和最合适的证据，并应用到临床实践中，促进其自身职业发展，并给患者带来最大益处。

（三）护理教育者对护理研究进行评判性评价的意义

对研究的评判性评价对于护理教育者来说更为重要。护理教育者最主要的任务就是传播知识，如果对研究理论和方法不加评判而盲目地教给学生，就有可能误导学生，产生不良影响。另外，护理教育者可以通过护理研究评析，对当前护理研究理论和方法进行仔细分析，更新护理研究课程内容，为临床和课堂设置提供基础，同时扩大了教育者的知识基础，帮助其不断发展和完善教育过程。护理教师对最新研究的评析，会对学生产生潜移默化的影响，为学生树立榜样，有助于塑造学生的评判性思维和科研意识。

（四）护理研究者对护理研究进行评判性评价的意义

护理研究者对研究进行评判性评价，有利于自己对未来的研究进行规划和实施。通过评判性分析既往研究，研究者能为自己的研究提供有利的线索；同时也是不断完善自己知识体系和科研思维的过程。许多研究者将其研究集中在一个领域，通过不断评析这个领域的新研究来更新自己的知识库，这些对他人研究评价的结果，影响其自身研究问题的选择、方法的发展和对未来研究结果的解释。

四、护理研究评析的内容

（一）对研究报告和出版刊物的评判性评价

研究报告之后的评论可以帮助研究人员对研究有更深入的了解，确定研究的优缺点，并为进一步的研究提供思路，提高护理研究评析的能力，判断研究证据对实践的效果。

目前，有些护理研究期刊在研究论文后附有评论，而作者也有机会对这些评论作出回应。发表的研究评论通常会增加读者对研究的理解和研究结果应用的质量。另一种对已发表研究的非正式评价可能出现在写给期刊编辑的信中。读者也有机会通过写信给期刊编辑来评价已发表研究的优缺点。

（二）对会议报告摘要的评判性评价

会议报告须在会议前经大会专家审稿人进行评判性分析后，筛选设计及结果俱佳的研究报告，提交大会作报告。大会审稿人主要评价摘要部分。对会议报告摘要的评判性评价过程需要有经验的研究人员，因为摘要中可用的信息量通常是有限的。对会议报告摘要的评判性评价通常有以下标准：①研究项目的适当性；②研究项目的完整性；③研究的整体质量：包括研究问题、研究目的、研究框架、研究方法和结果的质量；④研究对护理知识的贡献；⑤研究对护理理论的贡献；⑥原创性的工作（未发表）；⑦研究对实践的意义；⑧清晰、简洁和完整性的摘要。

（三）对发表的研究论文的评判性评价

专业期刊同行评审中，审稿人（reviewer）需要对提交发表的研究论文的质量进行评价，确保接收发表的研究是经过精心设计，并对知识体系作出贡献。审稿人对研究的评析大多是匿名进行的，并需要反馈给研究人员。

（四）对研究计划书的评判性评价

专家对研究计划书进行评判性评价是为了帮助国家或地方组织和机构选择最佳的研究项目供其资助。这种同行审查过程涉及极其复杂的研究评价过程。另外，对硕士、博士研究计划书的评判性评价是研究生论文开题的重要内容。

第二节　量性研究的评析

对任何一项研究进行评判性评价都是一个复杂的过程，它是由提出问题来激发的。通常护理研究评析包括五个层次：（1）理解；（2）比较；（3）分析；（4）评价；（5）概念聚集。理解，是最基础的，是护理研究评析的第一步；比较和分析在理解的基础上常同时进行；而评价和概念聚集是更高层面的评析，需要专门知识。通常假定在完成了前一步骤的基础上，其他步骤依次发生，在深度上逐渐加深变化。然而，不同的评价者评价水平是不同的，有经验的研究者经常同时执行这一过程的几个步骤。

一、理解

理解（comprehension）是评判性评价的第一步，这一步需要阅读全文，并评判性评价整个研究，具体包括：理解研究论文或报告中的术语和概念；识别研究要素并掌握这些要素的含义、性质和意义；识别和审查研究过程中的所有步骤。对于新手来说，最初理解研究论文往往较为困难，主要原因是对专业知识和研究方法比较生疏。

第一步：阅读题目、摘要和全文。

阅读时，回答以下问题：

1. 题目所包含的研究对象和研究变量是否明确指向研究重点？

2. 题目是否表明所进行的研究的类型：描述性研究、相关性研究、类实验性研究或实验性定量研究？

3. 作者的研究方向、临床和教育背景是否适合所进行研究的临床和科学专业背景？

4. 摘要清晰吗？报告的写作风格是否清晰简洁？

5. 研究报告的结构层次是否被清楚地指出？

6. 是否定义了相关术语？（可以在不理解的术语下面画线，并从参考书确定它们的含义。）

再通读整篇文章，并标记定量研究的步骤，针对研究步骤，简要回答以下问题：

1. 论文的标题和摘要

1.1 是否使用标准格式标注文章的引用？

1.2 是否描述作者进行研究的资格？（如研究专业知识、临床经验和教育准备）

1.3 文章标题中的各要素是否明确？（研究类型、研究变量和研究对象）

1.4 摘要的内容是否完整？[目的、设计、样本和干预（如有），并给出关键结果]

2. 是否陈述研究问题，包括研究问题的意义、问题的背景和问题的陈述？

3. 是否陈述研究目的？

4. 文献回顾

4.1 是否对既往相关研究结果及理论进行梳理，并得出相应的结论？

4.2 是否引用最新的参考文献？（过去10年和过去5年的来源数量和百分比？）

4.3 所引用的研究是否经过评价？

5. 研究框架或理论基础

5.1 研究框架是明确表达的还是评价者必须从引论或文献综述中的隐含语句中提取框架？

5.2 框架是基于探索性、实质性还是科学性理论？

5.3 框架是否明确定义和描述研究概念之间的关系？

5.4 是否提供了研究框架图？如果没有提供，评价者需根据文章作者的描述绘制相应的图表并作描述。

5.5 框架是否将研究变量与研究紧密结合？

5.6 框架与护理知识体系有何关系？

6. 是否列出研究目的、问题或假设？

7. 研究变量

7.1 在研究目的、问题或假设中是否明确研究变量的概念和定义（概念性定义和操作性定义）？如果没有，是否在研究目的和研究结果部分确定和定义变量？

7.2 如果找不到概念、定义，请确定每个主要研究变量的可能定义。

7.3 分析研究中包含了以下哪种类型的变量？（研究通常包括自变量和因变量或研究变量，但不包括所有三种类型变量。①自变量；②因变量；③研究变量或概念，在概念上和操作上识别和定义以上变量。）

7.4 识别变量属性或人口统计变量和其他相关术语。

8. 研究设计

8.1 研究的设计类型是否明确？

8.2 研究是否包括治疗或干预？如果是，治疗或干预是否有明确的协议描述并持续实施？

8.3 如果研究有多个组，研究对象如何分组？

8.4 混杂变量是否得到识别和控制？混杂变量是否被讨论？

8.5 预实验研究结果是否用于设计本研究？如果有，是否介绍预实验及基于预实验所做的改变？

9. 研究对象

9.1 研究对象的选择是否有明确的纳入、排除标准？

9.2 研究对象的抽样方法是否确定（概率或非概率抽样方法）？是否确定了研究的抽样框架？

9.3 是否有样本量计算方法及过程？有没有失访率及失访原因报告？

9.4 是否识别样本特征？

9.5 是否有机构中伦理审查委员会的批准？是否介绍研究对象知情同意程序？

10. 研究工具：识别并描述研究中使用的每种测量工具，可以通过列表来帮助理解（表 6－2－1）。

表 6-2-1　测量工具列表

测量方法名称	作者	测量方法类型	测量水平	测量方法发展	信度和精度	效度和准确度
贝克（Beck）抑郁自评量表	Beck	李克特（Likert）量表	等距或等比	量表采用诊断统计手册、文献综述、专家综述等方法评定抑郁症状	之前研究的克龙巴赫 α（Cronbach's α）系数 = 0.82 ~ 0.92，此次研究 α = 0.87	结构效度的解释：从文献回顾和临床经验中获得的内容效度；达到六年级阅读水平；Zung 抑郁量表的会聚效度；因子分析以记录子概念；对未来抑郁症发作的预测；在以往的研究和本研究连续使用的效度
Omron（欧姆龙）血压袖带	医疗保健设备	生理测量方法	等距或等比	文章没有提供任何细节，但可以从该公司获得	每 50 个血压读数重新校准一次，以促进测量精度	收缩压和舒张压的精度确保达到 1mmHg；采取了指定的降压步骤以提高准确性

10.1 是否确定测量工具的名称及作者？

10.2 是否确定每种测量工具的类型？（如李克特量表、视觉模拟量表、生理测量方法）。

10.3 是否介绍应用测量工具所达到的测量水平？（类别、顺序、等距、等比）

10.4 是否介绍仪器设备是如何开发的？讨论仪器的开发方式。

10.5 研究是否描述各量表对以往研究和本研究的信度和效度？如果使用生理测量方法，是否讨论其准确性和精密度？

11. 是否描述数据收集过程？

12. 统计分析方法

12.1 是否列出研究的统计方法？

12.2 是否有具体的显著性或 α 水平？（0.05，0.01 或 0.001）

12.3 是否对统计分析技术进行详细描述：

①确定每种统计分析方法的重点（描述、关系或差异）；②列出使用的统计分析方法；③列出统计数据；④提供具体结果；⑤分析结果所达到的显著性水平或概率。

13. 研究结果的解释

13.1 研究结果是否与研究框架有关？如果有关，这些结果是否支持研究框架？

13.2 哪些研究结果与预期一致？

13.3 哪些研究结果是意料之外的？

13.4 研究结果与以往研究结果一致吗？

14. 研究有哪些局限性？

15. 研究结论是如何概括的？是否与结果一致？

16. 研究发现对护理实践有什么意义？

17. 对进一步的研究有哪些建议？

18. 该研究的撰写是否足够清晰？研究是否可以重复？

二、比较与分析

第二步：比较（comparison）。

评价者在比较之前需要了解研究过程的每一步应该是什么样的，也就是理想中的研究是什么样子的；然后，将研究过程的标准步骤与实际研究步骤进行比较。标准的研究论文包括：标题需要明确指出研究的重点；论文结构包括摘要、背景、方法、结果、讨论和参考文献；研究摘要中明确研究目的，突出研究方法和主要成果；论文报告的主体必须完整、简明、清晰、有条理；参考文献需要完整并以一致的格式呈现。在比较阶段，研究评价者需要评判研究人员在多大程度上遵守了理想研究的规则；还需要了解研究人员对研究表达是否清晰，有逻辑性。研究人员对研究要素的清晰解释体现了他们的抽象推理技能。

第三步：分析（analysis）。

分析，要求研究评价者评价研究中各研究要素之间的逻辑关系，每个步骤如何为研究过程的其余步骤提供基础和联系；研究各步骤之间的逻辑关系，以及研究整体的逻辑关系。例如，研究目的中确定的研究变量需要与研究目标、问题或假设中确定的变量一致；研究目的、问题或假设中确定的研究变量需要根据研究框架进行概念性定义；概念性定义为操作性定义的开发提供了基础；研究设计与研究目的、问题或假设相匹配。很多研究的不足之处就是逻辑关系不够严密，推理过程不严谨。

以下的策略将帮助研究评析者对研究过程的每个步骤进行比较和分析。

1. 研究问题与目的

1.1 研究问题的范围是否有界定？研究可行并有意义？

1.2 研究问题对护理临床实践的重要性和实用性如何？

1.3 研究问题是否存在性别偏见，如仅以解决男性健康需求为主而忽略女性健康问题？

1.4 研究目的是否明确？

1.5 研究在财政方面是否可行？研究人员的专业背景，研究主题、设施和设备的可用性和伦理方面是否可行？

2. 文献回顾

2.1 文献回顾中是否有效阐述以往研究证据，并有一定的逻辑性？（分析）

2.2 是否为研究问题和目的建立了理论知识库？（分析）

2.3 是否对当前研究领域的经验和理论知识进行了清晰、简明的总结？

2.4 文献回顾的总结是否明确了研究问题的已知和未知之处，为研究目的的形成提供了方向？（分析）

3. 研究框架

3.1 研究框架是否清晰？如果框架的模型或概念图存在，是否足以解释关注的现象？

3.2 框架是否与研究目的相关？如果无关，什么样的框架更符合研究逻辑？（分析）

3.3 该框架是否与护理和临床实践的知识体系相关？（分析）

3.4 如果一个理论中的一个命题要被检验，这个命题是否被清楚地识别并与研究假设相联系？（分析与比较）

4. 研究目的、问题或假设

4.1 研究目的、问题或假设是否表达清楚？

4.2 研究具体目标、问题或假设是否与研究目的有逻辑联系？（分析）

4.3 是否提出了指导进行类实验和实验研究的假设？

4.4 研究目标、问题或假设在逻辑上是否与框架中的概念和关系（命题）相关？（分析）

5. 研究变量

5.1 变量是否反映了研究框架中确定的概念？（分析）

5.2 变量是否基于以往的研究或理论被清楚地定义（概念性定义和操作性定义）？（分析与比较）

5.3 变量的概念性定义是否与操作性定义一致？（分析）

6. 研究设计

6.1 研究设计与获取所需研究数据的设计是否一致？

6.2 研究目的、问题、假设实施的具体过程是否与研究设计一致？

6.3 研究干预措施是否具体明确？是否与研究目的和假设一致？研究框架是否解释

了干预中自变量和因变量的关系？研究过程中对所有研究对象的干预措施是否同质？是否有保证干预措施同质的方法？研究干预中断或不完整时对研究结果的影响有没有分析？（分析与比较）

6.4 研究人员是否考虑了对研究效度（统计、内部效度、结构效度和外部效度）的威胁，并尽可能减少这些威胁？是否有对偏倚的考虑？

6.5 研究设计是否与抽样方法和统计方法相匹配？统计方法和数据资料的运算是否相匹配？（分析）

6.6 如果有多个组，不同组间的研究基线是否一致？

6.7 如果进行干预研究，是否应用随机化的方法将研究对象分配到干预组和对照组？干预组与对照组研究对象的选择标准是否一致？分组的方法是否符合研究的目的？

7. 研究样本、总体和环境

7.1 所抽取的样本是否能代表总体？

7.2 抽样的过程是否有避免产生选择性偏倚的措施？对混杂因素（如年龄、社会经济地位、种族等）是如何处理的？

7.3 样本是否包括未被研究的人群，如年轻人、老年人或少数群体？

7.4 抽样标准（纳入和排除标准）是否适合所进行的研究类型？

7.5 样本量是否充足？是否进行了样本量分析以确定样本量？如果进行样本量分析，分析的结果是否被清楚地描述？在确定最终样本量时，是否预测了死亡率或失访率？

7.6 受试者的权利是否被保护？

7.7 研究环境是否是典型的临床环境？

7.8 是否对中途退出或拒绝参加研究的对象进行分析？在分析结果时是否考虑到此类研究对象对结果的影响？（分析）

8. 测量值

8.1 所选择的测量方法是否客观、准确地描述研究变量？

8.2 测量方法的灵敏度如何？有没有能够替代的更灵敏的测量方法？

8.3 研究测量方法是否有足够的信度和效度？

8.4 回答下面和研究测量方法相关的问题：

8.4.1 量表和问卷调查：①研究工具描述得是否清楚？②是否介绍评估工具的使用方法及结果判定标准？③是否描述研究工具的可靠性和有效性？④是否测量了研究工具在本研究样本的信度和效度？⑤若研究工具是为了该研究新开发的工具，是否阐述了开发过程？

8.4.2 观察：①是否有明确的观察指标，并清楚地定义？②是否描述内部可靠性？③是否叙述了记录观察的方法？

8.4.3 访谈：①访谈的问题是否涉及研究问题中所表达的焦点？（分析）②访谈问题是否与研究目的、目标、问题或假设相关？（分析）③问题的设计是否会使受试者的回答产生偏倚？④问题的顺序是否会使受试者的回答产生偏倚？

8.4.4 生理测量法：①是否介绍了生理测量方法或仪器？②仪器的相关参数、产品的性能是否可靠？③是否讨论了生理仪器的准确性、选择性、精密度、灵敏度和误差？④生理测量方法是否适合研究目的和目标、问题或假设？（分析）⑤从生理测量仪器获得数据的方法是否描述？所有研究对象的测量数据记录是否一致？

9. 数据收集

9.1 数据收集的过程是否被清晰地陈述？

9.2 收集资料的表格是否有序，以方便电脑化资料？

9.3 数据收集者的培训是否被清晰地描述？是否得到了充足的培训？

9.4 数据收集过程是否以一致的方式进行？

9.5 数据收集方法是否符合伦理？

9.6 所收集的数据是否符合研究目的、问题或假设？（分析）

9.7 是否阐述了数据收集中不利事件和适合的处理方法？

10. 统计分析

10.1 统计分析方法是否适合所收集的数据类型？

10.2 数据整理过程是否被清晰地描述？研究人员是否解决了丢失数据的问题，以及如何处理这个问题？

10.3 统计分析方法是否满足研究目的和研究目标、问题或假设？（分析）

10.4 研究结果是否通过文字、表格、图形或几种方法的组合以一种可理解的方式呈现？

10.5 统计分析是否与研究设计匹配？（分析）

10.6 如果存在显著性差异，样本量是否充足以检测出这些差异？

10.7 是否对不显著的结果进行了分析？（分析）

10.8 对研究结果的解释是否恰当？

11. 结果与讨论

11.1 是否讨论了与每个目标、问题或假设相关的研究结果？

11.2 是否阐述了对重要和非重要研究发现的各种解释？

11.3 这些研究结果有临床意义吗？

11.4 是否阐述了研究结果和研究框架之间的联系？

11.5 研究结果是否准确反映了可靠性和对临床实践的有效性？（分析）

11.6 研究结论是否符合数据分析的结果？结论是否基于统计学上和临床上有意义的结果？

11.7 研究者是否明确指出研究的优点和局限？客观、现实地确定研究的优点和局限。在确定研究的局限时不要过于挑剔，在确定优点时不要过分奉承。

11.8 研究人员是否恰当地概括了研究结果？

11.9 根据本研究结果和以往研究结果所提出的对实践的启示是否合适？

11.10 是否对未来研究提出了有效建议？研究建议可以增加研究优点，减少其局限。

三、评价

第四步：评价（Evaluation）。

此步骤包括通过评判性评价研究过程、研究结果和以往研究之间的联系来确定本次研究的意义、重要性和有效性。根据以往研究对本研究的步骤进行评价，如基于以往研究假设对当前研究假设的评价；基于以往研究设计对当前研究设计的评价；基于以往测量方法对当前测量方法的评价；基于以往研究结果对本研究进行的审查。评价是基于前三个阶段得出的结论，并为第五步，即概念聚类提供基础。

评价者需要评价以下具体问题：

1. 对于这些研究发现，可以提出哪些对立的假设？

2. 你相信研究结果是正确的吗？这项研究结果有多少可信度？

3. 这些发现可以推广到哪些人群？

4. 从这些发现中产生了什么新问题？研究人员是否确定了这些问题？

5. 未来的研究可以预见到什么？

6. 这项研究的局限性能被纠正吗？

7. 基于以往研究来检验本研究发现时，哪些是已知的，哪些是未知的？

评价者需要阅读在所研究领域中的以往研究，并总结回答以下问题：

1. 在解决本次研究问题时是否引用到以往的研究结果？

2. 这个研究设计比以前的设计有进步吗？

3. 本研究抽样策略是否较以往研究有改善？样本选择是否有可能增加样本的多样性？

4. 本研究是否建立在以往研究测量工具上，使测量更精确或更能反映变量？

5. 统计分析方法与以往研究的比较？

6. 本发现是建立在以往研究基础上的吗？本研究结果与以往研究结果是否一致？

7. 本研究对护理知识体系的贡献和在相关领域进行进一步研究的必要性？

8. 作者是否指出了这些发现对实践的启示？由本研究和以前研究产生的经验证据是否可以用于实践？

四、概念聚类

第五步：概念聚类（conceptual clustering）。

这是研究评析的最后一步。这涉及综合研究结果来确定一个研究领域当前的知识体系。通过概念聚类对某一研究领域的现有知识进行仔细地分析，审查它们之间的关系，并从理论上对这些知识进行总结和组织。概念聚类最大化了研究结果的意义，突出了知识上的差距，产生了新的研究问题，为实践提供了经验证据。

以下策略将帮助研究评价者进行概念聚类：

1. 汇总发现结果并开发当前知识库的过程

1.1 文献回顾的目的是否明确？是否有明确的问题来指导文献回顾？

1.2 是否制订了指导文献回顾的方案？

1.3 是否对文献进行了系统全面的回顾？

1.4 是否清楚地确定并适当地使用了将研究纳入评价的标准？

1.5 这些研究是否被系统地评价为高质量的研究？

1.6 聚类研究结果的过程描述得清楚吗？这些数据是统计合并的吗？

1.7 当前知识库是否表达清楚，包括哪些是已知的，哪些是未知的？

2. 知识库的理论组织

绘制一张本研究的概念关系图，通过问以下问题来将这幅图与当前研究领域的理论进行比较并回答：

2.1 这幅图与当前的理论一致吗？

2.2 本研究的设计细节是否支持了图上的差异？如果是这样，就应该考虑修改现有的理论知识体系。

2.3 现有理论知识体系中的概念和关系是否在该图上绘制的研究中没有得到检验？如果是这样，就可以开展研究来解决这些差距。

2.4 在研究领域内是否存在相互矛盾的理论？现有的研究结果是否倾向于支持某个理论？

2.5 有没有现存的理论来解释这一现象？

2.6 目前的研究成果是否可以完善护理理论，是否能更完整地解释这一现象？

3. 转向基于证据的实践

3.1 是否有信心将研究证据应用于实践？如果有，可以在实践中形成一个系统的证据。

3.2 使用选定的研究证据进行护理临床实践的好处和风险是什么？

3.3 当研究证据在实践中使用时，对患者、卫生保健提供者和卫生保健机构的影响是什么？

meta 分析（荟萃分析）是概念聚类的另一种形式，它超越了对研究结果的评判和整合，而是对类似研究的结果进行统计分析。荟萃分析统计是将以前的研究结果汇总为一个单一的结果，为两个变量或概念之间的关系或治疗或干预的有效性提供了最有力的证据。

第三节　质性研究的评析

基于质性研究的特殊性，评价量性研究的标准并不适用于质性研究。量性研究的评析指标要经过某种程度的修正才能契合质性研究所探索的复杂社会现象。质性研究的真实性、严谨性和概括性，体现在研究者对研究设计的哲学基础深刻的理解，对研究对象特征、内心世界和行为的深度把握，对资料详细观察和深度分析，以及整体推理和阐述，并且研究结果能够引起有类似经历和体验的人的共鸣。虽然目前学术界对于“什么是好的质性研究”尚没有形成统一的评价标准，但质性研究评析的基本要素大致一致，具体评价包括以下内容。

1. 总体

1.1 研究方法是否适用于所研究问题的特点？即研究目的是什么？如果使用量性研究会不会更好？

1.2 参考文献是否充足？文章内容是否与最新理论相一致或对其提出挑战？

2. 方法

2.1 是否对研究对象选择、资料收集以及分析标准进行了清楚的阐述？

2.2 是否在理论上对研究对象选择给予确认？

2.3 是否考虑到研究者与研究对象的关系？

2.4 是否向研究对象说明研究过程？

2.5 有无资料收集和保存系统？方法是否恰当？

3. 分析

3.1 资料分析是否具有系统性？

3.2 讨论中的主题、概念和类别是否来自文本资料？

3.3 是否对赞同或反对观点，特别是针对反对观点的资料进行合理的讨论？是否已查找反驳该文结论的例证？

3.4 是否验证研究结果的真实性？即是否将结果反馈给观察对象或给予核实？

3.5 是否采取措施让观察对象理解分析过程？尤其是探讨研究的意义？

4. 表达

4.1 文章的上下文联系是否密切？即有没有提供研究场所及观察对象的社会背景的相关信息？

4.2 研究数据间的界限和相互关系是否清晰？尤其是结论是否源于资料？

4.3 有没有足够的原始资料让读者弄清资料与结论的关系？

4.4 研究者的地位（如角色，可能存在的偏见及对研究的影响因素）是否阐述清楚？

4.5 结果是否可信和恰当？即研究的问题是否被解释？结果是否可信和可重复？在理论上和实践中是否重要？

5. 有没有考虑伦理问题？

6. 研究报告是否叙述清晰、明确？

第二篇

护理论文写作

第七章　护理论文写作概述

第一节　护理论文概述

一、学术论文

学术论文又称为科研论文，我国国家标准《科学技术报告、学位论文和学术论文的编写格式》将其定义为："某一学术课题在实验性、理论性或观测性上具有新的科研成果或创新见解和知识的科学记录；或是某种已知原理应用于实际中取得新的进展的科学总结，以提供学术会议上宣读、交流或讨论；或在学术刊物上发表；或作其他用途的书面文件。"学术论文是科研成果的一种表达形式，是科研成果的一种标志。

二、护理论文及其常见类型

护理论文是护理科研人员研究和探讨医学护理理论与实践领域中的某种现象或问题，揭示其客观规律，将护理科研活动或成果的相关信息进行总结，并以书面形式交流的一种成果形式。目前，论文发表的数量和质量是评估群体和考核人专业水平的重要指标之一，反映了护理学科的发展状况与研究水平，推进了护理学科发展。

由于护理研究领域、研究对象、研究方法等的不同，护理论文也有不同的分类方法，目前尚无统一的、公认的分类类型，通常按照论文体裁可分为科研论文（论著），文献综述，经验交流，新技术、新方法，护理评论等类型；按论文写作的目的可分为学术性论文和学位论文。

（一）科研论文

科研论文，又称为研究论文，多为论著，是研究者在科学研究和前人积累的基础上，进行整理、分析、加工、处理、综合、归纳而撰写的文章。科研论文包括临床研究和基础研究两类。前者的研究对象是临床患者，研究方法主要为临床观察或干预，对护理知识进行描述、比较或验证；后者的研究对象是动物，研究方法主要是对科学实验的直接观察，发现或收集新材料、新现象、新结果。论著是各种学术期刊的核心部分，其写作结构是护理论文的标准形式。

（二）文献综述

护理文献综述类论文是指作者以某一护理专题为中心，从一个学术侧面出发，查阅、收集大量文献资料，对资料进行整理、分析、归纳、总结，进而提出自己的观点，最后形成具有概述性、评述性的论文。

（三）经验交流

经验交流是指用于进行护理经验交流，进而指导临床实践的文章，包括科研经验、病例分析、个案护理报告等内容。这类论文不需要系统研究，只要内容实事求是、有学术价值即可。如“1 例成人先天性左侧巨大膈疝继发腹腔内高压患者的护理”［俞佳萍．中华护理杂志，2018，53（12）：1521］

（四）新技术、新方法

护理新技术、新方法论文是指在护理技术、方法方面有创造性或重大改进的报道，或关于新技术的应用及操作步骤的论文。这类论文应具有先进性、实用性、科学性。如“防脱防压肾造瘘管固定带的制作及临床应用”［陈小芹．中华护理杂志，2017，52（11）：1382］。

（五）护理评论

护理评论包括述评、书评、编者按及编辑部文章等，是对某一领域研究工作进行全面、系统地分析和评论，对科研方向起到指导作用。评述也是护理科研、学术交流的常见形式。如“美国麻醉专科护士的发展与资格认证对我国的启示”［刘尚昆．中华现代护理杂志，2018，24（36）：4341］。

（六）护理学术性论文

护理学术性论文是指实验、理论或预测上的新的科学研究成果、创新见解或知识的科学记录，或是对某研究领域最新研究成果的总结，用以在学术期刊发表或提交给学术会议。这类论文应该具有新的观点、新的分析方法和新的数据或结论，并具有科学性。

（七）护理学位论文

学位论文是指学位申请者为了获得相应学位而提交的论文。学位论文是考核申请者是否有资格获得相应学位的标准之一，也是申请者科研能力的体现。按照申请学位的高低，学位论文包括学士论文、硕士论文和博士论文。

三、护理论文写作

护理论文写作是护理工作者通过观察、思考将护理理论与护理实践中获得的相关信息进行收集、整理、分析、加工、处理、综合、归纳，形成新知识、新经验、新方法，并以书面形式进行表达交流的创作过程。优秀科技论文的产出反映了一个人的实际工作能力、科研能力、学识水平、写作素养、信息检索能力等综合能力。护理论文写作后通过投稿和发表，大会交流等形式传播成果，提高作者的综合能力，帮助读者提高专业知识，以促进护理信息交流和护理学科的创新发展。

第二节　护理论文写作的基本要求

各种文体的护理论文都具有各自不同的特点，但总的来说，其共同特点是以现代护理学为主，将护理心理学、护理伦理学、护理社会学、护理美学等人文社会学科和基础医学、预防医学、临床医学、康复医学和卫生统计等学科知识融会于护理论文之中，显示出以下特点。

一、护理论文写作的科学性和专业性

科技论文的生命力在于它的科学性，没有科学性的“论文”不但毫无价值，而且还可能把别人引入歧途，造成危害。这就要求护理学论文的写作在提出问题、分析问题和解决问题时，必须具有现代护理理论的高度和具备作者自己的较系统的医学护理理论体系，从客观现实出发，实事求是，进行准确、严密和系统的论述。

护理论文与其他医学科技论文一样具有浓厚的专业理论色彩，它要求作者站在一定的现代护理理论的高度来发现、观察与分析医疗护理服务实践过程中有关人类健康问题和护理现象，揭示其基本规律，剖析现状和预测发展趋势，用以指导护理实践。

二、护理论文的创新性

现代护理学论文最普遍的特点就是它的创新性，作者要有自己的独特见解。科研论文的创新性是由科研选题和科研工作的深度与广度决定的。选题不新颖，没有得出值得借鉴的方法或成果，即使有高超的写作技巧，也不可能妙笔生花。创新是护理学论文写作的基本要求之一，也是护理学论文写作的特点之一。其主要表现在写作内容见解的新颖独到，在掌握确切材料的基础上，从客观实际出发，发挥创造力，敢于开拓前人未曾涉及的课题、领域，探索新规律，提出和解决新问题。

三、护理论文行文的准确、通畅和得体

（一）准确

准确，首先是指实验数据的精确可靠，内容观点的正确无误，把想要表达的意思

（如主张、观点、问题等）说得明白，解释清楚；同时也包括语言表达的确切性，即从选词、造句、段落、篇章直至标点符号都应正确无误。选词确切，不生误解，使读者容易理解。滥用术语，故作艰深，晦涩生僻，是论文写作之大忌。以用词为例，有很多词意义相近而不尽相同，如吸收（absorption）与吸附（adsorption）两个词的中英文都只是一字（字母）之差，但涵义却有所不同。

（二）通畅

尽管科研论文主要是写给行家看的，也要努力做到深入浅出，善于把复杂的专业性问题讲得明白易懂。科研论文应用最少的篇幅传达尽可能多的信息。文章内容通顺流畅，合情合理，遣词、造句、构思和谋篇都必须符合语言运用和写作技巧的一般法则与习惯；语句通顺，脉络清楚，行文流畅，首尾连贯。

（三）得体

得体，就是指根据文章表达的特定需要，在修辞过程中选用适当的文体。科研论文吸引读者主要靠文章所包含的信息而不是其他东西。绝不能哗众取宠，炫耀作者的身份或博学。在通常情况下，也不必去讲工作如何艰苦、个人如何努力等问题。对于科研内容的阐述，不要求词藻华丽，很少使用积极的修辞手法，更不能使用夸张手法或言过其实的修饰，完全不需要什么“神来之笔”“惊人之语”，对于最高级的形容词和夸张手法都是不可取的。

另外，在科研论文中，应避免用俗语、土语、口语、行话，应在严格遵守科学性的前提下讲究文字美，努力避免语言上的枯燥贫乏。对偶、排比等修辞手段，形象的描绘，巧妙而恰当的比喻，恰当的成语，在科研论文中都是可用的，但修辞必须服从于科学性，辞达而已，不能以辞害意。

第八章　护理科研论文基本格式

目前，国内各级各类护理期刊所载的护理论文多以科研类护理论文文体为主，按照期刊稿约规定，形成了比较公认的规范化书写格式。一般护理科研论文基本结构包括六部分：①题目；②署名；③摘要；④关键词；⑤正文（包括引言、材料与方法、结果、讨论、结论）；致谢（酌情）；⑥参考文献等。

一、题目

题目又称为题名、文题、标题或篇名，是科研论文的重要组成部分，是代表作者把论文的主题准确无误地呈现给期刊编辑和读者，是给别人留下良好第一印象的重要信息点。题目的优劣对论文的利用价值具有举足轻重的意义。题目在语法结构上通常不是一个完整的句子，而是几个名词的逻辑组合，包括研究对象、观察或处理方法和研究目的或结论，这三项指标并无先后之分，但必须表达全篇的核心主题或内容。如："母婴皮肤接触持续时间（处理方法）对新生儿（研究对象）影响（结论）的研究"，"极低和超低出生体重儿（研究对象）舌下黏膜涂抹亲母初乳（处理方法）的免疫效果（研究目的）研究"，"NICU 护理人员（研究对象）共情沟通课程的构建（处理方法）及实施效果（结论）评价"。在确立标题过程中，必须充分思考，反复推敲，尽量体现文题的以下特征。

（一）文题的概括性

论文题目要用简短的文字高度概括全文中心内容，要充分体现全文精髓和作者所要强调的中心思想。这样可使读者一眼就能对全篇论文的含义有一个比较明确的印象，引人入胜，爱不释手。

（二）文题的准确性

论文题目用词准确、具体，不抽象、不笼统。既符合医学词语规范，准确表达论文的特定内容，又能确切地反映所研究的范围和深度，题、文相切，大小相容，便于编入文题检索。

（三）文题的精练性

论文题目用词简短精练，重点突出。一般情况下，题目应包括主要的关键词。题目字数不能太多，一般不超过 20 个字，切忌冗长繁杂。题目字数太多或词语多余，就显得不鲜明、不简洁，难以引人注目。

（四）文题的新颖性

论文题目要具有鲜明的特色和新意。题目要醒目，好读好记。新颖性是论文题目的个性诱惑，能令人兴趣盎然，引起期刊编辑的关注和吸引读者。因此，论文题目绝不可落入俗套和千篇一律的陈旧框架，更不能与期刊已有文题完全雷同。

（五）文题的格式化

论文题目应居中书写，一般不设副文题。如若文章内容确实太多，确有必要设立副标题对主题进行补充和说明时，可用破折号与主题分开，亦应居中书写。长标题须回行时，应注意词或词组的完整，并居中书写，使之匀称美观。

二、署名

署名是指论文的出处，来自何方、何人，因此，它包括单位署名和作者署名。署名的意义一方面是一种荣誉、著作权的声明，另一方面是表示文责自负，所以署名必须真实、可靠，实事求是。

（一）单位署名

单位署名一般是指作者进行科研工作、论文写作时所在的单位，若在论文发表之前作者单位发生变动，可以在同页脚注中标明新单位的通信地址。单位署名时要注意不能写简称，要将所在省市名称写全，以便编辑、读者与作者进行联系。单位署名的数量一般不超过3个，位于文题之下、作者署名之后，单位名称之后还应标明邮政编码。

（二）作者署名

1. 作者署名的条件　①参与研究课题选定及研究设计者；②课题研究的执行者；③参与论文撰写、修改者；④能够对论文作全面解释和答辩，并能够对论文内容承担全部责任者。总之，论文作者是指必须充分参与课题研究和论文撰写的人员。

2. 作者署名的格式　作者署名一般位于文题下方，如果是团体作者的执笔人也可位于论文首页脚注位置，有时作者署名也可位于文末。

3. 作者署名的注意事项　①作者在署名时必须用自己的真实姓名，以示文责自负。②每篇论文的署名作者一般不超过6人，以参加主要工作为限；有多名作者时，作者署名之间空一个字符或用逗号分开。③作者署名排序视其贡献大小而定。第一作者通常是研究工作的主要设计、执行和论文的主要撰写者。当作者署名有异议时，应征得第一作者同意后才能改动。④科研技术指导者或协作者一般名列最后，或在文末“致谢”中说明，但均须征得本人同意。⑤作者署名有2人及以上时，可标注通信作者，应将通信作者的工作单位、详细通信地址、邮政编码、电话、传真、电子邮箱等信息著录于论文首页脚注；国际科技期刊实行通信作者制，通信作者可以是第一作者，也可以不是，但是通信作者是论文的主要负责人。⑥如果为集体成果，则只用单位署名，应在文末“参考文献”之前写上论文撰写或修改者的名字，以便于联系。

三、摘要

摘要又称为内容提要，位居作者署名下方，是将原文的中心内容进行加工、整理、浓缩后形成的一段高度概括、简洁精炼的文字，是一篇独立于全文而存在的短文。通过阅读摘要，编审人员可以初步决定对该文的基本评价和取舍，读者在最短时间内可对论文有一个大致的了解，以决定是否继续阅读，同时摘要在数据库收录和文献检索中发挥着重要作用，因此，精心写好摘要十分重要。

（一）摘要的类型

摘要一般分为报道性摘要和指示性摘要两种类型。①报道性摘要：也称为信息型摘要或资料性摘要，摘要中全面、简要地概括论文的目的、方法、结果和结论，学术期刊论文一般常用报道性摘要。报道性摘要可以部分地取代阅读全文。②指示性摘要：也称为标题型摘要、说明性摘要、描述性摘要或论点摘要。这种摘要旨在对文章的内容做一提示或简介，而不是总结具体的信息，通常用于较长的综述、述评、进展报告、会议报告、学术性期刊的简报等。

护理期刊中的结构式摘要属于报道性摘要，下面具体介绍结构式摘要的内容。结构式摘要，形式固定，内容全面，明确按目的、方法、结果和结论四个要素撰写，使读者一目了然。

1. 目的（objective）　是指研究或探讨、发表本论文的宗旨或欲解决的问题。要求简明扼要，一般用1～2句话说明即可，切忌言词冗长；并要求在修辞上最好不出现与文题的简单重复。必要时这部分也可省略。

2. 方法（method）　是简述研究方法和手段，有时也包括研究方案设计、研究对象及其观察指标与材料收集、分析和统计学处理等。

3. 结果（result）　主要是指研究结果分析及其重要发现，也应包括主要数据和统计学意义。

4. 结论（conclusion）　是指对本研究的关键性论点的新颖性、独创性及其意义（实用价值）或今后有待进一步探讨的问题进行说明。一般要求重点突出作者研究的创新性结果。

（二）摘要的写作要求

摘要写作的具体要求包括：①摘要的内容要求高度精炼，切忌冗繁，删除任何一个可有可无的字词，摘要的撰写要排除在本学科领域已经成为常识的内容。②摘要应简洁易懂，具有自明性。行文过程中尽量使用第三人称，避免使用第一人称，通常无图、表、注释，不引用参考文献。要使用含义清晰、本领域读者熟悉的术语，不用生僻晦涩、不加注释就看不懂的词汇，尽量不用缩略语或符号。③摘要一般在写完正文之后再写，它位于正文之前，有相对的独立性，一般不分段落。④摘要一般字数要求200～300字，不少于100字，不超过500字。外文摘要词数一般在200～300词。⑤不是所有的论文都需要摘要，有些护理科技文稿，如工作经验总结、个案护理、护理点滴、技术革新、短篇报道等，可以不写摘要。

（三）结构式摘要示例

母婴皮肤接触持续时间对新生儿影响的研究

【摘要】 目的：评价新生儿出生后与母亲皮肤接触持续90min对新生儿体温、安全感及母乳喂养的影响。方法：将在北京市3所医院分娩的320例正常产妇及正常足月新生儿随机分为两组，实验组新生儿出生后立即仰卧放置在产妇腹部，脐带搏动停止后断脐，新生儿俯卧于产妇胸前持续90min后给予新生儿常规护理；对照组按常规方法断脐并给予常规护理操作后，将新生儿放置于产妇腹部进行母婴皮肤接触30min。比较两组新生儿体温的变化情况，出生后90min内啼哭次数，出现觅食反射的时间及早吸吮、早开奶的时间。结果：296例产妇及其新生儿完成研究，实验组150例，对照组146例。两组比较，实验组新生儿出生后30，60，90，120min体温均高于对照组，体温波动小于对照组，差异有统计学意义（$P<0.001$）。实验组新生儿出生后90min内啼哭次数少于对照组、觅食反射出现时间早于对照组、第1次母乳喂养持续时间长于对照组，差异有统计学意义（$P<0.001$）。结论：母婴皮肤接触持续90min有利于维持新生儿体温，增加新生儿安全感，促进母乳喂养。

［引自：翟聪利．中华护理杂志，2018，53（12）：1419］

四、关键词

一般论文要求列出3～10个词或短语作为关键词，主要是用于数据库收录和文献检索，也便于读者了解全文的核心内容。关键词是从文稿中提取出来的最重要、最关键、最具有代表性的词汇，可以是单词、词组、短语。关键词要具有代表性，能够反映全文的核心内容。据统计，90%以上的关键词来源于题目和摘要，在全文出现的概率很高。但也有个别关键词出现不多，但却具有联系其他学科的作用，或反映了文章中的大量论证数据，或反映了作者的新观点。如示例“母婴皮肤接触持续时间对新生儿影响的研究”一文的关键词是：新生儿护理；皮肤接触；体温；母乳喂养。

关键词的选定：①粗选。论文初稿完成后，作者根据论文内容、范围、题目、摘要、前言和结论等多方面提炼、筛选，拟定几个关键词。②选定。尽量参照美国国立医学图书馆编辑的最新版《医学索引》（Index Medicus，IM）中的《医学主题词表》（MeSH）及中国科学技术情报研究所和北京图书馆主编、科学出版社出版的《汉语主题词表》进行选词，以便图书馆收录，同时也能提高论文的引用率。在定稿之前将已经选好的词与MeSH或《汉语主题词表》进行对照，并作出最后的选定，未被词表收录的词（自由词）必要时也可以作为关键词使用。

各期刊对于关键词数量都有明确的要求，在反映论文核心内容的前提下，关键词的数量以少为宜。关键词之间空一格书写，也可用分号隔开，最后一个词末不加符号。英文关键词应该与中文关键词一一对应，词之间用分号分隔开。

五、正文

撰写研究论文总要回答以下四个方面的问题：①你研究的问题是什么？这要靠前言（introduction）来交代问题的由来和发展。②你是怎么解决这个问题的？这就要说清研究所采用的材料与方法（materials and methods）。③通过研究发现了什么？这便是论文的结果（results）部分。④你所得出的结果意味着什么？你需要结合联系前人的工作对结果加以解释和评价，这就是讨论（discussion）部分。这四部分加上连词and的第一个字母组合在一起，便是IMRAD程式，国内称之为四段式。

（一）前言

前言，也称为引言、序言、导言或研究背景，是正文的开场白。前言应力求简洁明快，开门见山，使读者一眼就看清作者依据什么理由，通过什么方法，想解决什么问题。

1. 前言的内容

（1）本研究的背景材料，联系有关文献，交代问题的来龙去脉，指出知识的空白点或争论的焦点，使读者在无须翻阅有关本课题以往文献的情况下，也能理解本课题的意义和评价本文的结果。

（2）本研究的目的、性质、范围，讲清楚你所要解决的问题是什么。

（3）拟通过什么方法去解决所提出的问题。导言里无须讲方法学的细节，而是交代解决问题的基本途径。

（1）（2）两点结合起来，就是讲清拟解决的问题及立题的根据，是前言的核心，这一点讲不清楚，读者就很难有兴趣继续读下去。（1）（2）（3）三点构成一篇前言的基本内容。前言的写作可以按照介绍背景、提出问题、概括全文、引出下文的思路。关于在前言中是否把主要研究结果写出来，则意见不一致。有些学者主张写出主要结果作为前言的结束，认为这样可以吸引读者的注意力。但现在大多数期刊都把内容提要放在正文之前，里面已经讲了主要研究结果。如果前言中再写，势必在论文的开头接连两次出现，会给人重复腻味之感。

2. 书写前言的注意事项

（1）对题意可以作必要的说明，但不要去解释那些教科书上早有、本领域人所共知的内容。比如写题目为“结节病（sarcoidosis）患者的高钙血症”的文章，就不必从头解释什么是“结节病”，什么是“高钙血症”，因为这些在教科书里早已有之。当然，对读者不熟悉的新概念或术语做简单解释还是必要的。

（2）要介绍必要的背景材料，但不宜作系统的历史回顾或详尽的文献复习。只需把前人已有的工作基础和知识空白点指出来，并注上最有代表性的文献出处即可。

（3）前言语言要求自然、精炼、概括、准确，字数一般控制在300～500字，避免出现自我评价和“国内首创”“尚无前人研究”等描述。在介绍国内外现状时只须把与本次研究密切相关的背景知识进行介绍，使读者了解以往的研究成果和水平，避免引用过多文献。

3. 示例

母婴皮肤接触持续时间对新生儿影响的研究

新生儿出生后1h后进行30min母婴皮肤接触是目前各医院的常规操作，近年来研究认为30min的母婴皮肤接触时长不足，新生儿第1次觅食反射出现在出生后20～40min，新生儿还未进行母乳喂养就离开母亲，不利于早吸吮、早开奶，影响了产妇乳汁的分泌。新生儿离开母亲后，被放置在婴儿床上，体温在36.5°以下，处于低体温状态，易对新生儿造成生理上的伤害。离开母体的新生儿缺乏安全感，表现为啼哭。WHO和原国家卫生和计划生育委员会积极推广新生儿出生后立即皮肤接触持续90min、延迟脐带结扎、袋鼠式护理等干预措施。WHO预测，如果在分娩过程中和出生后立即进行这些基本的、低成本的新生儿保健服务，可以降低约22%的新生儿死亡，减少新生儿低体温、新生儿窒息等的发生，降低新生儿住院率。Bystrova等认为，母婴皮肤接触优于其他新生儿保暖措施，而且更自然、更经济。目前，国外已普遍开展新生儿出生后立即进行90min的持续皮肤接触，而我国大部分医院仍然实施30min的皮肤接触，部分医院将皮肤接触时间延长至60 min。本研究根据WHO以及我国《新生儿早期基本保健技术的临床实施建议》的推荐，评价出生后立即母婴皮肤接触持续90min对新生儿体温、安全感及母乳喂养的影响，为我国制定新生儿早期基本保健指南提供科学依据。

［引自：翟聪利．中华护理杂志，2018，53（12）：1419－1420］

（二）材料与方法

“方法”是护理论文的重要部分，它应包括研究对象和研究方法，是阐述论点、论据，进行论证并得出结论的重要步骤。通常使用“材料与方法”或“资料与方法”作为小标题，而护理研究多以临床研究为主，常写成“对象与方法”“临床资料”“一般资料”，也可写成“资料与方法”等。

1. 资料

（1）一般资料：临床研究应说明患者的性别、年龄、民族、职业、婚姻状况及与研究对象有关的其他资料；若为实验研究，则应说明研究对象的性别、年龄、体重、营养与健康状况等。

（2）临床资料：介绍患者的总例数、主要症状和体征、实验室检查结果、病例选择标准、观察项目及诊断标准，有时还要说明治疗情况及其疗效等。值得注意的是，在罗列资料时，应依据论证的问题有选择地描述，不必将所有资料一一列出。如研究的内容与年龄无关，就不必描述年龄及其分组等材料。资料还要提出纳入标准和排除标准；进行实验研究时一定要交代患者是否知情同意。

（3）资料来源：临床研究应说明病例收集于何时、何地、诊断及治疗标准等；临床实验药品、试剂也应说明剂型、种类、产地或生产厂家、品种、规格、批号等。

2. 方法

（1）实验研究：要详细说明所用实验方法的来源、操作方法及其操作步骤、记录方式等。如为作者亲自设计的新方法，则应说明其设计原理和注意事项等。

（2）临床研究：主要是指临床设计，包括病例选择和对照组的确定、分组方法、观察与分析指标、干预方法及有关说明等。要告诉读者该文的结果是怎样获得的，使别人按照这个办法也能获得同样的结果。对于已普遍通用的实验、观察方法，一般只须简单提及名称即可。对于前人虽已发表，但尚未普遍采用的方法可作简短的、必要的叙述。首次向国内介绍的方法应更详细一些，并须注明文献出处。对于前人方法有改进者应着重介绍改进部分。对于作者本人建立的新方法除涉及保密部分外，要作较详细的、具体的描述，以保证其可重复性。

（3）统计学方法：说明本文有关数据的统计学处理方法，使读者能通过原始资料核实报告结果。

3. 示例

（1）临床对照研究论文实例

母婴皮肤接触持续时间对新生儿影响的研究

1　对象与方法

1.1　研究对象

经医院伦理委员会批准，于2016年10月—2017年6月便利选取在北京市1所三级甲等公立医院、2所民营医院分娩的正常产妇及其正常足月新生儿作为研究对象。纳入标准：产妇年龄18～45岁，自然分娩，分娩时孕周为37～40周。排除标准：新生儿Apgar评分<7分；主动要求退出随访者；产妇发热（体温>37℃）。最初纳入产妇320例，采用Excel生成随机数字表，将产妇分为实验组和对照组。将标有0或1数字字条装入不透明信封，0代表对照组，1代表实验组，按照孕妇入产房先后顺序，由接生助产士在接生前几分钟抽取信封内的字条，确定产妇的分组情况。产妇及家属签署知情同意书。

1.2　干预方法

根据《新生儿早期基本保健技术的临床实施建议》，两组分娩时维持室温为25～28℃，辐射保暖台提前预热，设置温度为32℃。

1.2.1　实验组干预措施

助产士在新生儿娩出后立即将新生儿仰卧放置在产妇腹部，助产士用治疗巾快速擦干新生儿身上的羊水、血迹，更换治疗巾，给新生儿戴帽子，待脐带搏动停止后给予一次断脐，将新生儿俯卧位放置于产妇胸前，头偏向一侧，嘱产妇双手搂抱新生儿加盖包被保暖后，皮肤接触持续90min，之后将新生儿放置于辐射暖台，进行产科常规护理，之后为新生儿穿好衣服，抱至产妇身边。

1.2.2　对照组干预措施

按新生儿处理常规，新生儿出生后于距离脐带根部10～15cm处进行第1次断脐，将新生儿放置于辐射保暖台，进行脐带消毒和第2次断脐，之后擦干新生儿身上的羊水，进行产科常规护理，5～6min后将新生儿放置于产妇腹部，用包被保暖，给新生儿戴帽子，母婴皮肤接触30 min，之后给新生儿穿好衣服抱至婴儿床。

两组进行母婴皮肤接触时使用统一包被保暖，产科常规护理包括查体、测量身长和体重、滴眼药、肌内注射乙肝疫苗和维生素K_1，两组于新生儿出生后2h送母婴回病房。

1.3　评价指标及资料收集方法

1.3.1　两组产妇及新生儿的一般资料

由助产士收集产妇年龄、孕周、文化程度、婚姻状况、破膜时间/羊水性状、分娩镇痛情况、是否使用产钳及胎头吸引器、产时出血情况、新生儿性别。

1.3.2　新生儿出生后不同时间的体温

由助产士采用电子体温计测量并记录新生儿出生后即刻、出生后30min、60min、90min、120min的腋温，新生儿体温正常值36.5～37.5℃，低于36.5℃为低体温，高于37.5℃为发热。

1.3.3　新生儿出生后90min内的啼哭次数

由助产士记录新生儿出生后90min内的啼哭次数（除去出生后第1次啼哭）。

1.3.4　新生儿出生后觅食反射出现时间

由助产士记录新生儿出生后第1次出现觅食征象的时间，具体到秒。觅食征象包括流口水、嘴张大、舔舌、舔嘴唇、吸手指、寻找乳头。

1.3.5　第1次母乳喂养持续时间

由助产士记录新生儿第1次母乳喂养的开始吸吮时间和结束吸吮时间，具体到秒，计算出持续时间。

1.3.6　纯母乳喂养率

护士收集产妇及新生儿出生后3个月时的喂养情况。纯母乳喂养是指用母乳为婴儿提供全部液体、能量和营养素来源的喂养方式，不添加除药物、维生素和矿物质补充剂以及口服补液盐以外的任何其他食物和液体（包括水）。

1.4 统计学方法

采用 SPSS 19.0 统计软件进行数据的录入与分析。计量资料采用均数±标准差进行描述，采用独立样本 t 检验比较两组间的基线水平；计数资料采用例数、百分比进行描述，采用卡方检验比较两组间的基线水平；采用重复测量方差分析描述两组新生儿出生后不同时间点体温的差异；采用非参数检验比较两组新生儿啼哭次数、母乳喂养时间及觅食反射出现时间的差异；采用卡方检验比较两组新生儿出生后 3 个月纯母乳喂养率的差异。

[引自：翟聪利．中华护理杂志，2018，53（12）：1420－1421]

（2）临床调查研究论文实例

特重度烧伤患者康复期家庭照护者生活质量现状及其影响因素研究

1 研究对象

采用便利抽样的方法，选取 2014 年 2 月—2017 年 9 月在北京市 3 所三级甲等医院烧伤科住院的 172 例特重度患者的家庭照护者作为研究对象。患者入院时诊断为特重度烧伤。其中 18 例截肢（指/趾），16 例行血液透析，123 例行气管切开。纳入标准：照护者年龄≥18 岁，能够对患者提供长期照护的家庭成员，沟通者交流无障碍。排除标准：拒绝参与者。

研究期间共收集到 164 名特重度烧伤照护者（失访 8 名），其中有四份问卷填写不全或有矛盾项，去除后共有合格问卷 160 份，合格率为 98%。一般资料见表 1。

2 研究方法

2.1 研究工具

一般资料问卷：为自行设计，内容包括人口学特征和烧伤等相关信息，涉及照护者的性别、年龄、学历、婚姻状况、经济状况、照护者与患者的关系、照顾者主要负担来源以及患者的烧伤面积。

日常生活活动能力量表（activity of daily living scale，ADL）：内容包括床椅转移、进食、修饰、洗澡、进出厕所、上下楼梯、平地行走、穿衣、排便，以及尿便控制 10 个项目。总分 0～100 分，分为 3 个等级，即完全自理、部分自理和完全不能自理。得分越高，则自理能力越好。ADL 具有良好的信度和效度，Cronbach's α 系数为 0.822。

健康调查简表（the MOS item short from health survey，SF－36）：是目前国际上最常用的生活质量标准化测量工具之一，已被广泛用于评价普通人群和特殊人群的总体生活质量。该量表具有简洁、灵活、信效度和敏感性较高的优点，量表的Cronbach's α 系数为0.914。该量表包括生理功能、生理职能、躯体疼痛、总体健康、活力、社会功能、情感职能、精神健康8个维度，其中，生理健康总分为生理功能、生理职能、躯体疼痛、总体健康的总和；心理健康总分为活力、社会功能、情感职能和精神健康的总和。条目2为自我报告的健康变化，不参与量表得分的计算。

2.2　资料收集方法

成立科研小组。由笔者对科研小组人员进行培训。在患者出院前1d与照护者建立微信联系，出院后1年复查时进行随访，由照护者签署知情同意书。如受访者不明白相关条目的含义，可由小组人员给予解释，但不能进行评价干扰。

2.3　统计学方法

将调查资料汇总，计算相关分值，对自变量进行赋值编码，采取双人复核输入Excel表中，使用SPSS21.0软件包进行统计学分析，包括描述性分析、单因素分析、方差分析、多元线性回归分析等。检验水准 $\alpha=0.05$。

［引自：祝红娟．中华护理杂志，2018，53（8）：907－912］

（三）结果

结果是论文的核心部分，是阐述作者观点的基础和依据，是临床或实验研究中的关键性数据和资料。

1. 结果的表达方式　论文结果一般用文、图、表三者来表达。三者应各尽所长，互相补充，但应避免过多地相互重复。一般来说，能用文字清晰表达的内容，就应少用或不用图表来表示；图表中一目了然的内容，就不要一一再用文字复述。结果尽可能用数量表示，避免仅用 P 值而缺乏定量信息；并说明分析资料所用的统计学方法。结果材料的组织安排上应有其内在逻辑性，力求做到层次分明，脉络清晰，结构严谨，使人看了能自然而然导出本文结论。为了条理清楚，叙述结果时可加分标题。

各类护理期刊稿约对表格均有严格的规定，列表时应严格执行规范，一般主要有如下要求：①表格绘制必须规范。一律采用“三线表”，表格两端去封口线。②表格上方应有表序、表题。表题必须既简短、确切，又能充分反映和表达表中数据的含义。③表格栏目清晰，层次分明，项目适量，切忌重复。④表中80%以上应为数据值，应尽量避免显示文字，必要时可在表外注明出处。⑤数量的计量单位，其精确度必须统一，纵横计数要一致，率的总计数应为100%。⑥表格应有统计学处理结果。

2. 撰写结果的注意事项　①绝对忠于原稿记录，维护其真实性。②只写自己的实验或观察结果，不夹杂前人的工作，不引用参考文献。③只描述客观资料，不夹杂主观分析和推理。④与预想结果一致的要写，矛盾的也要写。⑤文字叙述要确切，肯定或否定结果要一目了然。不宜用“有增多（或减少）的趋势”“有……倾向”这样的含糊之词，来掩盖无明显统计学意义的结果。

3. 示例

母婴皮肤接触持续时间对新生儿影响的研究

2　结果

2.1　两组产妇及新生儿的一般资料比较

最终共296例产妇及其新生儿完成研究，实验组150例，对照组146例。研究过程中实验组有6例新生儿需要复苏未进行母婴立即皮肤接触退出，2例产妇产程中发热退出，2例产后出血退出。对照组8例新生儿需要复苏未进行母婴立即皮肤接触退出，3例产妇产程中发热退出，3例产妇发生产后出血退出。两组产妇及新生儿的基线资料比较，差异无统计学意义（$P>0.05$），具有可比性，见表1。

2.2　两组新生儿不同时间点体温的比较

（内容略）

2.3　两组新生儿出生后不同时间点低体温发生情况比较

实验组低体温新生儿例数少于对照组，见表3。

表3　两组新生儿出生后不同时间点低温发生情况比较［例（百分百，%）］

组别	例数	出生即刻	出生后30min	出生后60min	出生后90min	出生后120min
实用组	150	4（2.7）	2（1.3）	1（0.7）	2（1.3）	2（1.3）
对照组	146	4（2.7）	11（7.5）	27（18.5）	15（10.3）	34（23.3）
x^2 值		0.000[1)]	6.775	27.452	10.952	33.381
P 值		1.000	0.009	<0.001	0.001	<0.001

1）连续校正 x^2 值

> 2.4　两组新生儿出生后90min内啼哭次数及母乳喂养相关指标比较
>
> 实验组新生儿的啼哭次数少于对照组，觅食反射出现时间早于对照组，首次母乳喂养持续时间比对照组长，3个月后的纯母乳喂养率高于对照组，差异均有统计学意义（均 $P<0.05$），见表4。
>
> ［引自：翟聪利．中华护理杂志，2018，53（12）：1420－1422］

（四）讨论

“讨论”是论文的中心内容，在一定程度上决定了论文的学术水平和实用价值，是论文写作中最有难度的部分，但如果写好了，则会使论文显著增色，起到画龙点睛的作用。如果说结果部分是摆事实，讨论部分则是讲道理，是对调查或实验结果的综合分析和理论说明。

1. 讨论的基本内容　①对研究结果进行理论阐述。对实验研究或临床研究结果的各项资料、数据等进行综合分析，并用已认识和掌握的理论对其进行理论阐述。此外，也可就本论文选题、方法结果等方面的可靠性作出探讨，指出其优缺点和存在的问题，以资借鉴。②指出结果和结论的理论意义与实用价值。③说明本文结果的特点。必须说明文章中的结果与他人研究结果的异同，及其国内外研究进展并与之联系概况，是否有新发现、新发明等本研究资料的独特之处。④研究过程中遇到的问题，与其他学者观点的异同及其因果关系。研究过程中的经验、教训与体会。⑤指出有关本课题当前存在与亟待解决的问题及未来研究的方向。在一篇论文中，以上几方面不一定面面俱到，可以有所侧重。

2. 讨论的注意事项　①讨论不能偏离结果或研究本身，要以结果为依据，实事求是地提出令人信服的观点和见解。②讨论中必须鲜明地突出论点，论据充分，论证确切，逻辑性强，并能旁征博引，论理有力，以理服人。③讨论的问题不宜过多，通常最好不超过3个。每个问题以一个段落着重说明，切忌东拉西扯，面面俱到，层次不分、条理不明。④讨论中用词要严谨，语言缓和，留有余地。讨论部分一般不用表和图，也不要重述在引言和结果部分中已经明确的数据或其他资料。

3. 示例

肠内营养并发胃潴留规范化处理流程对危重症患者喂养达标率的影响

3 讨论

3.1 实施肠内营养并发胃潴留规范化处理流程能够提高危重症患者预期喂养达标率

接受肠内喂养的患者常由于摄入不足而存在营养不良的危险，营养不良对危重症患者来说是一个普遍而严重的问题[2]（结论的理论意义和现实意义）。有研究[16]显示，在ICU有超过50%的患者肠内营养是不充分的，主要原因是肠内营养的频繁中断，而26%的中断被认为是可以避免的[17]，如胃潴留导致的中断[18]（用已认识和掌握的理论对结果进行理论阐述）。本研究改变了以往一旦发生胃潴留，在不伴有其他喂养不耐受症状的情况下即刻停止喂养的策略，主张调整输注速度以维持肠内营养，避免中断，使患者在营养支持上获益更多，并且将2h监测1次胃潴留量改为6h监测1次，减少了因监测胃潴留中断肠内营养的次数（新发现、新发明等本研究的独特之处）。因此，肠内营养并发胃潴留规范化处理流程的实施能够显著提高危重症患者预期喂养达标率，并提高肠内营养占肠内与肠外营养总能量比例，与Friesecke等[10]的研究结论相同（结论的现实意义，与其他学者观点的异同）。

3.2 实施肠内营养并发胃潴留规范化处理流程能减少危重症患者促胃动力药物使用量，且不增加误吸的发生率

（正文略）

3.3 实施肠内营养并发胃潴留规范化处理流程对危重症患者预后无明显改变

本研究结果显示，肠内营养并发胃潴留规范化处理流程能够提高危重症患者预期喂养达标率，但对危重症患者ICU住院时间及28d病死率并无明显改善。肠内营养并发胃潴留规范化处理流程无法改善危重症患者预后结局，可能有以下原因：①本研究为类试验性研究，研究设计存在自身的局限性，因此，肠内营养并发胃潴留规范化处理流程对临床结局的影响尚需要进行进一步的研究来验证；②本研究纳入患者疾病种类多样，且62.5%为机械通气患者，病情较重，

虽然在纳入研究时采用了 NRS2002 评分表进行筛查，但病情影响因素太多，后续发展较难把控（研究过程中遇到的问题及原因分析），建议类似研究尽量纳入同种类疾病患者进行比较（研究过程中的经验与体会）。

[引自：吴白女．中华护理杂志，2018，53（12）：1461]

（五）结论

结论又称为小结、结束语、结语、总结，是对主体论述的总结，经过前文的论证、整理、分析、总结得出最后的观点或论断。结论需要指出原理的普遍性；表明研究结果的重要性，提出新问题、研究方向；回答前言中提出的问题，前后呼应。结论与讨论不同，讨论允许有分析、推测或预见，采用发散性思维；结论必须论据确凿，留有余地，采用收敛性思维。

结论不是一篇论文的必备部分，有些期刊论文的“结论”在讨论中阐明或在摘要中阐明论，不用另行总结。但论文中的结论比摘要中的描述应更为详细、丰富。举例比较如下：

母婴皮肤接触持续时间对新生儿影响的研究

[摘要] 结论　母婴皮肤接触持续 90min 有利于维持新生儿体温，增加新生儿安全感，促进母乳喂养。

4　结论

本研究通过实施新生儿出生后立即母婴持续皮肤接触 90min 后再进行新生儿常规护理操作，比在新生儿常规护理操作后再进行皮肤接触持续 30min 更有利于新生儿保暖，可有效预防新生儿低体温，维持新生儿体温稳定，减少新生儿啼哭次数，增加新生儿安全感，促进早吸吮、早开奶，有利于母乳喂养的开展。

[引自：翟聪利．中华护理杂志，2018，53（12）：1420－1423]

（六）致谢

致谢不是论文的必要组成部分，要根据实际情况决定致谢是否存在。科研往往不是一个人能单独完成的，而是需要他人的合作与帮助，因此，在科研成果以论文形式发表时，为表示对他人劳动的充分肯定和感谢，进行致谢。致谢的对象为：对本研究提供过指导性意见的专家、学者或对本研究提供人力、设备、资金支持的人员，以及提供文献资料、统计学处理支持和帮助的团体或个人。

致谢在正文之后，参考文献之前，单独成段。致谢之前须征得被致谢人的同意，不能“强加于人”，因为有的人可能并不同意文中的材料或观点，如致谢中写了他的名字，读者可能推测他是知情并同意的。对被感谢者不要直书姓名，要加以尊称，如“某某教授”“某某专家”“某某主任护师”等。常用句式为“本文承蒙×××的大力帮助（指导、审阅、资助），谨以致谢”或“感谢×××对本文的指导”。

六、参考文献

参考文献是一篇论文的必要组成部分，主要作用是指导论文立题，旁证论文的观点，指明信息来源。参考文献将作者和他人的研究联系在一起，显示了作者严谨的科研作风和对他人科研成果的尊重。参考文献能够显示作者对本课题国内外研究现状掌握的深度和广度，便于读者查寻原文以衡量论文的水平和可信程度。因此，论文中凡是引用别人的资料，均应标明出处，在论文结尾列出引用文献清单。

1. *参考文献的要求* ①必须是作者亲自阅读过的最新文献，一般近5年的文献应占50%以上。②尽可能引用一次文献，尽量找到原著，少用译文。文摘、内部刊物、会议交流论文等一般不列入参考文献中。③引用参考文献数量通常不作限制，一般科研论文不超过40条，文献综述类一般不超过50条。④引用参考文献不能够断章取义，要准确无误地引用。⑤参考文献的排列，均以文中出现的先后次序排列，并将序号标注在引用处右上角，外加方括号。

2. *参考文献的著录格式* 参考文献的著录格式，国内外期刊不完全一致，各期刊都有明确的要求。通常有两种格式，国际通用的温哥华式和国家标准GB/T 7714—2005《信息与文献 参考文献著录规则》。具体格式要求可见各期刊当年第一期稿约要求。一般应包括作者姓名、文题、杂志名、卷（期）、页码、出版年份等项。

作者姓名列出前三位，无论中英文都是姓在前、名在后，外文姓氏首写字母大写、用全称，名用大写首写字母简称，每个姓名之间用逗号分开，三人以上用“等”或“et al”表示。后面的顺序是：文题，期刊名称（外文缩写参照Index Medicus），年份，卷［如为增刊，则在卷后加“（增刊）”或“（Supply）”，并在括号内标明增刊号码］，起止页码。下面介绍几种常用参考文献著录格式。

（1）期刊

［序号］. 主要作者. 篇名［J］. 期刊名，出版年份，卷次（期号）：起止页码.

［21］杨漂羽，施姝澎，张玉侠，等. 住院新生儿母乳喂养循证指南的改编及评

价［J］. 中华护理杂志，2018，53（1）：57－64.

（2）图书

［序号］. 主要作者. 书名［M］. 其他责任者. 版次（第一版不标注）. 出版地：出版者，出版年：起止页码.

［1］金汉珍. 实用新生儿学［M］. 2 版. 北京：人民卫生出版社，2000：54，172－173.

［2］凯瑟琳. 护患沟通技巧［M］. 陈芳芳译. 5 版. 北京：人民卫生出版社，2013：12－13.

（3）电子文献

A. 一般网上文献

［序号］作者. 标题［EB/OL］.（上传或更新日期）［检索日期］. 网址.

［1］上海理工大学中英国际学院. 中英国际学院首届学生华业典礼隆重举行［EB/OL］.（2011－07－25）［2011－07－26］http://www.usst.edu.cn/s/1/t/65/5a/e6/info23270.htm.

B. 网络数据库中的电子文献

［序号］作者. 标题［DB/OL］.［检索日期］. 网址.

［2］上海市人民代表大会. 上海市制定地方性法规条例［DB/OL］.［2011－11－21］. http：//d.gwanfangdata.com.cn/Claw_ D310016962.aspx.

C. 网络优先出版期刊论文（刊期号未定）

［序号］作者. 标题［J/OL］. 刊物名称［检索日期］. 网址. DOI：DOI 号.

［2］周鹏. 浅谈高职英语教学中跨文化交际意识及能力的培养［J/OL］. 教育教学论坛［2011－12－13］. http://www.cnki.net/kcms/detail/13.1399.G4.20111109.1127.001.html. DOI：CNKI：13－1399/G4.20111109.1127.001.

（4）专著、论文集等

［序号］. 析出文献主要责任者. 析出文献题名［文献类型标志/M］//源文献主要责任者. 源文献题名. 出版地：出版者，出版年：析出文献的页码.

［1］白书农. 植物开花研究［M］//李承森. 植物科学进展. 北京：高等教育出版社，1998：146－163.

（5）学位论文

［序号］. 作者. 题名［D］. 培养单位所在城市：培养单位，出版年：页码.

［1］许庚. 人鼻粘膜纤毛系统的研究［D］. 长春：白求恩医科大学，1987：32－35.

（6）报纸

［序号］. 作者. 题名［N］. 报纸名称，出版年份－月－日（版次）.

［1］丁文祥. 数字革命与国际竞争［N］. 中国青年报，2000－11－20（15）.

第九章　护理论文写作程序

护理论文的撰写，是撰写者护理学及相关学科知识深度、广度和综合能力的体现，也是护理学自身发展的成果结晶。一篇护理论文，从构思、修改，到最终定稿，撰写过程大致可分为下面几个步骤。

第一节　拟定主题思想和拟投刊物

Huth 在《怎样撰写和发表医学论文》一书的开头写道：在坐下来写作之前，首先应回答以下六个问题：①想写的内容是什么？②这篇文章值不值得写？③我过去发表过这样的文章没有？④最好用什么文体来表达？⑤哪些读者会对这类文章有兴趣？⑥ 本文投什么期刊为好？这些问题集中起来主要是两点，即想传达的信息是什么和文稿投向何处。

一、拟定主题思想

要写科研论文，总得给读者提供些新信息。所谓新，或者是前人未做过、文献未记载的；或者虽有过报道，但本文能给予充实、发展的；或者在科学文献中虽非首创，但对某个特定范围的读者是新鲜的。有了这种新信息，便有了值得与别人交流的东西。

事实上，什么可以写，什么值得写，抓住什么主题，研究者随着研究工作的进展和文献调查的深入，总是在不断思索、不断坚定或者调整自己的想法。但临到动笔之前，还需要经过一段时间的集中思考，以便作出抉择。

二、期刊的选择与评价

向哪一种期刊投稿，最后确定虽在完稿之后，但大致初步选定则最好在写稿之前。因为选择何种刊物，对于论文的篇幅、材料的选择和组织乃至文字表达等都关系甚大。选择期刊大体上应考虑：①能刊登你这类主题的刊物有哪几家？②它们拥有什么样的读者群体？③它们在学术界的声望如何？它们的发行量有多大？④它们从收稿到刊出的间期有多长等。

国内外对学术期刊都有一些评价方法或指标体系，一般对高水平学术期刊的分类包括 SCI，SSCI；核心期刊；CSSCI；CSCD 等。在这里主要对国内期刊的选择做一介绍。

（一）选择国内期刊首先要谨防假冒伪劣刊物

垃圾刊物、非法刊物以敛财为目的，利用媒体或邮件招摇撞骗，投稿人应谨防上当受骗。投稿人所选刊物首先应该是具有国际标准连续出版物号（International Standard Serial Number，ISSN）和国内统一连续出版物号（CN ）两种刊号的正式刊物。投稿人可以通过登录国家新闻出版广电总局官方网站，在“在线查询”中输入想要查询的期刊直接搜索，以此查询并识别期刊的真伪。

（二）核心期刊

核心期刊是指刊载与某一学科（或专业）有关的信息较多且水平较高，能够反映该学科最新成果和前沿动态，受到该专业读者特别关注的期刊。核心期刊信息量大，内容质量高，论文被引率、被索率、被摘率、借阅率较高，是可以代表某学科某专业最新发展水平和趋势的期刊。我国目前已经出版了一些核心期刊目录，其中《中文核心期刊要目总览》由中国知网、中国学术期刊网和北京大学图书馆期刊工作研究会联合发布，即为北大核心期刊目录，受到学术界的广泛认同。自 1992 年推出《中文核心期刊要目总览》以来，每 4 年，按照惯例，北大核心期刊目录由北京大学图书馆评定一次并出版新版《北大核心期刊要目总览》，已于 1992，1996，2000，2004，2008，2011，2014，2017 年出版过八版。该书为全国各类大专院校进行职称评定提供了理论参考依据，具有一定的学术影响力。目前，最新版《中文核心期刊要目总览（2017版）》里收录的护理期刊有：《中华护理杂志》《护理学杂志》《护理研究》《解放军护理杂志》《中国护理管理》。

除北大核心期刊目录外，南大核心期刊目录也是被高校和研究所广泛参考的重要期刊目录。《中文社会科学引文索引（CSSCI）》，即南大核心期刊目录，是由南京大学中国社会科学研究评价中心开发研制的 CSSCI 期刊指标体系确定的 CSSCI 期刊，主要是针对人文社科类的高质量期刊，其刊载的学术论文称为 CSSCI 收录。近年来，CSSCI 收录了一些护理与其他学科合作研究的相关论文，包括有关“社会保障”“长期照护”“护理保险”“养老服务”等论文。

此外，《中国科学引文数据库》（Chinese Science Citation Database，CSCD）也有一定的学术影响力。目前，CSCD 收录的护理期刊（2019—2020）有：《中华护理杂志》《护理学杂志》《中国护理管理》《解放军护理杂志》《中华护理教育》。

（三）统计源期刊

统计源期刊其引文率、转载率、文摘率等指标与核心期刊相对比较低，但是对于护理科研的新手，选择期刊时不仅要分析期刊情况，更应仔细衡量自己已取得的研究成果究竟水平如何，哪些读者可能感兴趣。综合分析主客双方情况，判断刊登的概率，这样，统计源期刊也是一种传播学术成果的正确选择。

第二节　整理材料和文献资料

根据所选择的研究方向，具备适合自己驾驭的护理专业知识，在确定选题、进行设计以及必要的观察与实验之后，做好材料的搜集与选取，是为论文写作所做的进一步准备。这也充分体现了材料是构成论文的基础。写作材料来源一是直接获取，二是间接获取。前者即第一手材料，是作者亲自参与调查研究或观察体验到的资料；后者就是第二手材料，是有关护理专业或专题文献资料。

一、整理材料

科学研究过程中获得的各种原始资料、记录、数据，这些全是感性材料。进行科研总结和撰写论文，则要通过这些感性材料取得理性认识。因此，要使用各种逻辑方法，如比较、分类、分析、综合、归纳、演绎等，对原始资料进行加工处理，对各种数据进行必要的统计分析，以便去粗取精，去伪存真，找出规律性的东西。良好的加工处理，可以把隐藏在原始资料中的很多信息揭露出来；不适当的加工，则可能掩盖重要的信息。

整理实验或观察材料在研究过程中就要经常进行，不应等到写论文时才开始。写作论文时的整理，是按照论文主题的要求，围绕设计时的假说，重新进行挑选、组织安排和加工。要注意，进行这种处理时，一定要尊重客观事实，决不能夹杂主观偏见，人为地制造预期结果。

在动手写作之前整理实验观察材料，是为了从中得出结论和找出支持这些结论的证据。所有证据都应搜集到手，并且摆在面前，才能开始写作。写作不能仅凭留在自己头脑里的印象，不能仅靠记忆。

二、制备图表、照片，选择典型病例

按照预定计划实施的科研工作，完全有可能在论文写作之前先将各种图表制备出来。虽然这些图表在论文中不会全部采用，在采用时还可能有某些修改，如简化、合并等，但事先制备出来，对于写作的缜密与讨论的深入是十分有益的。事先将有关实验数据做成统计表并进行统计学处理，则可根据有统计学意义的结果作出适当结论和

合理的解释。如果统计学分析拖延到论文初稿写完之后，则有可能导致讨论与结论的重大修改甚至完全返工。

在论文写作阶段，一般可绘制草图或利用原始资料中的记录性照片，如心电图、X线照片、CT 照片等。待论文的初稿完成、文中拟用图片确定下来以后，再有选择地精心加工绘制和复制。很多实物照片应在实验、观察过程中随时拍摄。

在有些临床研究中，典型病例具有很强的说服力。写作前把典型病例资料准备在面前，有助于描述的具体贴切和讨论的有的放矢。有些典型病例材料还可能以压缩形式直接纳入文中。使用临床资料应遵循患者或其家属的知情同意原则，并确保医院保存临床资料的完整性不受损害。

三、整理文献资料

在撰写论文时，应将所有搜集到的资料查新复习、整理，进一步明确围绕这个题目前人都做了哪些工作，做到什么程度，提出过哪些观点，有哪些争论，在哪些方面还存在知识的空白点。文献摘录或复印资料较多时要编上号码，并在可能参考或引证的部分做上记号，以便查找。如果能把有关问题写成文献综述，则对撰写论文帮助更大。有经验的作者常在动手写作一篇科研论文的同时，也准备写一至数篇文献综述。

第三节　拟定提纲

写作提纲是文章思路的文字体现，是用序号和文字所构成的一种逻辑顺序，是写作论文的设计图。科技论文有其固定的写作格式，基本也可按照这种模式拟定提纲。比较简短的引言和结论可以不作为主要部分；材料与方法、结果、讨论等都可作为主要部分列出要点或细目，但层次和同一层次中的项目都不宜过多。

按提纲的写法可将其分为以下两类。

一、标题提纲

标题提纲是指以标题的形式把文章各部分内容概括出来。其优点是简洁、扼要，一目了然，文章各部分关系清楚。在论文的材料与方法、结果部分一般都可采用标题式提纲。其缺点是不能明确表达作者的思想，只是作者本人了解，他人看不明白。而且立意谋篇的基本思想没有记录下来，时间久了自己也会模糊。

二、句子提纲

句子提纲是指以能表达完整意思的句子形式把文章各部分内容概括出来。其优点是能明确、具体地表达作者的思想，他人看得懂，自己在写作时也用得上。提纲中的句子，很可能就是成文后各部分、各段落的主题句。句子提纲特别适用于表达作者的论点，故常用于讨论部分。其缺点是文字较多，写起来较费力。

在实际工作中，严格区分这两种提纲形式是不必要的，常需要结合起来使用。通常编写提纲的大致步骤是：①初定标题，确定全篇中心思想；②确定全篇总体安排，例如采用科研论文的通用格式有无须要变动的地方；③在每个大部分下面安排要点和细目，简单的可用标题式写法，复杂的、重要的尽可能写出主题句；④考虑好拟安排于各部分的图表或实物照片；⑤在提纲中列出拟用参考文献的序码、页码。

第四节　起草初稿

执笔写作标志着护理论文书写程序已进入表达研究成果的阶段。在有了好的选题、丰富的材料和详细的提纲基础上，执笔起草写作应该不成问题，但事实却并非如此。要知道一篇高质量或者说比较有分量的护理学术论文，必须内容新颖、充实，文字表达精炼、确切，语法修辞规范。因此，应特别注重下列问题。

一、按规范格式起草

无论是否有详细的论文提纲，都必须按照护理论文书写格式执笔起草。总的要求是按提纲内容的自然顺序书写，如若遇到引言部分难以驾驭，无从下笔，也可暂时先撇下引言从中间主体部分写起，即从本论部分或材料与方法、结果、讨论部分写，这是作者考虑最多、最成熟的部分，写起来比较得心应手。主体部分完成后，回头再写引言，就会感觉容易得多。投稿论文必须详细阅读投稿期刊的稿约，要按照期刊稿约的有关规定执笔起草，绝对不能随心所欲想写什么就写什么，结果可能会事倍功半。

二、撰写过程中不断进行主动反思

撰写论文过程中，应随时不断地进行主动反思，以便确认自己的论述是否环环相扣，前后有无逻辑性，论文前后的观点、叙述风格、用词是否一致，研究结果与研究目的和研究方法是否一致。

三、执笔起草最好“一气呵成”

所谓执笔起草一气呵成，是指在执笔起草的全过程中不是一曝十寒、精雕细刻，而是要求思维的连续性，尽量排除各种干扰，集中精力，从大处着眼，不重小节，也就是只注重立论的逻辑性，并不去反复推敲词语，使文章书写能在短期内一气呵成。即使对于篇幅较长的护理论文，也要部分一气呵成，中途不要停顿。这样写至少有两大好处：一是可以保持思维的连续性、全文构思的连贯性、语词逻辑的严谨性和行文首尾的一致性；二是完稿快，不至于因起草时间过长而破坏作者的写作信心和写作热情。

第五节　修改定稿

文章的修改过程是对初稿的深入加工和重新创作的过程，是护理论文写作程序的一个必需的组成部分，是不可缺少的一个重要环节。一篇好的护理论文，往往需要反复修改多次，然后才能定稿成文。有的护理论文在修改过程中根据最新获得的资料，可能会增删有关内容或段落，甚至还有可能“忍痛割爱”，废除整篇文章的主体部分，或重新写作和构成新的文章。由此看来，文章的修改对于定稿成文有着极其重要的意义。

一、文章修改的原则

护理论文的修改必须遵循新颖性、逻辑性、准确性、条理性和整体性原则。

（一）新颖性原则

论文论点新颖性是护理论文撰写成败的关键。作者在选题时就应该注意所研究和确立的论题或论点的新颖性，而到文章修改环节时就更应注意是否真正具有新颖性，要特别注意查阅有无期刊或书籍刊出。再确认没有他人和有关文章论述过与自己的论点相同，或尽管相同但自己的观点能与之相悖或有独特见解，能在一定范围内产生影响，那么这篇文章的写作才有价值。由此可见，文章修改的首要任务，就是要审定选题的新颖性。

（二）逻辑性原则

在文章修改时，当论题的新颖性确定之后，接下来就必须对文章的逻辑性进行审定和修改。文章的逻辑性是指文字语言的逻辑性、文章结构的逻辑性和论据支撑论点的逻辑性。

（三）准确性原则

在文章修改时，要特别注意论文中所运用的医学概念、护理术语是否准确无误，这是十分重要的。对于引文、遣词搭配、思维方法的准确性，统计数字的准确性，以及结论的准确性等，都必须一一进行审定和修改。由此可见，作者的专业知识水平和写作修养功底是十分重要的。它不但是写好护理论文的需要，同时也是使文章概念准确、文字准确和结论准确的需要。

（四）条理性原则

条理性是指修改过程的条理性和文章的条理性。

1. 修改过程的条理性　修改过程本身要有一个基本的操作程序，一般情况下分为以下步骤：①反复阅读纵览全局，初步发现问题，找出修改方向及内容；②在反复阅读过程中，删除重复的词语和多余的字，更正错别字，补充漏字，使行文流畅，言简意赅；③核对引言是否正确无误；④核查统计数据，必须避免差错；⑤对文章的逻辑性进行检查和修改；⑥请专家、学者提出修改意见，最后定稿。

2. 文章的条理性　这是指文章内容与形式的条理性。护理论文中论据与论点之间的连接、结论与论证过程的连接，甚至文字、句子、段与段之间的连接等，都应有条有理，层次分明。

（五）整体性原则

整体性原则是对护理论文修改所涉及的诸方面的限定。也就是说，上面所提到的文章各个环节和部分，无论是文字、语言，还是论点、论据、论证等都应该从文章整体的角度进行修改，应特别注意文章的整体结构及论点、论据与结论的辩证统一。

二、文章修改的正确态度

论文初稿完成后，作者应该抱着什么样的态度进入修改程序呢？通常一篇优秀的护理论文都出自反复修改，并在修改过程中能端正态度，持否定的观点、深化的观点和完美的观点。

（一）敢于否定

众所周知，对事物的认识要经过“肯定—否定—再肯定”的过程。护理论文的初稿是在肯定选题、选取有关材料，肯定论据及论证论点，肯定文章结构的基础上才能完成。也就是说，没有肯定就不能完成初稿，而在文章修改过程中，要敢于采取否定的态度，自以为是、“夜郎自大”，当然就谈不上对文章的修改了，也就无法认识和纠正文章中的错误与不足。因此，只有对初稿持否定的态度，才能顺利地进入文章的修改过程，才能使文章实现更臻精华的境地。

（二）不断深化

论文初稿是在确定论题、选取相关材料的基础上一气呵成的粗略、简浅的草稿，它有待文章修改时的修正和深化。由此可见，论文修改过程，实质上是作者思维不断深化的过程；是作者对自己所提出的论点和论据继续深入探索与研究的过程。随着这种认识的深化，无疑可促使文章更为完美。

（三）力求完美

要将对文章的力求完美看作是为学做人的态度，只有有具备这样的认知境界与高度，才能对自己所写的论文草稿反复阅读，才能在阅读过程中发现问题，进行及时修改；才会对论文所研究的论题及其表达方式采取认真负责的态度，不敷衍塞责、不刻意雕琢、不文过饰非、不故弄玄虚。这才是文章修改的良好态度。

第十章 不同类型护理论文的撰写

不同类型的护理论文有各自不同的撰写特点，但总体与护理研究型论文一样有比较规范的撰写要求，一般应包括题目、作者署名和单位、摘要、关键词、正文和参考文献等主要部分，但部分内容细节要求有所不同，尤其是正文部分有各自不同的写作方法和要点。第八章已经详细阐述了护理研究型论文的 IMRAD 格式，其他常见类型的护理论文的撰写要点分别叙述如下。

第一节 护理综述论文的撰写

护理综述是指以某一护理专题为中心，收集、查阅大量国内外近期文献资料，并对其进行整理、归纳、分析、整合后撰写而成的专题学术论文。综述可以使读者在短时间内获得护理问题的历史和现状，并在学术争鸣上受到启发，在护理实践中有所借鉴。综述的英文是 review，具有评论、回顾、复习的含义。综述不是简单地堆砌和罗列一次文献中的材料，“综”是指综合分析，也就是对收集的资料进行归纳整理，去粗取精，去伪存真，精炼、明确、客观地介绍本专题的有关内容；“述”则是指作者带有自己观点的论述与评价。综述是概括地回顾、整理已发表的原始文献，即以他人的研究结果为素材，不需要研究者本人进行实地研究。综述是围绕某一问题进行系统、全面的阐述，具有信息量大的特点，篇幅较原始研究论文要长，一般 5000 字左右，也有长达数万字者。引用的文献较多，一般为 15～30 篇，也有 50 篇者。随着护理专业的发展，护理人员对护理信息的需求与日俱增，护理综述论文的作用更显得尤为重要。

一、护理综述论文的写作步骤

护理综述论文的写作一般分为以下几个步骤：选题；检索文献；整理资料；拟定提纲；成文与修改。

（一）选题

护理领域综述的选题范围包括护理基础理论、临床护理、护理技术操作、护理管理、护理教育、社区护理等领域中某一分支、一种理论、一种学说或专科护理中的一个专题，还可以是一种护理操作或技术方法。选题原则力求立题创新，善用自己所长。

【示例】“老年痴呆患者激越行为的护理进展”的选题思路

以“老年痴呆患者的护理进展”为题，写作内容可包括生活护理、饮食护理、居家安全护理、认知矫正、康复护理等多方面内容，显然题材过大。若作者只写“老年痴呆患者的居家安全护理”，则更具体。但居家安全还包括误吸、误服、跌倒、走失、激越行为等内容，作者可以进一步缩小范围，写“老年性痴呆患者激越行为的护理进展”，即体现出选题新颖性的同时，也可以将主题写清楚。当然，如果关于老年痴呆患者激越行为的研究文献过少或缺乏高质量的文献，则应扩大至上一级选题，以获得足够量的文献。

（二）检索文献

综述题目选定后，就要通过文献检索，大量收集与选题有关的中文和外文文献。这一过程称为资料收集过程。按“先综后单、先近后远、先中后外、先专后泛”的“四先四后”的“十六字”方法收集，即“先看综述文献后看单篇文献，先看近期文献后看远期文献，先看中文文献后看外文文献，先看专业文献后看相关文献”的方法来收集与阅读文献。

文献数量的多少是决定综述内容是否新颖的基础，也是衡量综述质量的重要指标之一。在收集资料时，要特别注意文献的发表时间。为了使综述能够反映某护理理论或护理技术操作的新观点、新方法和新技术，应保证所选文献是近期的，一般3～5年内。要收集近几年发表的原始文献。尤其是强调“新进展”时则应选取近2～3年内的新文献。

为保证文献查全和查准，应搜索中文和英文文献，务必阅读原始文献。此外，在广泛阅读资料基础上，还应对有创新性、权威性，或高质量的文献进行精读、细读和反复阅读。在精读和泛读过程中，要特别注意写好摘录和笔记，摘录内容一般包括作者、题目、刊名、年、卷、期、起止页、研究目的、研究方法、主要结果和结论。

（三）整理资料与拟定提纲

在确定选题、收集和阅读文献之后，就应对文献进行综合分析、归纳整理并拟定写作提纲。提纲的重点是确定前言的内容和正文的各级标题，它要求紧扣主题、层次分明、提纲挈领，并把摘录文献的编号分别置于相应标题之下。在拟定提纲时，应对综述的每一部分的标题和内容加以确定与明确。如引言部分的概要，中心部分的主要内容及小标题，小结的内容和结尾。大体设计出综述的框架，以保证在写作之前做到心中有数。

【写作提纲示例】如“癌症临终患者医患间沟通影响因素及干预的研究进展”[引自：何文齐．中华护理杂志，2018，53（12）：1509－1513]

题目：癌症临终患者医患间沟通影响因素及干预的研究进展

前言部分：概述癌症晚期患者医患临终沟通的意义，点明目前我国有关临终沟通研究存在的问题，提出本文的目的和意义。

中心部分：

1 癌症患者医患临终沟通现状

2 癌症患者医患间临终沟通的影响因素

2.1 医护人员因素

2.2 患方因素

2.3 制度因素

2.4 环境因素

3 促进临终沟通的干预措施

3.1 提升医护人员沟通技能

3.2 使用沟通工具

3.3 创造沟通环境

3.4 提高患者健康素养

3.5 综合干预措施

小结部分：总结分析癌症患者临终医患沟通的问题，提出未来的干预研究方向。

（四）成文与修改

综述初稿完成之后，应反复修改和补充，或请同行予以审定，避免在成文中可能出现的错误和不妥之处。审定文稿应着重注意下列各点：①资料来源是否翔实；②引用文献是否正确；③文稿的节段划分是否合理；④符号、计量单位数值是否正确一致；⑤名词、用语是否规范；⑥文稿中是否有产生歧义或可能引起误解的文字。

二、护理综述论文的撰写格式

护理综述论文的书写格式与护理一般性论文书写格式大致相同，通常可分为综述题目、署名、摘要（有的期刊可省去）、关键词、正文和参考文献6个部分。其中，以前言、主体、小结为正文部分。

（一）题目

综述的题目主要由综述涉及的对象及说明构成，如“癌症临终患者医患间沟通影响因素及干预的研究进展”，“癌症临终患者医患间沟通影响因素及干预”是综述的对象，“研究进展”是说明语。目前国内约有一半的综述以“……研究进展”“……新进展”为题，导致综述题目缺乏新意，也可以选择更为贴切的说明语，如“……近况”“……因素分析”“……应用”“……实践”等。

（二）摘要

综述的摘要属于指示性摘要，一般仅概括论文报道的主题，而不涉及具体的数据和结论，一般在200字左右。写作时注意避免摘要和前言相混，不用再介绍选题背景和意义，无须再使用“本文”“作者”等第一人称的词。同时，要反映论文主题思想，不能过于简单，使读者难以获得全文纲要性的信息。

（三）正文

1. 前言　前言一般300～500字，内容包括介绍有关概念或定义和讨论范围、相关护理问题的现状、背景以及存在问题、争论的焦点等，进而说明综述目的和意义，以引出正文。前言应简明扼要，突出重点，开门见山。

2. 主体　主体是综述的主要部分，是护理综述论文的核心内容，通过比较各专家学者的论据，结合作者自己的经验和观点，从不同角度来阐明有关护理问题的历史背景、现状、争论焦点或存在问题、发展方向和解决办法等。以论据和论证的形式，提出问题、分析问题和解决问题。

护理综述论文的主体部分框架，通常是将其不同内容分成几个小部分，每个小部分又冠以一个小标题。一般可按问题的发展依年代顺序写，即纵式写法，勾画出该护理问题的来龙去脉和发展趋势。也可围绕某一护理问题的国内外研究现状，通过横向对比，分析各种观点、方法、成果的优劣利弊，即横式写法。也可采用纵式和横式相结合的写法，如历史背景采用纵式写法，目前状况采用横式写法。总之，主体的写法取决于作者对文献资料的整理和归类的思路。

主体部分的写作要需注意以下几点：①注意综述的逻辑性、综合性。即将分散在各篇文献中的论点、论据提炼出来，并按一定的逻辑思路列出综述的大纲。切忌只将原始文献中的观点罗列堆砌，而没有分析、归纳和提炼。②注意综述的评述性。应在已有文献的基础上客观地发表议论。对专题的研究现状、水平条件等进行具体分析，比较其优劣、评述其利弊，并对其专题研究的发展方向作出预测。③客观、全面地阐述不同观点。对各学派或研究中一致或不一致的观点均应回顾，对不同的意见，肯定的在前，否定的在后，并尽量解释不一致的原因。④表述详略得当。对密切相关的研究应做细节描述，包括作者、研究设计、样本特征和样本量、研究工具、主要研究结果等信息，而不能以“研究结果表明……”简单化阐述。但已经成为常规或常识的内容则可以简单阐述。

3. 小结　小结又称为结论或结语，这部分要求归纳、总结综述主体中提出的各种观点、研究结果、结论，并加以比较、评价，从而指出其实用意义、价值和发展趋势或说明存在的疑难问题，为读者提供新的研究思路和启发。小结部分对于综述论文是必不可少的。

（四）参考文献

参考文献是将文中引证的论点、数据、研究或实验结果的文献来源列于文末，以便读者查阅。参考文献是综述的重要组成部分。正确引用文献，避免将其他论文中的语句直接复制，应在理解的基础上，用自己的语言加以总结和表述。引用的文献必须是亲自阅读过的原文，有时引用内容几经复制，已改变了语句的原意或在原始文献中根本无法找到相应的观点。另外，应仔细检查文献编码顺序，避免排序错误。建议在写作时用 Endnote 或 Noteexpress 等参考文献管理软件进行文献管理和标引。

参考文献的数量和质量可反映综述的价值。综述论文参考文献数量，目前国内期刊一般要求为 15 ~ 30 篇，不宜超过 50 篇；国外文献综述的参考文献可超过 100 篇，甚至可达200 ~ 400 篇。参考文献的质量反映在文献内容新颖、时间新近，对综述题目具有重要参考价值。

（五）示例

癌症临终患者医患间沟通影响因素及干预的研究进展

【摘要】对癌症患者与医护人员间临终沟通的现状、影响因素及干预措施进行综述，从提高医护人员沟通技能、使用沟通工具、创造沟通环境、提高患者健康素养等方面归纳总结干预措施，为医护人员促进癌症临终患者表达个人意愿提供借鉴。（指示性摘要，概括了综述的主题内容，使读者了解了全文的纲要信息。）

【关键词】肿瘤；临终患者；沟通；综述

【前言部分】2017 年国家癌症中心发布数据，中国癌症死亡率高出世界平均水平 17%，癌症死亡人口居全球第一。50% 的癌症患者在疾病晚期存在严重的心理困扰，多数癌症患者与医护人员之间存在沟通障碍，接受着违背个人意愿的治疗，导致患者生命质量下降（说明我国该研究的现状、背景）。医患间的临终沟通可有效减轻患者负性情绪，并为患者提供表达临终意愿的机会，还可以减少患者在生命末期接受过度的生命支持治疗，提高患者生活质量，增加患者满意度，改善家属丧亲结局（说明该研究的意义）。目前，国外已有大量干预研究以解决癌症患者的临终沟通问题，我国癌症患者临终沟通研究很少，且研究多描述与癌症患者沟通的技巧，缺少相关的干预研究（点明该研究目前存在的问题）。因此，本文对癌症患者与医护人员间临终沟通现状、影响因素及干预措施进行综述，以期为医护人员促进癌症临终患者表达个人意愿提供借鉴（说明综述的讨论范围和目的）。

【主体部分】（小标题框架，见上节提纲示例。多为横式写法，边叙边议，列举不同材料和观点，并分析归纳，具体内容略。）

【小结部分】（总结归纳目前癌症患者临终医患沟通存在的问题，提出未来的研究方向和发展趋势。）

综上所述，国外非常关注癌症临终患者的沟通问题，并且已经进行了积极的探索，效果显著，但同时也存在一些问题：各研究对临终沟通质量的评估侧重点各不相同，没有统一的测评工具，不利于干预效果的对比；大多数研究均关注医生或患者，而护士作为与患者接触最久提供服务最多的人群，针对护士的培训或干预却很少涉及；多数研究缺乏理论的指导，效果评价缺少患者报告的结局测量。未来，我国研究者可借鉴国外的干预形式及内容，基于我国独特的文化背景，探索如何促进癌症临终患者的医患沟通，以保证癌症患者在终末期获得最佳的生活质量，无憾地安然逝去。

【参考文献】（中外文献共43篇，其中外文文献37篇，中文文献6篇，5年以内的文献28篇，占65%，具体内容略。）

［引自：何文齐．中华护理杂志，2018，53（12）：1509－1513］

第二节　经验类护理论文的撰写

经验类护理论文是指用于进行护理经验交流，指导临床实践的文章，包括案例报告、个案护理、科研经验、管理经验等。这类论文不需要精细做系统研究，只要内容实事求是、有学术价值，有利于交流经验、积累资料，获得新观点、新知识，并可为进一步研究提供依据即可。下面以常见的案例报告为例进行阐述。

案例报告（case report）是通过对临床实践中单个或多个具有特殊性或代表性病例的护理研究，从而探索疾病在医护过程中的个性特征和共性规律而撰写的报告。案例报告中的案例可以是一例具有典型性的患者，也可以是具有共性特征的多个患者，甚至可以是家庭、团体或社区。另外，案例报告中的案例必须具有特别的意义，能带给读者新的启发和认识，包括①病例本身特殊，如罕见病及疑难重症，突出“新”“特”“奇”，如“1 例恶性萎缩性丘疹病累及多系统病变患者的护理”“12 例经导管主动脉瓣置入术后并发症的监护”；②病例本身没有特殊性，而在护理措施上特殊，如“多发伤患者术后合并骶尾部巨大压疮及多处创面的护理”“造口皮肤黏膜分离伴造口肠瘘患者的护理”。

案例报告包括题目、作者署名、摘要、关键词、前言、案例介绍/临床资料、主体、小结和参考文献，其中作者署名和关键词基本要求与其他论文写作格式相同。

（一）题目

案例报告的题目须涉及研究例数、研究对象和干预要点。题目应突出选题的创新性，如“1 例系统性红斑狼疮合并弥漫性肺泡出血患者的气道管理”“6 例 Cantrell 五联征患儿的围术期护理”“24 例肺淋巴管肌瘤病患者的临床护理”“44 例经皮超选择性肾上腺动脉栓塞治疗原发性醛固酮增多症的护理”。

（二）摘要

案例报告的摘要属于指示性摘要，主要涉及以下内容：本文报告了（总结了）一例（若干例）……的护理，病例概要，护理措施概要和护理效果。字数一般为 100 ~ 150 字。

示例：

3 例肺移植患者分侧肺通气的护理

【摘要】本文总结 3 例肺移植患者分侧肺通气的护理。护理过程中保持双腔气管插管在理想的位置，注意管道的固定和气囊的管理，保持人工气道的通畅，观察呼吸机的参数，预防双腔支气管导管移位等并发症。本组 3 例患者均拔除气管插管，康复出院。

[引自：陈丽花. 中华护理杂志，2014，49（10）：1207 – 1210]

（三）前言

前言主要提出关注的临床护理问题和论文写作的目的。其内容包括某疾病的概念

（罕见病），某疾病或治疗方式的发生率或病死率，治疗护理现状或特点，引出个案。字数在200～300字较为合适。

示例：

1例成人先天性左侧巨大膈疝继发腹腔内高压患者的护理

膈疝是一种内疝，系腹腔内容物通过膈肌的缺损处进入胸腔所致，分为先天性和后天获得性两种（交代该疾病的概念）。先天性膈疝多见于小儿，成人非常少见。成人先天性膈疝发病率不详，临床表现多样，常易漏诊及误诊[1]。一旦诊断明确应尽早施行手术治疗，术后最棘手的问题是出现腹腔内高压，产生多器官功能损害[2]，严重影响患者预后，其病死率高达60%[3-4]（该疾病的发生率和病死率）。目标导向治疗最早于1967年由国外学者[5]提出，现已广泛应用于感染性休克的治疗并可明显改善患者的预后[6]。目标导向治疗提出了一种思路，即尽量将监测指标及实验室结果控制在正常范围内，以提高疾病救治效率[7]（该疾病的治疗现状和特点）。2018年4月我院外科病房收治1例成人先天性左侧巨大膈疝患者，其疝内容物为胰腺、胃、脾脏、结肠大部分和大网膜，大量疝内容物还纳腹腔后出现腹腔内高压，导致患者急性肾功能不全、低氧血症、肠道功能恢复延迟等，经过积极的治疗和精心护理，患者各脏器功能逐渐恢复，康复出院（引出本文个案）。现报告如下。

［引自：俞佳萍．中华护理杂志，2018，53（12）：1521－1523］

（四）案例介绍/临床资料

该部分案例或临床资料应详略得当，要与文章后面介绍的护理措施所要解决的问题相呼应。即多选与护理有关的内容介绍，而不是抄写医生写的病史或叙述过多医生的治疗。案例介绍/临床资料包括以下内容：患者的一般资料；疾病的发生发展过程、治疗方法与治疗效果；与护理措施相关的病例资料。

示例：

1　病例资料

患者，男，61岁，因腹胀、呕吐11h后入院。腹部和肺部CT示：左侧膈疝，左肺下叶膨胀不全。入院诊断：左侧膈疝。患者在全身麻醉下行腹腔镜辅助左侧巨大膈疝修补（疝内容物：胰腺、胃、脾脏、结肠大部分及大网膜）+复杂胸腹腔粘连松解+脾切除+部分大网膜切除术，术中见左侧膈肌缺损范围为10cm×8cm；予脏器复位，切除脾脏；左下肺膨起欠佳，予多次鼓肺后好转，在左侧胸腔放置胸腔闭式引流管1根。术后诊断为左侧巨大膈疝、高血压病。

患者术后入住外科ICU，继发腹腔内高压，导致急性肾功能不全、低氧血症、胃肠道功能恢复延迟等，予降低腹内压、合理液体复苏保护脏器功能、机械通气、营养支持等对症支持治疗。术后第9天拔除气管插管，术后第11天转入普通外科病房治疗，术后第24天康复出院。出院20d后电话随访，恢复良好。

（五）案例报告主体

主体部分的写作常见有两种格式，一种是护理程序格式，即按照护理程序的思路进行资料组织和论文写作，包括健康评估、护理诊断、护理计划、护理实施、护理效果和效果评价六部分；另一种是医学案例报告格式，这是目前国内期刊案例报告的主要格式。主体部分主要内容包括护理措施和讨论两部分组成。

1. 护理措施　护理措施是护理案例报告的核心部分。案例报告属于经验型论文，目的是介绍作者的具体做法，供他人借鉴，因此，护理措施部分必须强调“做了什么”而不是“应该做什么”。对于具体的护理方法，应详细、具体，使读者阅读后能够参考应用。护理措施撰写时应详略得当，对于常规化的护理措施一带而过或不写；对于特殊案例，采取的特殊护理措施需要详细撰写。每项护理措施介绍后需要评价护理效果，如患者有无并发症发生、接受程度、对护理满意度等。需要特别指出的是，案例报告中对以往报道的护理方法，或以往的研究结果，或对护理措施机制的阐述，均应准确标注文献出处，以展现护理措施的可靠性和可追溯性。

2. 讨论　讨论也是案例报告主体的重要组成部分，有些论文将讨论的内容合并在相应的护理措施中介绍。讨论的内容可以是分析所采取措施的原因，或介绍护理措施的理论依据。

示例：接上文，该文主体部分按照医学案例报告格式，按小标题形式逐条阐述主要的护理措施，讨论部分未单列，融入了护理措施中。

2　护理

2.1　降低腹腔内高压的护理

患者术后腹内压高达23mmHg（1mmHg=0.133kPa），设定的目标值为腹内压<12mmHg。①每2h监测腹内压，当下降至15mmHg时改为每4h监测；每12h测量腹围。采用间接膀胱测压法行腹内压监测，将压力传感器的一端连接导尿管，另一端连接测压导线至心电监护仪上，使换能器零点与腋中线和髂嵴交点持平，向膀胱内注入37～40℃的生理盐水25ml，待30～60s膀胱肌肉松弛后测膀胱内压[8]。②腹部B超提示，右腹部中等量积液，即刻行右腹腔穿刺置管引流，引出淡黄色浑浊液体600ml。该引流管使用中心静脉导管，管道细，易堵塞和滑脱。在腹腔穿刺管的尾端用3M胶布高举平台法加强固定。每2h查看管道刻度；每4h观察并记录引流液的量、颜色和性状。为防止管道堵塞，每天1次予生理盐水50ml冲洗，患者在置管期间无堵塞发生。术后第5天复查B超提示，右腹腔未见明显积液、积气，予拔除右腹腔穿刺引流管。③芒硝能将腹腔积液吸出，减轻腹胀、肠道压力及腹腔器官的水肿，有利于肠道功能的恢复，对于降低腹内压可能起到一定作用[9]。指导家属自制30cm×25cm布袋1个，布袋内装入芒硝后缝合，摊平布袋，使芒硝均匀分布，将布袋“井”字形缝针，外敷于腹部观察外敷的效果，当芒硝变硬时及时更换。经过以上护理，患者腹内压逐渐下降，至术后第6天腹内压降至12mmHg。（详细介绍了每项护理措施的具体做法、注意事项，以及他人研究作为依据和支持，并且动态描述了每项措施的护理效果。）

2.2　液体复苏目标值的设定及护理

（内容略）

2.3　纠正低氧血症的护理

（内容略）

2.4　胃肠功能恢复延迟的护理

（内容略）

（六）小结

小结可与前言前后呼应，总结本案例护理特点，谈及在护理工作中的体会和感受，提出今后的研究方向。

示例：接上文。

3　小结

成人先天性左侧巨大膈疝病例临床罕见。医护联合进行全面风险评估，设定目标值，有计划、有目的地实施治疗和护理是决定患者预后的关键。降低腹腔内压力、实施有效液体复苏是护理的核心和难点。

（七）参考文献

案例报告的参考文献数量相对其他类型的论文较少，但文中提及的概念、治疗护理现状及理论依据等内容必须标明出处，供读者查阅。如示例上文“1 例成人先天性左侧巨大膈疝继发腹腔内高压患者的护理”参考文献共 15 篇，其中外文文献 4 篇，中文文献 11 篇，5 年内文献 11 篇，占 73%。

第三节　护理质性科研论文的撰写

质性研究护理科研论文具有形式灵活、文字为主、可读性强三个特点，和量性研究护理科研论文相似，包括标题、摘要和关键词、前言、研究方法、研究结果、讨论、结论、参考文献八个部分。

（一）标题

标题要准确反映研究对象、研究问题和研究性质三个要素。如乳腺癌患者疾病体验的质性研究，标题须用词规范、新颖，一般中文不超过 20 个汉字，英文不超过 10 个英文实词。

（二）摘要和关键词

摘要即论文内容的高度浓缩，包括目的、方法、结果、结论；格式为分点式或段落式；字数为 200 ~ 300 字。关键词主要是用于文献检索，反映论文的研究对象、研究问题、研究性质；每篇文章为 3 ~ 5 个关键词。

（三）前言

一般前言即包括对研究对象的界定、关键概念的界定、研究问题的阐述、研究目的和意义；此外，还有研究背景、国内外研究现状、文献回顾和理论框架。前言，以文字为主，不用插图和列表，不用非通用术语和缩略词，英文缩写首次出现要给出中英文全称。前言须开门见山，紧扣主题，言简意赅，突出重点，不宜自我评，不宜用国内首创、替补空白等描述。一般篇幅不宜过长，约 200 ~ 400 字。

（四）研究方法

研究方法中要详细撰写以下内容：①研究性质。为什么用质性研究或特定方法论？

②研究场所和时间。③研究对象，包括纳入和排除标准、样本和样本量（饱和），抽样方法，人口学资料（也可放在结果中）。④资料收集方法，包括如何招募研究对象，如何通过访谈、观察、视觉资料等方法收集资料。⑤资料整理、转录和分析方法，包括分析者是否为团队分析，是否比较团队分析的一致性，是通过软件还是人工进行分析，分析具体步骤，如何提炼主题？⑥伦理审核：伦理委员会；知情同意书；风险控制：如何降低对研究对象的伤害；保护研究对象隐私；研究场所；匿名；资料的储存和处理。⑦研究者介绍，包括以往研究和工作领域；对质性研究的把握度。⑧研究过程中的质量控制，包括研究对象确认；研究者的资历；合理收集研究资料；研究资料分析的严谨。

（五）研究结果

质性研究的研究结果阐述以文字为主，描述主题和次主题的同时辅以研究对象的原话摘录，如个案 A####（说）："####"；或"####"（个案 A）。

（六）讨论

质性研究的讨论和量性研究有很大的相似之处，比如需要讨论本研究的结果和意义：概述本研究结果，突出关键结果；与以往研究进行比较，并阐述联系和区别；阐述本研究结果的意义；阐述对实践的启示，提出建议。讨论本研究设计的严谨性：研究的可信性和真实性；研究的创新性；研究中存在的伦理问题；研究的局限性及对未来研究的建议。

（七）结论

概述研究问题并且阐述是否解决了研究问题，并提出对实践和研究的启示。切记，结论不是研究结果的简单概述，也不是假大空的口号。

（八）参考文献

同量性研究。

示例：

胎儿异常引产产妇产褥期心理体验的质性研究

【摘要】目的：探讨胎儿异常引产产妇产褥期真实的心理体验，为开展针对性的心理干预提供参考依据，促进胎儿异常引产产妇的心理康复。方法：运用现象学研究法并结合广泛性焦虑量表、患者健康问卷，选取 2018 年 6 月—9 月在杭州市某妇产医院产后门诊就诊的13名胎儿异常引产产妇为研究对象，于引产42d后对其进行访谈和心理量表测评，通过Colaizzi 7步法对访谈内容进行分析。结果：胎儿异常引产产妇产褥期心理体验可归纳为4个主题：①产褥期产妇存在不同程度焦虑、抑郁情绪；②负性心理体验与积极心理体验并存；③影响产褥期负性情绪的因素较多；④产褥期产妇的社会支持水平明显不足。结论：胎儿异常引产产妇产褥期的心理体验不容乐观，应引起医院、社区及家庭的关注。

【关键词】胎儿异常；产褥期；心理体验；质性研究；产科护理

【前言】从胎盘娩出至产妇全身各器官（除乳腺外）恢复至正常未孕状态的一段时间称为产褥期。随着“全面二孩”政策的实施，高龄高危产妇相继增多以及受环境因素影响，因胎儿先天缺陷或死胎而引产的产妇数量呈逐年上升趋势。WHO数据显示，2015年中国死胎率达7.20‰，出生缺陷发生率约为5.60%，先天缺陷总引产率为70.66%（说明我国该研究的背景）。胎儿异常引产对产妇来说是强烈的精神创伤性事件，可导致焦虑、抑郁、创伤后应激障碍及复杂性哀伤等严重的心理问题（说明该研究的重要性）。目前，针对胎儿异常引产产妇的心理研究主要集中于终止妊娠期后的住院期间，缺少对该人群产褥期心理体验的关注（说明该研究的现状）。因此，本研究通过对胎儿异常引产产妇进行深入访谈并结合心理问卷测评，旨在了解胎儿异常引产产妇产褥期的真实体验及其影响因素，为开展针对性的心理干预提供依据（说明研究的目的和意义）。

【主体部分】（小标题框架，见上节提纲示例。详细描述了研究方法，在研究结果中描述了主题以及次主题辅以研究对象的原话摘录，具体内容略。）

【小结部分】（总结归纳胎儿异常引产产妇产褥期的心理体验，并提出了研究对今后临床护理实践的启示。）

本研究通过对13例胎儿异常引产产妇产褥期阶段心理体验的深入访谈和心理问卷测评，提炼出产妇在产褥期普遍存在不同程度的焦虑、抑郁情绪；负性心理体验与积极心理体验并存；影响产褥期负性情绪的因素较多；产褥期产妇的社会支持水平明显不足4个主题。医务工作者应充分认识胎儿异常引产产妇产褥期存在的负性心理体验，重视积极心理体验的培养，并通过加强对产妇及其家属的宣教，引导建立正确的疾病认知，提高社会支持水平，以促进其产后的身心恢复。

【参考文献】（中外文献共21篇，其中外文文献5篇，中文文献16篇，5年以内文献9篇，占43%，具体内容略。）

［引自：周小莉．中华护理杂志，2019，54（9）：1359－1363］

第十一章　护理论文发表及撰写存在的问题

护理论文是护理科研工作的书面表现形式，也是最后的成果展示。研究者将撰写的论文在期刊或会议上发表、交流，扩大研究的影响力，通过发表的论文结识更多的护理同行，共同学习，促进护理专业科研和专业实践发展。因此，护理论文发表是护理论文写作的重要一步，护理论文写作由若干撰写环节组成，如果某一环节撰写出现差错，就会导致科研结果出现偏差，结论发生变化甚至导致论文失去意义，无法发表。下面针对护理论文发表和护理科研论文、综述类护理论文、个案管理和经验体会类论文撰写中常出现的问题进行阐述，希望护理研究者能够避免这些问题，以使护理论文可以成功发表。

第一节　护理论文发表

一、了解学术期刊的运作流程

学术期刊运作流程可概括为：作者—主编—外审—责任编辑—生产—使用者（包括作者）。学术期刊运作，首先需要作者提供稿件，接下来是主编审核。国际学术期刊主编一般不是专职编辑，而是教学、研究、编辑“三栖”的大学教授或研究机构资深学者，如《中华护理杂志》的主编是吴欣娟教授。主编负责征稿、与编辑顾问团联系、参加会议、向他的同行推荐期刊、发展期刊的新覆盖领域。目前，高质量学术期刊均采用匿名外部审稿人评审制度，一般由主编或副主编负责将文章发送到部分外部审稿人邮件中，进入审稿流程，审稿意见返回后，最后在主编和副主编对稿件作出学术决定后，由责任编辑来具体操作。责任编辑每天的工作是确保期刊从主编处转来后，及时送到质检部，检查文字输入错误、逻辑矛盾，并经过排版、校对，使文章可以通过数据库和印刷纸本进行生产、发行。另外，责任编辑也经常会参加研讨会议，以提高负责期刊的知名度。因此，了解学术期刊的运作流程，作者有机会参加杂志社主办的护理论文研讨会和学习班，有利于提高论文发表水平和发表概率。

二、选择合适的期刊

见本篇第三章“护理论文写作程序”。

三、认真阅读期刊稿约

所有的期刊都有自己的投稿指南或稿约，有些期刊每一期都会刊登简明的作者投稿须知，而有些期刊则只登在每年的第一期上。不同期刊的作者须知细节要求不尽相同，但主要目的都是为了给读者提供准备稿件的指南，使稿件更符合期刊要求，快速地发表。

示例：《中华护理杂志》稿约

《中华护理杂志》为中华护理学会主办、国内外公开发行的综合性护理学学术期刊，主要报道护理学领域领先的科研成果和临床经验，以及对护理临床有指导作用的护理理论研究。本刊的办刊宗旨是：贯彻党和国家的卫生工作方针政策，贯彻理论与实践、普及与提高相结合的方针，反映我国护理临床、科研工作的重大进展，促进国内外护理学术交流。本刊是中国精品科技期刊、中国百种杰出学术期刊、中国科技核心期刊、中国科学引文数据库核心期刊、中文核心期刊要目总览核心期刊。

1　栏目设置

本刊辟有专家论坛、专家共识、论著、标准与规范、专科实践与研究、理论政策研究、护理管理、护理教育、中医护理、社区护理、职业防护、医院感染控制、基础护理、学术争鸣、证据综合研究、综述、护理工具革新、经验交流、他山之石、学术动态、人文织锦等栏目。

2　来稿要求

2.1　文稿　应具有创新性、科学性、实用性，论点明确，资料可靠，文字精炼，层次清楚，数据准确、规范。

2.2　文题　力求简明、醒目，反映出文章的主题。中文文题以不超过20个汉字为宜。

2.3　作者　作者顺序须在投稿时确定，按投稿系统提示依次录入，姓名、单位和E-mail为必填项目，第一作者和（或）通信作者还须填写电话、通信地址、手机号码、邮政编码、职称和身份证号。因本刊实行双盲同行评议，提交的正文中不应出现任何作者姓名和单位。

2.4　摘要　所有研究型文章须附中、英文摘要，摘要按照目的、方法、结果（应给出主要数据）、结论四要素格式书写。

2.5　关键词　所有文章须标引3~8个关键词。尽量使用美国国立医学图书馆编辑的最新版《Index Medicus》中医学主题词表（MeSH）内所列的词。如果无相应的词，可根据树状结构表选用最直接的上位主题词，必要时可采用自由词。

2.6　医学名词　以全国自然科学名词审定委员会审定公布、科学出版社出版的《医学名词》和相关学科的名词为准，暂未公布学科仍以人民卫生出版社《英汉医学词汇》为准。中文药物名称应使用最新版药典（法定药物）或原卫生部药典委员会编辑的《药名词汇》（非法定药物）中的名称，英文药物名称则采用国际非专利药名，不用商品名。

2.7　图表　每幅图、表应有简明的题目。要合理安排表的纵、横标目，并将数据的含义表达清楚；表内数据同一指标保留的小数位数相同。图不宜过大，高与宽的比例应在5:7左右。图的类型应与资料性质匹配，并使数轴上刻度值的标法符合数学原则。照片图要求有良好的清晰度和对比度。

2.8　计量单位　执行GB 3100/3101/3102—1993《国际单位制及其应用/有关量、单位和符号的一般原则（所有部分）量和单位》的有关规定，并以单位符号表示。

2.9　数字　执行GB/T 15835—2011《出版物上数字用法》。

2.10　统计学符号　按GB/T 3358.1—2009，GB/T 3358.3—2009的有关规定书写。

2.11　缩略语　除本刊规定可以直接使用的缩略语外，其他应于首次出现处先叙述其中文全称，然后括号注出中文缩略语或英文全称及其缩略语。

2.12　参考文献　按GB/T 7714—2015《信息与文献 参考文献著录规则》采用顺序编码制著录，依照其在文中出现的先后顺序用阿拉伯数字加方括号标出。参考文献中的作者，1~3名全部列出，3名以上只列前3名，后加“，等”或其他与之相应的文字。外文期刊名称用缩写，以《Index Medicus》中的格式为准；中文期刊用全名。

3　特别说明

3.1　投稿　投稿请登录中华护理杂志社网站：http：//www.zhhlzzs.com。单位介绍信及基金项目证明等文件请同时上传。单位介绍信中应注明单位对稿件的审理意见、无一稿多投、不涉及保密、署名无争议等项，并注明作者排序、第一作者信息（参见2.3）。若有通信作者，须注明的内容同第一作者。如已有专利，请附专利证书复印件。如论文在本刊刊出后获奖，或被国际著名期刊转载或被国际权威检索系统收录，请作者将获奖证书的复印件寄给编辑部一份。获奖证书可作为本刊增选审稿专家及以后录用稿件的参考。

3.2　费用　作者投稿时须同时缴纳40元稿件处理费。未交稿件处理费者，稿件将不进入审稿流程。稿件确认录用后，将按标准收取版面费并出具电子发票。如收取版面费后作者要求撤稿，不退还版面费。稿件刊登后酌致稿酬，并赠当期杂志。本刊录用的所有稿件，均以纸载体、光盘和网络版形式同时出版。所付作者稿酬中已包含上述各项。

3.3　论文著作权转让书　经审核拟刊用的稿件作者须签署《中华护理杂志》论文著作权转让书，盖公章后寄至编辑部，或扫描后将电子版发给编辑部。通信地址：北京市西城区西直门南大街成铭大厦C座28层《中华护理杂志》编辑部。邮政编码：100035。

3.4　审稿　对投寄本刊的稿件，本刊2周内回复初审意见。凡在接到本刊回执后3个月内未接到稿件处理通知者，系仍在审理中。对不采用稿件，允许作者提出不同意见。作者如欲投他刊，请先与本刊编辑部联系，切勿一稿多投。

3.5　先发表　本刊为具有国际领先水平的创新性科研成果或国际首报论文开辟“快速通道”。凡要求以“快速通道”发表的论文，作者应提供关于论文创新性的说明和查新报告，并附加两份不同单位的专家审议单。符合标准可快速审核，及时刊用。

3.6　联系　稿件及汇款请勿寄给个人。有关稿件事宜，编辑部均与第一作者联系，稿费和赠阅杂志寄至第一作者。

很多期刊会有年度、季度专题报道计划，如《中华护理杂志》2019年专题报道计划包括五大主题：提升临床护理质量方面；提升护士执业能力方面；改善护士职业环境方面；重点专科护理研究方面；社区慢性病管理方面。五大主题下面又分为具体的专题，如在社区慢性病管理方向又分为：老年护理服务需求结构研究专题；老年护理规范化及体系建设研究专题；慢性病患者健康管理研究专题；居家、日间照料、养老护理专题；安宁疗护专题。

此外，在特殊时期很多期刊设定专栏、专刊。例如在2020年新冠肺炎疫情期间，《中国高等医学教育》征集抗疫反思医学教育论文，特设专栏。

实例：“通过抗疫，反思和探讨新时期医学教育的改革与发展，弘扬救死扶伤的医学人道主义精神和坚持真理的科学精神。征稿内容包括：从抗疫谈新时期医学教育的理念与实践；抗疫与医学人才培养模式的改革；从抗疫谈应用型医学人才的培养；抗疫与教学内容的应用性；抗疫与科学精神培养；从抗疫谈职业精神的培养与实践；抗疫期间的课程安排与实施；抗疫期间的网络教学改革与实践；抗疫期间网络教学的组织实施、管理与质量保障；抗疫期间教师如何实践线上教学、考核与交流；抗疫中发生的感人故事、事迹、记事和日记等。欢迎大热心医学教育事业的广大师生员工，包括附属医院教学医院的医务人员、临床教学管理人员，特别是奋战在抗疫前线的医护人员开展医学教育研究，撰写医学教育研究论文，把你们的思考展现在医学教育研究的学术平台上，把你们的研究成果应用于医学教育人才培养和促进人类健康的伟大事业中。”

通常情况，有专题报道计划的，专栏或专题的论文，征集的稿件将进入快速审稿和修稿通道，一旦录用，尽快予以发表。

四、按照稿约，修改完善论文

避免常见撰写问题。护理论文撰写存在的问题详见本章第二节、第三节。

五、避免一稿多投

一稿多投或一稿多发是不良的学术风气，是研究者急功近利的表现，应严格杜绝。所谓一稿多投或一稿多发，是指同一作者或同一研究群体不同作者在期刊编辑和审稿人不知情的情况下，试图或已经在两种或多种期刊同时或相继发表内容相同或相近的论文。产生一稿多投或多发现象有很多原因，最主要原因是投稿人对“约定”不清楚。国内所有期刊在稿约中均规定不得一稿多投，当作者向期刊投稿，应当遵守期刊的“约定”，作者既受约定的保护，也受约定的限制。论文发表后，杂志社将取得专有出版权，如果一稿两登或几登，将引起版权纠纷，使刊物的声誉受损，并造成经济损失。

六、认真校稿，网上投稿

认真校对稿件，避免低级错误，包括错别字、标点符号、格式，以及人名、专有名词等。稿件确定后进行网上投稿。现在越来越多的期刊进行网上投稿，投稿前作者须登录期刊的网站，按系统提示先注册，注册后按网上投稿程序一步步填写、提交相关文件，最后系统将显示是否投稿成功。投稿过程中应识别非法期刊，谨防上当受骗。

第二节　护理科研论文撰写存在的问题

一、选题问题

1. 选题缺乏创新性　护理科研是一个发现问题、解决问题的过程，如果提出的选题缺乏创新性，那么整个科研就失去了的意义。护理科研的核心在于创新，创新可以是不同程度的创新，既可以是完全的创新，也可以是部分创新。创新可以是研究对象、研究方法、分析角度的创新。

2. 选题缺乏实用性　护理科研的目的就是解决临床问题、指导临床实践，如果护理研究的内容缺乏实用性，就失去了研究的价值。

3. 选题缺乏可行性　选择研究课题时一定要确保课题的可行性，先对人力、物力、财力进行评估，确保课题可以顺利进行。

4. 选题范围过大　在临床护理工作中会发现有许多可以研究的问题，在确定选题之前一定要明确研究目的、研究对象和研究问题，防止因研究范围过大而使得研究只有广度没有深度，难以确定写作重点，导致最终结果不够深入。

二、科研设计问题

（一）样本方面

1. 样本量不足　在进行科研设计时要根据研究类型、研究方法、观察指标等确定样本量。抽取的样本要有足够的代表性，如果样本过小，不具代表性；同理，样本量也不能太大，样本太大可能造成研究质量降低。

2. 样本同质性差　明确纳入排除标准时科研进行的最基本保证，就是研究者在进行科研设计时必须明确研究对象群体，这样才能保证研究对象的同质性。

（二）对照组的设立

1. 未设立对照组　在护理科研设计过程中，为了排除干扰因素，应设立对照组。有些研究设计没有设立对照组，而是进行自身前后对照，这样将无法判断最终结果是否受干扰因素影响。

2. 对照组缺乏可比性　对照组和实验组要求具有同质性，这样最后结果才能证明干预措施是否有效。但某些对照组与实验组不具有同质性。

（三）指标评定标准不明确

在进行研究介绍时应该明确文献检索工具、判断依据等，以便于读者对研究结果进行检验。但某些论文总缺乏判断标准，使得论文的科学性降低，研究无法重复。在选定研究工具或判断依据时最好选定公认或可信度比较高的，这样研究结果才比较有说服力，也有利于其他研究者参考。

（四）资料收集方法模糊

资料收集是在经过严密的实验设计后从研究对象中收集有用数据的过程。资料收集是一个系统的有计划的过程，是回答研究问题、验证研究假设的关键。在论文写作过程中，应明确资料收集的具体方法和程序。例如，问卷发放，应明确发放时间、地点，发放和回收方式，回收率和有效回收率等；测量某一指标时，应该明确具体程序、方法及结果判定依据。

（五）资料分析方法存在的问题

在护理科学研究过程中，正确运用统计学方法对收集到的数据进行归纳和分析，是研究结果科学性和准确性的保证。统计学方法包括描述性和推断性统计方法。统计描述是对资料的数量特征及其分布规律进行描述，采用统计指标、统计图和统计表等方法；统计推断是用样本信息推断总体特征的一种统计方法。但有些护理科研论文中常出现统计结果表达不恰当及错用统计学分析方法的问题。

1. *结果表述不准确*　一些科研论文的结果数据不够准确，没有写明具体数据。如采用“绝大多数”“约四分之一”等语言描述，模糊不精准，不符合科研工作的严谨性。

2. *仅凭数值大小，未进行统计学分析就下结论*　在抽样研究中，样本所得数值与总体的真实值之间存在一定的差异，即抽样误差。在比较组间某个观察指标是否存在差异时，必须进行假设检验，根据 P 值大小来判断样本之间是来自抽样误差，还是总体之间存在本质差异。而有一些科研论文的结果不进行假设检验，仅凭数值大小就下结论。

例如，研究者将 120 名护生分为实验组和对照组，每组各 60 名。实验组实施以问题为基础的教学方法，对照组实施传统的教学方法，在结果部分描述为“两组护士学生理论考核成绩优秀率分别为 92.3% 和 65.8%”，于是研究者认为，以问题为基础的教学方法优于传统的教学方法。从该研究设计可以看出，对教学方法的评价是以成绩的优秀率或非优秀率作为标准，但优秀率及优秀的成绩范围不做定义时，仅用优秀率不能说明哪种教学方法更好，建议采用两样本均值 t 检验的方法进行统计比较，才能更准确地判定哪种教学方法更好。

3. 统计学分析方法交代不清楚　为便于他人对结果进行核对和二次评价，在描述结果时，应明确交代采用的统计学分析方法，并列出原始数据整理汇总结果及相应的统计量值和 P 值。但有些研究论文中，出现“经统计学分析，差异有统计学意义（$P<0.05$）”这样对结果的描述，读者无法判断研究中的统计学分析方法是否正确，也就无法判断结果是否正确和可靠。

4. 偏态分布资料以正态分布来描述　正态分布的资料用均数和标准差来描述，采用 t 检验、方差分析等统计学分析方法；偏态分布资料采用中位数和四分位数间距描述，采用秩和检验的方法。

例如，在护理科研论文中，出现“实验组患者工作年限（5.2±6.8）年，对照组患者工作年限（5.6±6.5）年”，该结果为偏态分布，因此应写出中位数。

5. 误用独立样本检验代替配对 t 检验　研究中，当两个独立样本的数据均符合正态分布，而且两样本总体方差相等时，推断两个样本均数是否相等，采用两独立样本的 t 检验；当配对资料的配对差值符合正态分布，比较某项措施是否有效，采用配对 t 检验研究将两者混用。

例如，某研究者对 84 例手术患者采用思维导图实施心理疏导。结果显示，实施心理疏导前患者焦虑自评量表（self-rating anxiety scale，SAS）得分（58.53±5.89）分，实施心理疏导后患者 SAS 得分（31.15±6.97）分，经两独立样本的 t 检验，干预前后，差异有统计学意义（$P<0.05$）。该研究为自身对照，应采用配对 t 检验比较干预前后 SAS 得分的差异，而论文中采用了两独立样本的 t 检验，加大了犯Ⅱ类错误的概率。

6. 方差分析时不进一步做两两比较　科研工作中，经常将研究对象按照处理因素的不同分为多个处理组，各组采用不同的措施进行干预，然后判断多个处理组之间有无差别，此时可以使用方差分析法。进行方差分析时，或 $P<0.05$ 或 $P<0.01$，说明不同组别之间的差异有统计学意义，但不能说明哪两个组之间存在差异，须进一步做两两比较才能确定。但有些研究不进行两两比较，直接从数据的大小得出有无差异的结论。

例如，一位研究者通过调查，对中专、大专、本科护士 3 组护士的疼痛知识得分进行比较，用方差分析 $F=6290$（$P<0.01$），差异有统计学意义，于是推论学历越高的护士，疼痛认知水平越高。论文中，$P<0.01$，说明不同学历护士疼痛认知水平之间存在差异，但不能说明哪两个文化程度的护士之间存在差异，须进一步做两两比较才能确定。

7. χ^2 检验时不注意各公式的适用条件　四格表 χ^2 检验的计算公式有专用公式、校正公式和 Fisher 确切概率法。其适用条件不同，不能混用。若样本总例数 $n\geqslant 40$ 且所有的理论频数 $T\geqslant 5$，可用四格表 χ^2 检验的专用公式；若样本总例数 $n=40$ 且有 $1\leqslant T<5$，

可用四格表χ^2检验的校正公式；若样本总例数$n<40$或$T<1$，则用 Fisher 确切概率法(可用统计分析软件进行)。

8. *相关分析结果表达不恰当*　在进行相关分析时，计算出 r 值后，须对其进行假设检验，以判断这种相关是本质存在，还是由抽样误差所致。因此，在报告结果时，须同时报告 r 值和 P 值。P 值代表两变量是否存在本质相关，r 值则代表相关的方向和程度。而有些论文在对相关分析结果的描述时却出现了错误。

例如，某研究者拟探讨“肾移植患者术后生活质量现状及其相关因素”。研究者将肾移植患者术后生活质量总分分别与患者年龄、术后时间、经济收入和社会支持总分进行相关分析，一是术后时间与生活质量总分的相关分析结果为“$r=0.127$，$P>0.05$”。由于$P>0.05$，因此两者无相关。而作者却描述为“术后时间与生活质量总分呈正相关，但无统计意义”。二是患者年龄与生活质量总分的相关分析结果为“$r=-0.387$，$P<0.01$”。由于$P<0.01$，因此存在相关性，但将其描述成“高度负相关”是错误的。一般来说，当$r\geq0.5$时，才称为高度相关；当$0.3\leq r<0.5$时，称为中度相关；当$r<0.3$时，为低度相关。

(六) 违反护理伦理原则

护理研究对象大多数是人，在护理研究中，应遵循的最基本原则包括尊重人和尊严的原则、有益原则、公正原则，同时患者应做到知情同意。但在护理科研论文中，仍出现违反护理伦理原则的问题。

1. *不尊重受试对象的自主决定权*　研究过程中，应告知受试对象整个研究的所有事宜，他们有权决定是否参加研究，并有权决定是否退出研究，且不应受到治疗和护理上的任何处罚和歧视。如某些研究在未征得患者知情同意的情况下，就将其分至各组，违反了护理伦理原则。

2. *剥夺对照组本应享有的干预措施*　有些为了探讨干预措施是否有效，故意不对对照组患者实施干预措施，这样就人为地增加了对照组患者出现并发症或其他问题的机会，从而给患者带来潜在的风险或伤害。

3. *给研究对象带来伤害*　有些护理研究是为了证实新技术、新方法的有效性，如果缺乏充分的理论或实践基础，就可能给患者带来潜在的伤害，从而违反护理伦理原则。

4. *测量本身带来额外伤害*　有些研究为了验证干预措施的效果，可能需要采集一些治疗和护理常规之外的指标。如果这样，有可能会给患者带来身心痛苦和额外的医疗费用，从而违反护理伦理原则。

三、资料信息不充分

（一）前言立题依据不充分

前言部分要求阐明立题和研究目的，以表明该研究的必要性和重要性。但有些论文的前言仅论述了一些与主题内容关联性不大的内容。例如，研究者拟探讨“延续性护理对肠造口患者自我护理的影响”，前言中只是论述了肠造口患者患病现状、患病对患者的危害、患者疾病知识的需求等，这些内容与研究主题关系不大，应着重阐述肠造口患者自我护理现状，自我护理水平差的不良后果，从而引出本文的研究目的。

（二）研究对象信息不充分

护理科研资料来源于研究对象，应根据研究的目的，将研究对象的某些条件进行详细交代，如纳入和排除标准、样本来源、抽样方法及人口学特征。但有些论文中没有交代样本的来源和样本选择的时间；人口学特征缺项。一般来说，人口学特征应包括年龄、性别、文化程度、婚姻状况等，如研究对象为工作人员，同时还须介绍职称和工作年限等。

（三）随机分组方法含糊不清

随机化是护理研究设计的基本原则之一。有些作者对随机的概念不了解，在进行分组描述时，有些作者仅用“随机分组”一词进行笼统描述，或将方便抽样当做随机抽样。写作论文时须详细交代抽样的方法及过程，以及抽样过程中特殊情况的处理。

（四）干预措施欠具体

干预措施应具有科学性、客观性、可操作性和可行性。如干预措措欠具体，或无操作性，其他研究者不能重复，则影响了研究的科学性和可信性，而且不利于其他研究者借鉴。例如，某研究拟探讨“心理干预对改善乳腺癌患者焦虑情绪的影响”，心理干预包括安慰、鼓励、社会支持等，但这些方法均没有介绍由谁来实施，如何实施等。

（五）参考文献引用不充分

文献资料是反映论文真实可靠的科学依据，可为读者提供必要的信息。但有些论文虽引用了他人的数据或观点，却不作标引，或标引的文献量不充分却妄下结论。

第三节　其他类护理论文撰写存在的问题

一、经验类护理论文撰写存在的问题

经验类护理论文是指将日常工作中的经验进行总结归纳形成的文章，为进一步深入探讨某一方面的临床护理问题提供参考和线索，是产生新理论、新方法、新技术的基础。因此，论文应着重介绍护理工作中的做法和体会，对他人有借鉴的作用。下面列举经验类护理论文写作中存在的问题。

（一）方法问题

1. *方法不具体*　护理总结类论文中“方法”是核心部分，应具体明确，以便他人了解和学习。但有些论文对“方法”部分的撰写抽象且空洞，缺乏可操作性，读者不能按照作者的描述重复到自己的实际工作中。

例如，论文想介绍“护士采用良好的沟通技巧，为患者提供心理支持，以降低患者的疾病不确定感”。但作者在论述中并没有具体介绍护士采用什么沟通技巧，采用什么方法提供心理支持，采取什么措施降低患者的疾病不确定感，而只是描述了一些原则和目的，可操作性差。

2. *“方法”中混杂评论*　护理总结类论文中“方法”部分应重点介绍方法的具体实施过程，不需要过多地评论。但有些论文在描述方法时，加进了许多评论性语言。例如，“将动画所具有的视听合一功能与计算机交互功能结合在一起，产生一种图文并茂、立即反馈的人机交互方式，有效地激发了学习者的学习兴趣，产生强烈的学习欲望，从而形式学习动机。本科室将原本比较抽象、不易直观的椎间盘的解剖结构，椎间盘与相邻神经根的关系，腰椎间盘突出症的发病原因、发病过程、病理分型、治疗方法、常见手术方式、功能锻炼方法、日常活动要点等医学知识视觉化，通过各种特写效果在屏幕上清晰地呈现。”动画演示优点这一部分内容最好移到“体会”部分来写，而在“方法”部分则重点介绍“如何做的”，即如何将复杂的疾病过程及治疗护理康复措施动画化，具体怎么操作，或者说实现动画化时有哪些模块，这些模块是如何实现的。

（二）结果表达问题

结果是反映护理经验或做法的效果，应列出护理工作中收集和记录的数据。但有些论文结果部分较空洞，例如，“护理质量得到较大的提高”“有效降低了患者并发症的发生率”，这些结果都缺少必要的数据支持。

（三）小结问题

经验类护理论文的小结部分，是对应护理过程以及获得的效果进行综合、归纳、总结的过程，也是作者提炼观点说明论文中心思想的过程，并说明实施临床护理措施效果好的原因和意义，此时可结合文献资料中的理论依据来说明，以提高论文的科学性。但有些论文缺少“小结”部分，或列出“小结”，但缺乏“体会”，多是重复效果的内容，没有对效果进行综合、归纳、分析和总结以达到经验的提炼和升华，引起读者也去尝试的兴趣。

二、个案报道类护理论文撰写存在的问题

一篇好的护理个案论文，在选题中应有一定的护理特色，即存在不同于常规的护理问题。在写作上，围绕该个案的具体情况，动态描述其问题和措施。但有些作者在写护理个案论文中脱离了个案实际情况，选择的个案针对性差。下面列举个案报道类护理论文写作中存在的问题。

（一）前言没有阐明选择个案的理由

前言中应强调选择的个案病例有什么特色，即存在不同于常规的护理问题和护理措施。但有些个案前言部分没有明确阐明选择该个案的原因，突出不了选择此个案的特色。

例如，“一例多胎妊娠经阴道穿刺减胎术的护理”前言只提到“对于多胎妊娠，减胎是一种相对安全有效的处理方法，降低风险，为母婴安全提供良好的保证。现将护理过程报道如下”。文章前言没有点明个案的特色，也没有明确报告个案的重要性，如多胎妊娠经阴道穿刺减胎术会有什么并发症，其对孕妇的影响等。

（二）病例介绍没有围绕护理问题来写

病例介绍主要描述个案的性别、年龄、症状和体征、主要的治疗等疾病动态资料，重点介绍与护理问题紧密相关的问题，让读者对个案的护理情况有总体了解。而有些个案在病例介绍时重点不突出，没有围绕与护理相关问题来写。

例如，“1 例腹膜后肿物切除术后乳糜漏的护理”个案病例介绍“患者，女，49 岁，行腹膜后肿物切除术 + 左侧卵巢切除术 + 部分子宫切除术后发现腹部越来越大，于 2014 年 10 月 22 日收入院，入院后患者实施置管术，生命体征平稳，……采取内科治疗（沙培林腹控注射），入院 25 天后康复出院”。该个案的病例介绍没有将重点放在乳糜漏发生过程和症状上，导致护理措施无特色内容可写。

（三）护理措施针对性差

护理个案描述的是一个具体病例，应围绕该个案的实际情况，描述其护理问题、采取的措施及其动态变化，但有些论文只是笼统地描述了该个案出现的情况。

例如，“一例多胎妊娠经阴道穿刺减胎术的护理”中，心理护理提到“因不了解情况，大多数患者会产生紧张、焦虑、恐惧心理，护士术前应多探视，向其介绍手术过程和措施，以得到孕妇的主动配合”。该个案讲到“大多数患者会产生紧张、焦虑、恐惧心理”，对本个案患者的心理状态没有进行描述；在实施心理干预方面，用“护士术前应多探视……”，而没有提到护士如何根据该孕妇的心理状态实际采取的措施。因

此，此个案论文中的心理护理没有结合此个案情况来描述护理问题和措施，缺乏针对性。

（四）护理措施不具体

在撰写护理个案论文时，应将实施的护理措施介绍明确和清楚，以便他人能借鉴。但有些个案护理论文中对采取护理措施描述得不具体。

例如，“管道护理：引流管是治疗和护理重点，须严密观察并记录引流液的量、颜色和性状，妥善固定，防止引流管受到挤压、牵拉、扭曲和脱落，定时捏挤引流管以防堵塞，更换引流管时要注意无菌操作”。此段笼统地描述了“定时捏挤引流管以防堵塞……”“严密观察并记录引流液的质色和性状……”，而没有具体描述应多长时间挤捏引流管，挤捏的手法如何，多长时间观察并记录引流液的量、颜色和性状，护理措施过于笼统，使他人不能重复此操作。

三、护理文献综述撰写存在的问题

文献综述是作者针对某一主题，在阅读大量相关的原始文献后，对其数据、资料和观点进行归纳、总结、对比、分析和评价，而形成一种专题性的学术论文。读者通过阅读文献综述可快速了解该专题的研究动态和发展趋势，从而明确当前须解决的问题，从中获取研究选题的思路，并能从大量参考文献中获得有关原始研究文献的线索。一篇好的文献综述，应在内容上实用且新颖、论文结构合理、论述有理有据、文献引用准确。下面列举综述撰写过程中存在的问题。

（一）层次混乱

文献综述应结构合理，各层次小标题之间有一定的逻辑关系。同一层次的小标题为并列关系，小标题与其次级小标题为从属或包含关系。综述中常会出现的问题是，小标题层次混乱，甚至在各小标题之间出现交叉和重叠关系。

例如，一篇题目为“影响永久性结肠造口患者焦虑的相关因素”的综述中出现：

3. 影响永久性结肠造口患者焦虑的相关因素

（1）患者个人因素：×××。

（2）癌因性疲乏：×××。

（3）疾病因素：×××。

（4）家庭因素：×××。

文中“（2）癌因性疲乏和（3）疾病因素”出现重叠现象，导致论文层次混乱。

文献综述的层次可以根据一定的结构展开，如时间轴结构，以某一问题的历史发展为轴，分阶段分层；或是以某一问题的专业知识结构为轴展开，如某一疾病的病因、病理、临床表现、辅助检查、治疗护理原则等；也可以以其他具有相关逻辑关系的层次展开。

（二）论据不充分

文献综述的论述应建立在有充分文献的基础上，而下列出现的问题均会导致综述论据不充分，或论点说服力差。

1. *缺少文献支持*　有些综述在论述某一观点时，或在整段文字论述中，没有标引任何文献，均为个人观点的或经验的论述，导致观点缺乏实证支持。

2. *文献量少或陈旧*　有的文献综述无文献或仅1~2条文献，有的引用文献偏于陈旧，从而导致论述的说服力差；还有作者只引用符合自己观点的文献，忽视观点相悖的文献，导致观点具有一定的片面性。

3. *间接引用文献偏多*　文献综述以大量文献为基础，要求作者直接阅读文献的原文，以保证引用的准确性和论述的有效性。但有些文献综述间接引用了许多文献，尤其在文中引用了很多篇综述，都是别人整理分析的结论，没有自己的观点。

4. *文献引用错误*　引用文献的观点和数据必须准确无误，不应断章取义或歪曲作者的原意。某作者综述了“儿科护士工作压力源”，引用的却是急诊科或手术室护士压力源的文章，导致论点缺乏说服力和科学性。

（三）简单罗列文献

综述是围绕某一主题，对相关文献进行归纳和综合的过程，可恰当使用一些连接词，将参考文献有机地归纳在一起。有些综述在论述某一主题时，只是将各文献的结果和观点罗列在一起，变成“某学者研究结果显示……”“张某的研究提出……”，这样导致综述内容混乱，缺乏主线。

（四）盲从文献的结果或观点

由于目前护理科研水平参差不齐，有些原始文献由于设计缺陷或数据分析错误，所得到的结果或观点并不一定完全正确。但有些作者在引用文献时对有缺陷的设计或有质疑的数据，未持评判性的态度，指出其在设计上的不足及其对结果的影响，而是盲目相信和认可文献中的结果和观点，将其作为论述的依据，则可能得出错误的论断。此外，有些文献综述引用的是大量的经验总结类论文，而此类论文的科学性较弱，如将其作为主要论据，所得出的结论也会科学性不强。

（五）盲目提出个人见解

撰写综述时，作者应对与该主题有关的观点进行评价，提出自己的观点，但应有理有据。而有些作者在归纳了相关文献结果后，盲目提出自己的见解。

例如，某综述在论述安瓿的消毒方法时，在归纳了各文献的结果后，发现不同文献对是否需要消毒、消毒次数以及消毒液的选择都存在不一致的观点，最后作者在缺乏依据情况下，提出“我认为安瓿的消毒方法应……”，这样的主观结论，说服力差。其实，此时作者可根据现有的文献结果，总结和分析哪些问题已经得出一致的结果；如观点尚不一致，可提出对该问题下一步的研究重点。

第十二章　英文护理论文撰写与投稿

随着护理专业的发展，国际护理学术交流日渐频繁，英文护理论文写作是国际护理学术交流必需的技能。研究者在中文学术论文的撰写和发表上积累了一定的经验后，通过英文护理论文写作，可在更大范围内分享科研成果。英文学术论文的撰写主要面向国外专业期刊和国际会议两种，无论哪种形式，通过英文护理论文的传播，都可使中国护士得到国际护理同行的认可，并寻找合作研究的机会，以共同促进全球护理专业的发展。

第一节　英文护理论文的结构

英文护理论文撰写与中文护理论文撰写均应遵循基本的学术规范和要求，但由于中国人和西方人思维表达方式与写作风格上的差异，写出一篇好的英文护理论文并不是一件容易的事情。它绝不是将已有一篇现成的中文论文简单逐字逐条翻译的结果，在文章结构和表达方式上有特定的格式与规定，只有严格遵循国际标准和投稿期刊的要求，才能增加论文录用的概率，使研究得到国际同行的认可。

一篇论文是否完整，就要看它是否包含了应该具有的成分。英文学术论文一般由三个部分组成：前置部分、主体部分和附录部分。前置部分 Cover Letter 包括题目、论文作者、摘要、关键词。主体部分，与中文论文相似，按照 IMRAD 格式要求，包括 Introduction，引言/概述；Materials and Methods，材料与方法；Results，结果；Discussion，讨论；Conclusions，结论/总结。附录部分 Appendix，包括插图和表格。对于初学英文科研论文写作的研究者来说，对论文结构的把握至关重要。英文科研论文的基本格式包括以下内容：Title，标题；Author（s），作者；Affiliation（s）and address（es），联系方式；Abstract，摘要；Key words，关键词；Body，正文；Acknowledgements，致谢（可空缺）；References，参考文献；Appendix，附录（可空缺）。下面将详细介绍这几部分内容。

一、Title（标题）与 Author（作者）

论文的标题要清楚、简洁，能够准确地表达研究内容，一般包括研究对象，干预措施和（或）结局指标，研究方法。例如："Postoperative Oral Nutritional Supplementation after Major Gastrointestinal Surgery: a Randomized Controlled Clinical Trial"，我们可以从题目中知道本研究的研究对象为"major gastrointestinal surgery"，即"消化道手术后患者"；干预措施为"oral nutritional supplementation"，即"口服营养补充"；研究类型为"randomized controlled clinical trial"，即"随机对照试验"。标题能够清楚地表明文章的研究内容，使读者一目了然。

标题不等于句子，不必强求主语、谓语、宾语齐全；标题中不要使用缩略词；英文标题中的第一个词和每个实词第一个字母都要大写。中国作者名字的书写，应该按照中国的书写习惯，姓在前名在后，例如 YUAN Hua。

二、Abstract（摘要）

摘要是对整个论文主要内容的概况和浓缩，是让读者在最短时间里全面了解科研论文重要信息的窗口。摘要一般只用第三人称而不用其他人称来写。因主动语态表达清晰、简洁、更准确，容易阅读，所以摘要提倡用主动语态。

摘要一定要根据目标期刊的要求进行书写，如格式、字数要求等。每个期刊对稿件的要求略有不同，投稿前要详细阅读目标期刊的 instruction for author，一旦不符合投稿要求，期刊可能直接拒稿。英文期刊对稿件摘要的要求一般有两种，一种为传统的结构化摘要，包括目的、方法、结果和结论；另一种为非结构化的摘要，以一段简明扼要的语句描述研究内容。下面分别来介绍两种摘要的写作方法。

（一）结构化摘要（structured abstract）

按照目标期刊建议的标题书写，如 Objective，Methods and Study Design，Results 和 Conclusions。目的部分主要是说明研究论文要解决的问题和（或）研究的意义；方法部分一般简要说明研究对象、研究设计的方法、随机分组方法、统计分析方法等问题；结果部分主要阐明通过研究所得到的重要数据及其统计学意义；在结论部分以最简洁的语言总结本研究得出的结论。与研究的重要信息不相关的内容通常可以省略。

示例：

Objective: This study aimed to evaluate the efficacy of post-operative oral nutrition supplementation after major gastrointestinal surgery.（说明研究目的）

Methods and Study Design: A prospective randomized controlled trial（研究设计方法）was conducted to evaluate 174 subjects who were discharged within 2 weeks after major gastrointestinal surgery（研究对象）. The subjects in the study group were prescribed 400 ml/day of Encover® from the day of discharge for 8 weeks, but no supplementation was allowed in the control group（干预组与对照组的干预方法）. The primary endpoint was the weight loss rate at 8 weeks after discharge compared with the pre-operative weight, and the secondary endpoints included changes in body weight, body mass index, Patient-Generated Subjective Global Assessment score/grade, hematological/biochemical parameters, and adverse events evaluated at 2, 4, and 8 weeks after discharge（主要结局指标及次要结局指标）.

Results: The weight loss rate at 8 weeks after discharge did not differ between two groups（4.23% ±5.49% vs 4.80% ±4.84%, P =0.481）. The total lymphocyte count, the level of total cholesterol, total protein, and albumin were significantly higher in the study group after discharge. Diarrhea was the most frequent adverse event, and the incidence of adverse events with a severity score of ≥3 did not differ between groups（2.3% vs 1.2%）（阐明本研究中所得到的研究结果及统计学意义）.

Conclusions: The utility of routine oral nutritional support after major gastrointestinal surgery was not proven in terms of weight loss at 8 weeks after discharge. However, it can be beneficial for early recovery of biochemical parameters（根据研究结果，结合研究目的最终总结出本研究的结论）.

摘自: Kong SH, Park JS, Lee IK, Ryu SW, Park YK, Yang HK, Han SU, Yoon KY, Jeong SY, Jeong MR, Hwang DW, Suh YS, Yoon YS, Seo KW, Park JW, Byun CS, Hur H, Won H, Choi Y, Lee HJ. Postoperative oral nutritional supplementation after major gastrointestinal surgery: a randomized controlled clinical trial. Asia Pac J Clin Nutr, 2017, 26 (5): 811 -819. doi: 10.6133/apjcn.112016.02.

（二）非结构化摘要（unstructured abstract）

非结构化摘要中首先应明确提出要解决的研究问题，然后是本研究以何种方式或科学角度解决该问题，最后是主要的研究结果和结论（这里的结论一定是根据摘要所列的研究结果能够得出的，多余结果不做赘述）。

示例：

At present, central venous access devices (CVADs) are widely used in clinical practice. The reasons for CVAD obstruction caused by precipitated medication or lipids are increasingly complex. However, there is no clear treatment program for CVAD obstruction caused by precipitated medication or lipids（明确提出研究问题）. The target of this study was to analyze data regarding obstruction caused by precipitated medication or lipids in CVADs and to calculate the efficacy of different treatment methods（本研究解决该问题的方式）. A systematic review with meta-analysis was conducted in alignment with the Preferred Reporting Items for Systematic Reviews and Meta-analyses (PRISMA) statement. The PubMed, Web of Science, EMBASE, Cochrane Library, CINAHL, and China National Knowledge Internet databases were searched for original research published before 2018. There were 1356 publications initially screened, with one additional study identified through snowballing. Seven studies met the inclusion criteria（若是目标期刊要求摘要字数较少，此部分可省略）. The reasons for obstruction, except for clot formation, primarily included the following: mechanical complications; lipid deposition; mineral deposition; or drug precipitation. Meta-analysis showed that sodium hydroxide resulted in the highest recanalization rate in lipid deposition, followed by ethanol, and the difference was significant. The efficacy analysis revealed that hydrochloric acid and l-cysteine have similar effects on mineral deposition and drug precipitation. According to this review, the most effective methodology was shown to be the intravenous perfusion of sodium hydroxide in several treatments when the obstruction is caused by lipid deposition. In contrast, mineral deposition and drug deposition are best treated with l-cysteine to recover the patency of central venous access devices（主要研究结果和结论）.

摘自：Zheng LY, Xue H, Yuan H, Liu SX, Zhang XY. Efficacy of management for obstruction caused by precipitated medication or lipids in central venous access devices: A systematic review and meta-analysis. J Vasc Access, 2019, 20 (6): 583-591. doi: 10.1177/1129729819836846.

三、Key Words（关键词）

关键词以名词或名词短语居多，是文献的检索标识，又是论文主题的浓缩。关键词由作者在完成论文写作后，纵观全文，选出能代表论文主要内容的信息或词汇，这些词汇可以从标题中或论文正文中去找和选，从论文内容中选取出来的关键词可以补充论文标题所未能表示出的主要内容。一般论文有3～5个关键词。

四、Introduction（背景）

背景对于整篇论文而言是研究问题提出的过程，这部分重点回答以下问题：①描述研究问题的研究现状；②明确该领域的科研空白，基于以往研究，明确提出需要解决但未关注到的问题；③引出本文的研究课题；④提出研究假设和研究目的。

（一）描述研究问题的研究现状

背景的第一自然段，该部分主要介绍该研究领域的重要性，如流行病学数据、发病率和死亡率等。作者需要总体把握全面而客观的研究证据。通过展开现有的研究成果，经典文献或著作，为读者提供研究领域的大背景。此时，一定要保持国际视野和格局，让国际护理专家（审稿人）对我们的研究感兴趣，并且体现我们的研究应用在不同种族/人群上的可行性，这是国外审稿专家尤其注重的一点。那么这又产生了一个问题，与该研究领域相关的内容很庞杂，如何将它们从庞杂的大背景中引入到论文的主题呢？此时，我们要能够正确选择与我们论文主题相关联的信息，从而保证最后能自然过渡到文章将要探讨的科研课题。

（二）明确该领域的科研空白

背景的第二自然段，描述研究领域的一个概况之后，就要指出目前研究未涉及的领域（或是没有研究透彻的问题），并明确提出研究问题。需要注意的是，问题的提出要具体、明确，如目前该领域没有人研究，或你认为该领域需要对哪方面进行透彻研究等。总之，问题的阐述要紧密对应着你的论文课题。

（三）引出本文的研究课题

背景的第三自然段，提出明确的研究问题之后，就顺理成章地引出对应的研究课题，指出研究课题的创新性。此时，要与研究空白呼应，指出针对研究问题如何进一步开展研究，如本文采用了精准度预测更高的预测模型，或是首次考虑某个影响因子（前人研究没有考虑但是该因子其实很重要）的作用。总之，引出研究课题的同时强调研究的创新性。

（四）提出研究假设和研究目的

背景的第四自然段，需要在背景的结尾提出通过这项科研课题的研究想要达到的研究目的。研究目的描述可以有多种方式，一方面可以根据文章的具体内容拆分成几个小点罗列出来；或按照宏观目的到微观目的，或由微观目的到宏观目的方式进行阐述。此时，主要根据研究成果所能够达到的直接目的开始描述，如果是宏观的就从宏观，若是达到的目的是微观的就从微观开始描述。这样，既能够让读者明白后面内容的大致轮廓，又能抓住读者的注意力，跟着文中展现的线索和方向探究下去。

五、Method（方法）

方法部分主要介绍解决该研究问题所用的研究方法，每种研究方法都有各自的特点，同时，方法的应用会随着研究环境的改变有所不同。所以进行论文写作时，对方法的描述一定要体现该方法在自己研究中的开展过程。下面以应用 meta 分析方法为例进行讲解。meta 分析一般分为这样几个步骤：①检索策略的制定；②数据库的选择；③文献的排除和纳入标准；④文献的质量评价；⑤文献特征的提取；⑥提取数据的处理。

（一）检索策略的制定

一般情况下检索策略的制定，是按照目标人群（population）、干预措施（intervention）、对照（comparation）和结局指标（outcome）来制定的，但是由于我们每个研究者关注的问题研究发展的程度不一样，所以不是所有的研究问题都可以分解成这种格式进行检索。那么，具体的检索策略如何来制定呢？其实，meta 分析检索策略的制定没有一个公式化的适用于所有研究的方法，主要需要把握一个原则，就是通过你制定的检索策略而纳入的文章都能够覆盖你关注的问题的所有研究，但又要有很强的特异性。总之，获得文献的特异性和敏感性就是评价检索策略是否合理的金指标。所以，在文章中对该部分的描述要点就是书写检索策略制定的原则。该部分要自成体系。根据作者描述的有关方法、步骤，不必借助参考文献，可以将研究进行重复。

（二）数据库的选择

数据库的选择要全，并且要体现学科的特点，如护理方面的研究尽量把护理学及医疗相关文献累计索引（Cumulative Index of Nursing & Allied Health Literature，CINAHL）纳入目标数据库。另外，中文数据库也要纳进来，若是无法纳入一定要将无法纳入的理由陈述清楚，例如：目前中国没有相关的研究；或根据检索策略获得的中文研究没有本研究所需的结局指标等。

（三）文献的排除和纳入标准

该部分是体现自己研究特点的关键部分，一般要明确介绍研究的样本人群、结局指标、研究设计等。

（四）文献的质量评价

该部分是针对自己所纳入的研究的研究设计选择相应的质量评价工具。

（五）文献特征的提取

文献特征的提取是体现 meta 研究特点的关键部分，研究特征的提取一定和自己要解决的问题密切相关。例如，有些研究问题为了突出地域的特征就要在这部分研究发生的地域作为一项，假如这不是本研究关注的问题，那么这项就可以舍去。

（六）提取数据的处理

数据的处理主要是针对已纳入研究的具体数据的处理方式。例如："本研究中所纳入的一项研究中包括 A 组和 B 组比较，A 组和 C 组比较，在本研究被视为两组数据进行统计处理。"

总之，方法部分一定是描述某种研究方法在实际研究中的应用过程。英文护理学术论文很注重方法部分，要求针对具体的研究课题，详细描述方法的应用过程，以及研究方法推广应用的意义。

六、Results（结果）

结果部分要求直接、客观描述遵照本研究方法获得的结果，包括观察、检测、比较和分析的结果等。结果部分的结构顺序，应符合解释构成科研项目的整体思路，简要阐述项目中每个环节或每项实验中的最重要的结果，按照一定的逻辑关系，一般是按照主要结局指标、次要结局指标的顺序展现出来。结果的描述一般是必要的文字描述结合图和表格的形式。不同的期刊对图表的数量要求不同，必要时可利用图片编辑工具将过多的图片予以合并。

七、Discussion（讨论）

讨论部分最基本的目的是为了诠释和阐述研究结果和数据。诠释是指用易于理解的词语解释和说明这些数据的意义；阐述是指展示研究结果的逻辑推理过程，回答 4 个问题，即为什么要做？做了什么？答案是什么？答案的意义是什么？讨论是根据研究结果结合参考文献得出最终研究结论的过程。

讨论第一自然段是阐述最主要的研究发现，切记这部分不是文章结果的复述，而是陈述和结论相关的主要结果。后面的段落依次对关键的研究结果进行简明扼要的解释，并分析出现或未出现预期结果的原因。在对本研究的结果进行解释时，为了突出解释的科学性和可靠性，一般是在和别人的研究分析对比中进行解释。列举与自己结论一致的研究，同时也要列举和自己不一致或相悖的研究，但是要解释出不一致的理由，如因为两个研究所选择的人群不一致、研究条件不一致等。最后还要在充分的事实和文献理论支持基础上，提出本研究结果潜在的学术价值和广泛的应用前景。

讨论部分的撰写切记：①不要在讨论部分重复引言部分内容，再次赘述研究背景，说明研究的合理性和必要性；②勿要大篇幅重复描述研究结果部分的内容。

八、Conclusion（结论）

结论是对全文的总结，是根据研究的主要发现和成果并经过分析讨论进行概括和归纳而形成的。结论必须立足本研究结果，切忌盲目放大。行文力求简洁，重点突出。在本部分还应就本研究的应用前景和后续研究展望提出建议。

九、References（参考文献）

严谨的科学阐述应当得到前人发表的科研成果或实验结果的支持。科学的伦理观要求人们承认已经为科学作出贡献的科学家的成果。科研论文中的参考文献正是承认前人科研成果的体现。由于科学知识的飞速发展，科研论文中的引文应当是近期公开发表的文献，一般不超过近 5 年（若是文献量有限，年限可以放宽）。标注在文中的参考文献不仅提供了文中引文的详细信息，同时会引导读者去阅读附在论文后的参考文献。所以，参考文献需要按照规范和标准详细列出文献作者的姓名、文章标题、期刊名称、卷号及引文所在页码。文中引文和参考文献有多种不同的格式，外文期刊都会对本刊的论文参考文献格式有详细说明，一定要按照目标期刊的要求调整参考文献格式。在这里推荐一款广泛被国际学者应用的文献管理软件 Endnote。该软件可以根据目标期刊的需要，调整和设置参考文献的引用格式，从而降低研究者在论文格式方面的错误。

写一篇好的英文护理论文需要反复推敲、修改，在最终定稿前需要仔细检查内容、语法拼写、格式、标点符号，核对参考文献，每一个细节都要认真考虑。

第二节　护理期刊的选择

与论文写作同样重要的就是选择一个合适的投稿期刊，当我们费尽千辛万苦写了一篇论文后，如何在茫茫的英文期刊中找到合适的期刊呢？

一、了解评价国际期刊的指标

美国科学信息所（Institute for Scientific Information，ISI）是由加菲尔德博士 1960

年创立的，起初主要是提供科技文献服务，后来逐渐扩展到人文社会科学文献服务，成为世界上最大的信息服务机构之一。其编辑出版的引文索引是全世界首创且收集范围最广的参考工具，主要包括：1961 年建立的科学引文索引（Science Citation Index，SCI）数据库，1973 年建立的社会科学引文索引（Social Science Citation Index，SSCI）数据库。1975 年起，美国科学信息研究所每年发表上一年度的《期刊引证报告》（Journal Citation Reports，JCR），发布其所收录的各种科学期刊的影响因子，藉以评价各种期刊在其特定学科中的影响力。

SCI 和 SSCI 等国际期刊的影响力是以影响因子（impact factor，IF）作为评价指标。IF 定义为：本年度年对该期刊前两年所刊论文的总引用次数/该期刊前两年所刊载的论文总数。IF 越高，表示该刊物所载论文被引用次数越多，在学术界的影响越大。与此相应的是这类刊物选稿严格，退稿率高。一般研究者选择要投稿的英文期刊时，除了先要确定该期刊是不是 SCI，或 SSCI 外，还可以评估其影响因子。

IF 受多种因素的影响，不同学科门类差别很大。比如 2000 年的 JCR，免疫学科，IF 最高者为 50. 34；解剖学科，IF 最高者为 2. 435。不同学科间的最高值相差 20 倍还多。所以，单纯通过 IF 很难对不同学科之间的 SCI 期刊影响力进行比较和评价。为了排除学科发展自身的干扰，目前，中国科学院国家科学图书馆世界科学前沿分析中心（原中国科学院文献情报中心）以年度和学科为单位，对 SCI 期刊进行 4 个等级的划分（学科分区在多个网站都可查到，如 MedSci 和 LetPub 等）。一般而言，发表在 1 区和 2 区的 SCI 论文，通常被认为是该学科领域比较重要的成果。因此，投稿时不能仅把 IF 的绝对值作为参考依据，同时更应关注该期刊在某一学科的分区。在护理领域里 2 区的杂志有《国际护理研究杂志》（INTERNATIONAL JOURNAL OF NURSING STUDIES）。

二、寻找目标期刊

（一）通过期刊查询系统

这里介绍几款比较好用的期刊查询系统。①梅斯医学（MedSci）：在 MedSci 的“期刊智能查询系统”中搜索自己论文领域的期刊，如查找护理学的相关期刊，就可以在大类中选择医学，在二级分类中选择护理（图 12－6－1），护理相关的所有期刊就会被陈列出来。②GeenMedical：在 GeenMedical 的首页点击投稿选刊，然后选择自己所研究的方向，即可显示所有相关期刊的审稿周期、影响因子、期刊分区和中国发稿的分析。③Web of Science：Web of Science 网站上用自带的 Analyse 功能对每种期刊进行分析，包括最近几年收录该类文章的情况；最近几年收录中国作者所写论文的情况；该期刊每年发表论文的总数。这些参考值越高，所投稿件被录用的可能性越大。这些工具给我们提供了很大的便利，节省了自己大海捞针似地去查找期刊的时间。

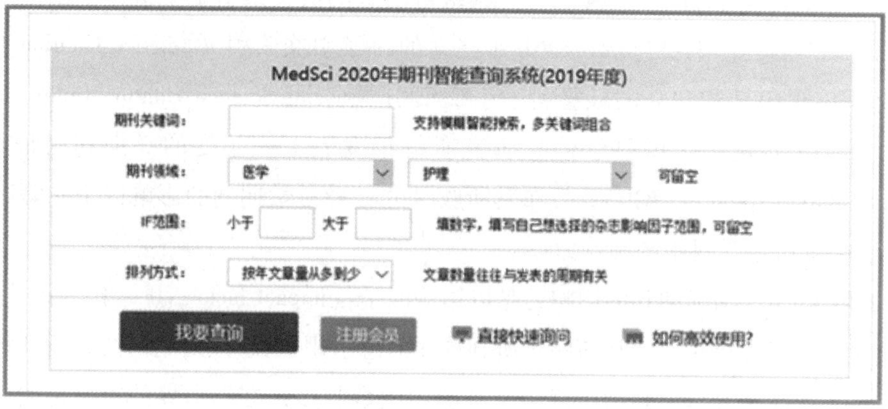

MedSci 2020年期刊智能查询系统(2019年度)
期刊关键词：
支持模糊智能搜索，多关键词组合
期刊领域：
医学
护理
可留空
IF范围：
小于
大于
填数字，填写自己想选择的杂志影响因子范围，可留空
排列方式：
按年文章量从多到少
文章数量往往与发表的周期有关
我要查询
注册会员
直接快速询问
如何高效使用?

图 12－6－1　期刊查询方式一

（二）通过 Elservier 和 Springer 期刊选择服务

以 Elservier 为例，登录https：//www. elsevier. com/zh－cn 网站，然后选择“提交你的论文”选项（图 12－6－2），然后点击“Find a matching journal”（图 12－6－3），将自己的英文摘要复制粘贴到对应的对话框中，然后系统会根据英文摘要匹配出来一些期刊，我们根据自己对影响因子等的要求进行选择期刊就可以了。Springer 的网址为：https：//journalsuggester. springer. com/，界面和流程与 Elservier 相似，在此不再详细介绍。

发挥才能
查找文章
ScienceDirect：全面助力睿智研究
提交您的论文
通过爱思唯尔出版：逐步指南
跟踪您的影响力
量化您所发表研究成果的影响范围和影响力

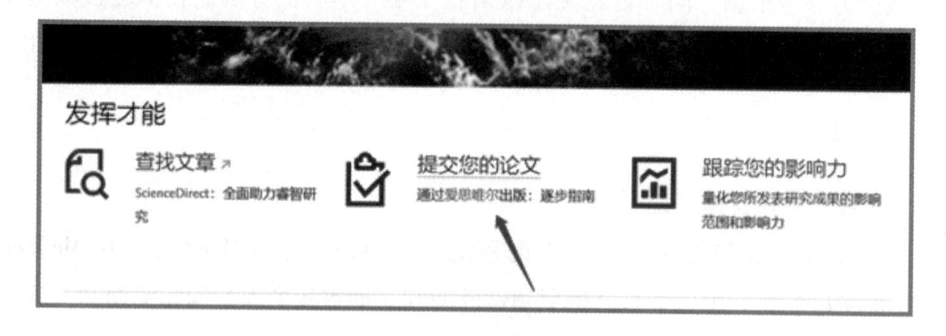

图 12－6－2　期刊查询方式二

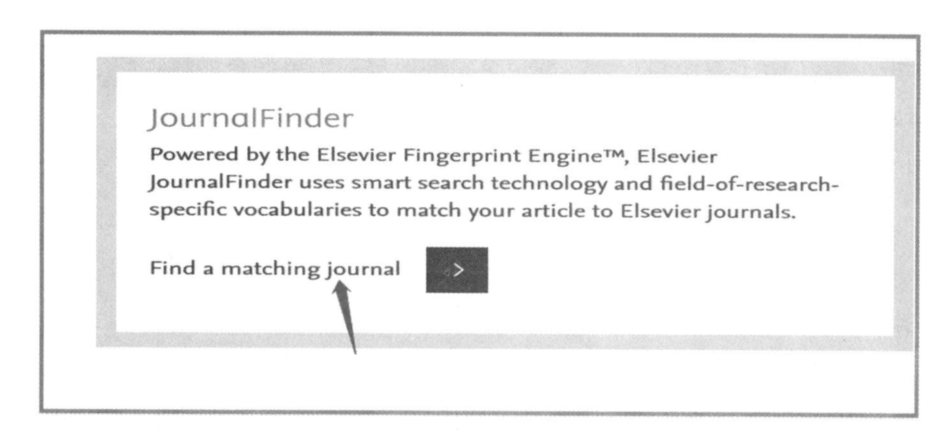

图 12－6－3　期刊查询方式三

（三）通过论文参考文献分析

根据自己手稿完成过程中的参考文献选择期刊。手稿所引用的参考文献，一定和所关注的主题相关，所以，这些参考文献所涉及的期刊和手稿内容的相关性很大，这是比较方便的一种选择投稿期刊的方式。

除了以上几种寻找期刊的方法，关注自己研究领域的核心期刊和请教同行也很重要。但是，最终投稿期刊的选择还要根据研究者的实际情况，作者本人经常阅读和引用的期刊，稿件的主题是否适合期刊所规定的范围，期刊“读者须知”中有关刊登论文范围的说明，期刊的声誉，期刊在护理同行的影响力，审稿周期和相应费用等。

第三节　网上投稿程序

一、网上投稿前润色文稿

由于我们的母语并非英语，并且很大一部分研究者缺乏英文学术论文撰写的经验，因此，在英文论文的写作过程中常存在较多的问题。外文期刊允许非英语国家的学者通过正规的语言润色公司来提高论文的质量，为学者们科研成果的推广提供了便利。

语言润色公司有很多，一般我们使用期刊推荐的公司即可。润色时要注意以下几点：①时间上打出提前量。每个公司都有各自的要求，要仔细阅读你所选公司的具体要求。②由于是英文写作，写手稿时会出现摘抄别人的原句，这样会增加稿件的重复率。润色前，润色公司会给我们的论文进行软件查重，如果重复率过高公司会要求作者降重，这将会是一个很麻烦的过程，所以我们在写手稿时就要尽可能避免和其他论文有过多的重复，可以用多个简单句表达，能够让对方看懂即可，至于够不够 native，润色公司会帮我们达到这个目标。③润色公司一般根据需要润色的稿件字数（这个字数是系统根据上传文件自动生成的）收取费用，所以在润色前应将不需要语言润色的部分直接删除，如参考文献。

二、投稿前认真阅读作者须知

选择好目标期刊，将文稿润色后，接下来就准备投稿。投稿之前我们要认真阅读目标期刊最新“instruction for author”或“guide for author”（作者须知）。通过作者须知可以了解刊物的宗旨和范围，进一步判断投稿的论文与该期刊的契合度。同时，“作者须知”给投稿者提供了准备稿件的指南，从而使稿件更容易、快捷和正确地发表；否则，稿件有可能直接被退回，理由是“不符合本刊的要求”。

三、准备好期刊稿约里要求的文件

（一）cover letter（投稿信）

国外学术期刊一般都要求作者提供投稿信，就是所撰写论文的介绍信。期刊编辑往往允许作者简单介绍其论文的亮点和价值，而作者也希望给编辑提供一些有助于其论文送审及决策的信息，以上这些信息均需写在投稿信中。投稿信的内容包括所提交文章的标题，拟投期刊，所投稿件的核心内容、主要发现和意义，利益冲突的说明，对稿件处理有无特殊要求等。另外，有的期刊可能要声明作者没有一稿多投等；如果是临床实验，还要求写明符合伦理学要求。有的期刊要求推荐几位审稿人及其联系方式，以及谁已经阅读过该文（当然是名人）。投稿信最好不要超过一页。

投稿信通常可分为五段：第一段介绍本文标题和目标期刊；第二段是作者之间的利益声明，原创性声明，和无一稿多投；第三段介绍本文研究背景和研究问题；第四段简述本研究的主要发现和临床启示；最后一段礼貌性常规阐述对编辑回复的期望；最后要详细列出通讯作者的姓名、联系地址、电话号码、传真号码和邮箱地址。关于如何撰写投稿信，各个期刊的“作者须知”有具体要求。

（二）其他文件

期刊稿约里要求的文件，除投稿信（cover letter）外，还有标题页（title page）、论文正文（text），以及附录图片（figures）和表格（tables）。各个期刊对这些内容都有详细的描述，所以一定要详细阅读目标期刊的“作者须知”。这里要注意有些期刊没有明确说明需要标题页，这就需要把标题页放在手稿（manuscript）的首页，在系统中按照手稿上传。

（三）投稿前认真校对

投稿前，作者一定要仔细阅读和校对投稿文件。因为稿件如果不经过校阅，会有很多拼写错误；有时甚至连作者姓名和工作单位、投稿期刊名都会拼错，这会导致稿件被退回。校阅文稿时，不能过于依赖软件的语法和拼写自动检查功能，拼写检查器只能检查单词的拼写错误，对拼写正确但语境错误的单词无法识别。

四、网上投稿

在投稿期刊的首页，打开“submit paper”（提交论文）一栏，先以通讯作者的身份 register（注册）一个账号，然后以 author login 身份登录，按照提示依次完成：Select Article、Type、Enter Title、Add/Edit/Remove Authors、Submit Abstract、Enter Keywords、Select Classifications、Enter Comments、Request Editor、Attach Files，最后下载 PDF，查看无误后即可到投稿主页 approve submission 或直接 submit it。

五、投稿后查看稿件状态

投稿后的状态一般包括以下几个方面。

（1）Submitted to Journal：若文章投递成功，通常通讯作者的邮箱也会受到一封 Confirmation Email（确认邮件）。在文章最初投递出去的这几天，要密切关注通讯作者邮箱和投稿系统，因为文章很可能会因为文章格式不符合期刊要求而被退回，此时需要逐条修改文章格式，并再次投递。

（2）Manuscript sent back to author：表示“提交的文档被退回”。不过不用太担心，只要按照期刊要求改好，再次上传文章就可以了。但要注意根据编辑部规定的时间内上传修改好的文章，一定要切记勤查投稿系统，以及通讯作者的邮箱。

（3）Manuscript received by Editorial Office：表示“文章送达编辑部，证明投稿成功”。

六、审稿状态的处理

在了解审稿状态之前，首先我们要知道审稿中涉及到的人，包括：①Editor in Chief（主编），有稿件的最终决定权。② Associated Editor（副主编），外审意见回来后，副主编会在审稿人意见的基础上对文章进行综合评价，给主编个人意见，一般主编都会按照副主编的意见给出最终的 decision letter。③Editor（责任编辑），负责你投稿论文的编辑。④Reviewer（审稿人），一般邀请两个（及以上）同行专家作为审稿人。

作者投稿后要定期查看邮箱了解稿件状态。稿件状态包括：①Awaiting admin procession：等待安排主编和副主编。②Awaiting AE assignment：主编分配一个副编辑，由副编辑负责接下来的审稿流程。③Decision letter being prepared：编辑没找到审稿人就自己决定了，或等待或是直接被拒。④Reviewer invited or requested：邀请审稿人了，就开始走审稿流程。⑤Awaiting reviewer assignment：等待副编辑联系审稿人，副编辑至少邀请两个（及以上）审稿专家审稿。这个流程的时间不定，要看审稿专家是否有空，一般要7～10天。⑥Under review or awaiting reviewer scores：审稿中，持续时间不定。如果被邀审稿人不想审，就会decline，编辑会重新邀请其他审稿人。⑦Required reviews completed：表示审稿结束，审稿意见已经返回给编辑。如果几位审稿人意见不统一，编辑会考虑将文章发给其他审稿人审稿，这就可能需要更长的审稿时间。⑧Evaluating recommendation：评估审稿人意见，随后即将收到编辑给你的decision。⑨Decision in process：表示编辑在考虑修改还是直接拒稿，多数情况下等待一周。由于审稿人意见不一，可能存在以下几种情况：编辑自行决定要还是不要；编委会讨论决定，一般是大修；找另一位审稿人审稿后决定。

七、稿件处理意见

一般外文期刊处理意见大致分为以下几种：①Accepted：接收。② Accepted with minor revision：小修后刊登。③Major revision：大修。一般先做重大修改，再重新审阅是否可以发表。④Reject but encourage to resubmit：拒稿但鼓励再投。⑤ Reject：直接拒绝。

（一）修改信的撰写

收到修改通知其实是一件好事，说明你的论文发表的可能性增加，但是需要你认真阅读评审意见，针对评审意见修改，修改完尽快回复。一定要在规定的时间内完成修改并寄出修改稿以用来再评审。在修改的过程中，应做到：认真对待审稿人的意见，科学和严谨地解答审稿人的每一个问题。所以，体现在修改信中应是逐条回答，必要的地方需要加入索引文献进行说明，避免主观臆断，同时写明修改处在正文中哪页哪行，正文修改处标红便于审稿人审稿。对于审稿人暗示引用的文献，一定要引用到合适的位置上。

（二）退稿的处理

稿件被拒，不要气馁，即使是学科顶尖的专家也有可能被拒。所以，应正确处理退稿，认真思考审稿人或编辑提出的退稿意见，把它当成一次学习完善的机会。投稿人处理退稿的方式有：①暂不再投稿；②修改稿件，改投其他期刊；③继续修改完善稿件。切忌不做任何修改，直接将原稿件转投他刊。

第三篇

护理科研项目

科学研究是一个复杂的系统工程，需要研究人员组成团队，投入大量的时间和精力，同时也依赖人力资源部门、设备部门、管理部门、财务部门相应的管理和保障，才能使科研项目顺利开展和实施。另外，项目研究成果的转化涉及到多领域、多部门、多团队的合作与协调，因此，整个科学研究过程是对研究者智力、耐力、沟通能力、团队合作能力、财务管理能力、领导力等综合能力的考验和挑战。

研究者在初次作为科研项目申请人申请时，应该从自己所在的单位或当地机构寻找小额资助基金，并逐渐积累撰写科研项目申请书的经验、参与及主持科研项目的经验和业绩，为以后逐渐申报更高级别的项目基金积累研究工作基础。一分耕耘一分收获，科研需要耐住寂寞、勤奋积累、孜孜不倦的精神。

第十三章　护理科研项目概述

一、护理科研项目基本概念

1. 科研课题　科研课题是为解决一个相对单一并且独立的科学问题而确定的科研题目。其特点是目标明确、研究规模小、研究周期短。

2. 科研项目　科研项目是为了解决一个由若干具体的科研课题组成的、彼此之间有内在联系的、比较复杂，且综合性较强的科学问题而确立的科研题目。其特点是目标比较大、研究规模大、研究周期长，需要多个学科、多部门的合作。

3. 科研基金　科研基金是提供给科研工作者一定数量的资金，帮助其从事科学研究活动以实现其科研目的。

目前，从国家卫生健康委员会、教育部、科技部、中华护理学会到地方卫生局、护理学会、大学、医院等相关部门，甚至到科室都设立了各种科研项目基金，鼓励护理工作者从事科学研究。因此，所有想做科研的护理工作者都需要设法获得各级各类科学基金申报的相关信息，认真把握各级各类科学基金指南的内涵，定位适合自己申报的基金项目和方向，从中选出适合自己能力的科研选题方向，撰写科研项目申请书，成功申报科研基金，开展自己的研究。

我国各级各类科研基金项目类别较多，由于省级及以下项目各相关部门都有具体的规定，国家级项目对全国有着统一的要求，在这里主要介绍国家级项目。

国家级项目主要包括自然科学基金和社会科学基金两大类别。自然科学基金泛指全国各地设立的为鼓励自然科学创新与发展而设立的基金项目。社会科学基金是资助研究社会事物的本质及其规律的基金。

4. 科研项目申报流程　申请人根据项目指南，结合本人研究领域、研究优势、科研能力及科研条件起草项目申请书，提交基层单位初审，基层单位审核合格后统一组织向项目主管机构呈报，项目主管机构组织专家审核，通过专家论证后项目主管机构与申请人签订课题研究合同予以支持。

申请人需要认真阅读申报的《项目指南》，“申请须知及限制规定”，避免出现形式审查不合格而被淘汰的情况。

二、国家自然科学基金项目

国家自然科学基金（简称国自然）（National Natural Science Foundation of China，NSFC）设立于1986年，由国家自然科学基金委员会（简称自然基金委）负责管理和运行。

国家自然科学基金资助体系根据科学发展趋势和国家战略需求，设立相应的项目类型，按照资助类别，自然科学基金可分为面上项目、重点项目、重大项目、重大研究计划项目、青年科学基金项目、地区科学基金项目、优秀青年科学基金项目、国家杰出青年科学基金项目、创新研究群体科学基金、海外及港澳青年学者合作研究基金、国际（地区）合作与交流项目、联合基金项目、数学天元基金及国家重大科研仪器研制项目等。国自然各项目直接资助费用不同，资助年限也不同，项目各有侧重，相辅相成，构成了科学基金目前的资助格局。申请人需认真研读各年度项目指南，根据自己的研究基础和研究方向申报项目。

自然基金委会每年年末或年初发布《年度国家自然科学基金项目指南》，2020年国自然指南链接为http：//www. nsfc. gov. cn/publish/portal0/xmzn/2020/，见图13－1。

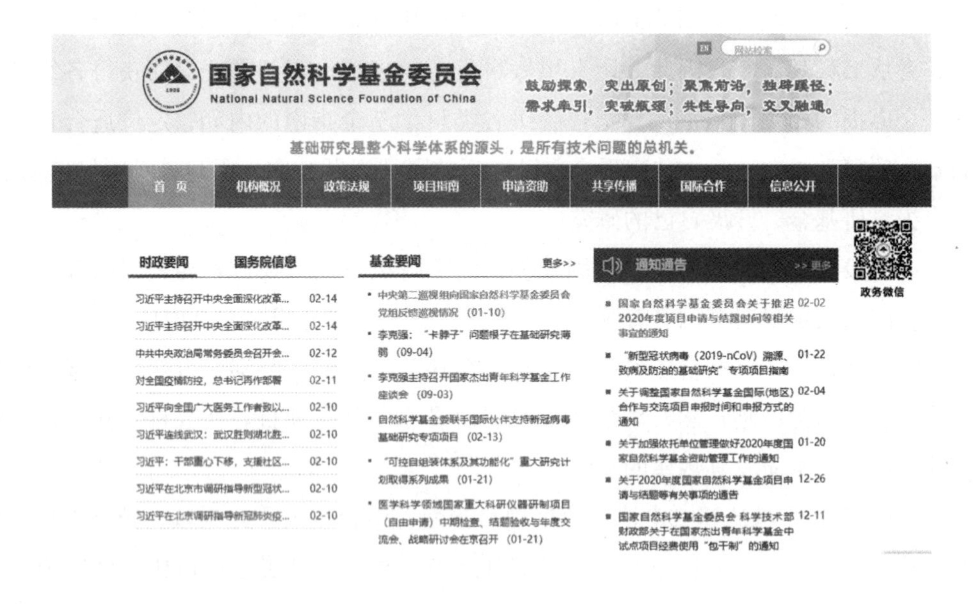

图13－1　国家自然科学基金项目查询页面一

（一）申请人注册

国自然申请人需要在国家自然科学基金网络信息系统（https：//isisn. nsfc. gov. cn/egrantweb/）里注册，在网上提交项目申请书。申请人需具有一定的科研能力和资格，最好有明确而稳定的研究领域或研究方向，并有相应的标志性研究成果，以体现研究过程的持续性和深入性，从而不断拓展研究领域的深度和广度。申请人具体要求有：具有承担基础研究课题或其他从事基础研究的经历；具有高级专业技术职务（职称）或具有博士学位，或有 2 名与其研究领域相同、具有高级专业技术职务（职称）的科学技术人员推荐。青年科学基金项目申请人申请当年 1 月 1 日男性未满 35 周岁，女性未满 40 周岁。

2020 年自然基金委对国自然项目限项申请规定进行相应调整，高级专业技术职务（职称）人员申请和承担项目，申请（包括申请人和主要参与者）和正在承担（包括负责人和主要参与者）总数合计限为 2 项；不具有高级专业技术职务（职称）人员申请和承担项目作为申请人申请和作为项目负责人正在承担的项目数合计限为 1 项（图 13－2）。在保证有足够的时间和精力参与项目研究工作的前提下，作为主要参与者申请或承担各类型项目数量不限。自然基金委规定，申请人连续两年申请面上项目未获资助的项目（包括初审不予受理的项目），第三年不得作为申请人申请面上项目。青年科学基金项目申请人可以每年连续申请。

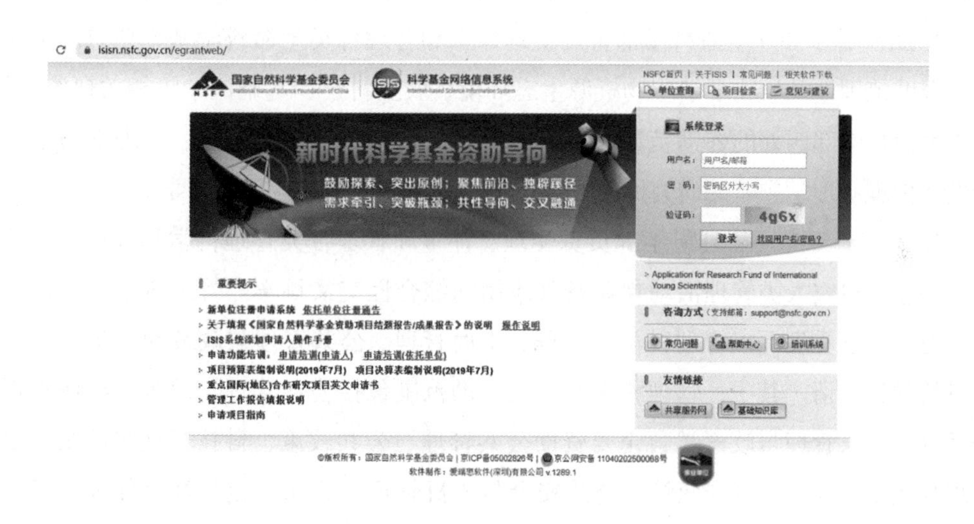

图 13－2　国家自然科学基金项目查询页面二

（二）申请人选择适合自己研究项目的申报学科

自然基金委科学部包括数学物理科学部、化学科学部、生命科学部、地球科学部、工程与材料科学部、信息科学部、管理科学部和医学科学部。目前，没有护理学科专门的申报通道，其中与护理学科相关的科学部主要有 3 个，即医学科学部、生命科学部和管理科学部，每个科学部下设科学处，具有各自不同的学科资助领域和受理范围。护理研究者作为申请人需要根据自己的研究领域、研究方向、研究人群和课题内容，平时在国内外相关学术领域中及时了解学术发展动态，更新学术观念，立足学术前沿；在申报项目时，据所申请的研究方向或研究领域，寻找到适合自己申报课题的科学处及其学科代码，按照《项目指南》中的“国家自然科学基金申请代码”准确选择申请代码，增加申请成功的可能性。

1. 医学科学部　医学科学部设有10个科学处，包括：一处，资助呼吸系统疾病和循环系统疾病、血液系统疾病；二处，资助消化系统疾病、泌尿系统疾病、内分泌系统疾病（含代谢和营养支持）、眼科学、耳鼻咽喉头颈科学和口腔颅颌面科学；三处，资助神经系统疾病、精神疾病和老年医学；四处，资助生殖系统疾病、围生医学、胎儿和新生儿和医学免疫学；五处，资助影像医学、生物医学工程、特种医学和法医学；六处，资助医学病原微生物与感染性疾病、运动系统疾病创伤、烧伤、整形、急重症医学、检验医学和康复医学；七处，资助肿瘤学（血液系统除外）；八处，资助皮肤及其附属器疾病、预防医学、地方病学、职业病学和放射医学；九处，资助药物学和药理学；十处，资助中医学、中西医结合学和中药学。虽然在医学科学部没有专门资助护理的科学处，但是找到合适的研究点后，护理可以申报医学科学部的项目。

2. 生命科学部　生命科学部负责受理评审和管理各类生命科学基金项目。生命科学部资助范围涉及生物学、生物资源生态环境、农业科学、基础医学等相关研究领域。其中生命科学部四处的咨助范围包括神经科学、认知科学与心理学、生理学与整合生物学。护理心理学领域的研究课题可以申报心理学分类下的应用心理学。

3. 管理科学部　管理科学部负责受理、评审和管理各类管理科学基金项目。管理科学是一门研究人类管理活动规律及其应用的综合性交叉科学。管理科学部下设3个科学处，分别受理评审管理科学与工程、工商管理、公共管理与政策和经济管理4个学科的项目申请。其中，管理科学部三处资助范围包括公共管理与政策、经济管理两个学科。公共管理与政策学科主要资助公共管理与公共政策、科技管理与政策、卫生管理与政策、教育管理与政策、公共安全与危机管理、劳动就业与社会保障、资源环境管理与政策、信息资源管理等分支学科和领域的基础研究。护理管理学领域的研究课题可以在管理科学部三处下寻找合适的申报学科。

近年来，随着信息技术手段的发展，自然基金委进一步简化了申请管理要求，扩大无纸化申请范围。2020年无纸化申请项目类型为：面上项目、重点项目、青年科学基金项目、地区科学基金项目和优秀青年科学基金项目（除港澳）。无纸化申请项目无须报送纸质申请书，只提交网上申请材料。项目获批准后，自然基金委要求项目负责人进入自己的系统，按照填表流程完成《资助项目计划书》的确认，不需要纸质版，若是后续使用可以在系统中自行打印，将申请书的纸质版签字盖章页装订在《资助项目计划书》最后，签字盖章的信息应与信息系统中电子申请书保持一致。简化的无纸化申请材料为科研人员提供了更方便的服务。

（三）申请人认真填写国家自然项目申报书

每年一月份申请人登录国家自然科学基金网络管理系统（https://isisn.nsfc.gov.cn），按照当年各类型项目的撰写提纲及相关要求撰写申请书。一般情况下，国自然项目申报材料主要包括四个部分。第一部分，基本信息部分，包括简表、人员信息和经费预算表。第二部分，报告正文部分，包括正文提纲、年度研究计划、申请人和项目组主要参与者的简介（姓名、所在单位及职称、受教育经历、研究工作经历、主要论著）、申请人和项目组主要参与者正在承担的科研项目情况，包括国家自然科学基金的项目，要注明项目的名称和编号、经费来源、起止年月、与本项目的关系及负责的内容等，对申请人负责的前一个已结题科学基金项目（项目名称及批准号）完成情况、后续研究进展及与本申请项目的关系加以详细说明。另附该已结题项目研究工作总结摘要（限500字）和相关成果的详细目录；研究成果；生命和医学学部：涉及伦理学的研究内容，提供伦理委员会的证明。对于涉及高致病病原微生物研究，需要依托单位具有相应条件与资质，并且提交依托单位生物安全保障承诺。第三部分，签字和盖章页（无纸化申请除外）。第四部分，附件材料，所有附件材料均需要电子化在线提交，包括提供申请人5篇以内代表性论著扫描文件；推荐信（未取得博士学位且不具有高级职称的申请者须提供2位高级专业技术职务同行专家推荐信，推荐者亲笔签字）；导师同意项目申请证明（在职研究生申请项目的导师推荐信，在导师的推荐信中需要说明申请课题与学位论文的关系，承担项目后的工作时间和条件保证等）；知情同意书；合作研究协议书（海外及港澳学者合作研究基金，国际合作项目，需要附合作研究协议书）；伦理委员会证明（生命和医学）等。

申请人需要认真填写以上申请材料，避免出现文字漏项、校对错误；申请书正文书写规范、逻辑严谨、表述清晰，无论在内容上还是形式上均需保证申请材料的质量。

三、国家社会科学基金项目

国家社会科学基金（简称国家社科基金）（National Office for Philosophy and Social Science，NOPSS）设立于1991年，由全国哲学社会科学工作办公室（简称全国社科规划办）负责管理。国家社科基金用于资助哲学社会科学研究和培养哲学社会科学人才，重点支持关系经济社会发展全局的重大理论和现实问题研究，支持有利于推进哲学社会科学创新体系建设的重大基础理论问题研究，支持新兴学科交叉学科和跨学科综合研究，支持具有重大价值的历史文化遗产抢救和整理，支持对哲学社会科学长远发展具有重要作用的基础建设等（图 13－3）。

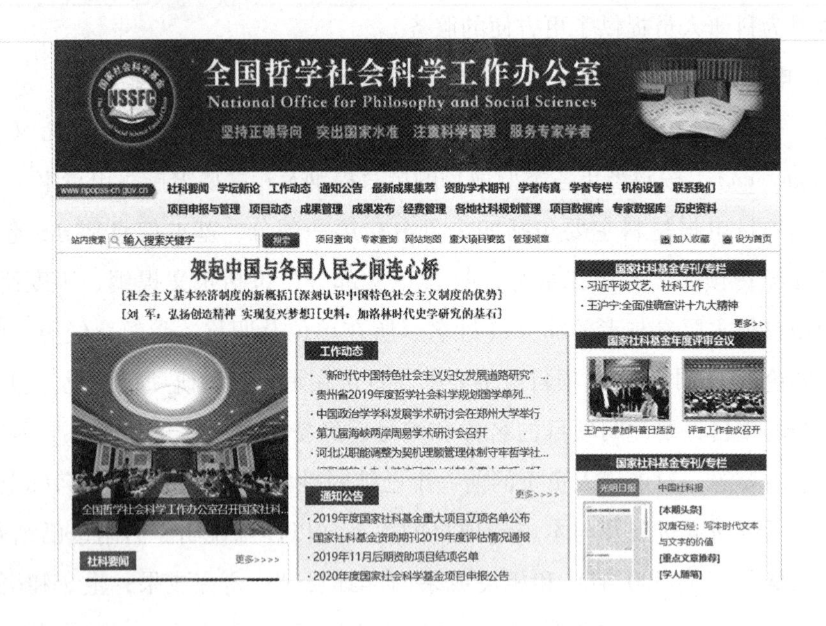

图 13－3 国家社会科学基金项目查询页面

全国哲学社会科学工作办公室（http：//www.npopss－cn.gov.cn/）每年 12 月会在官网发布下一年国家社科基金申报指南，申请者可以认真解读，按要求撰写申报书。

（一）项目选择

国家社科基金课题申报范围涉及 23 个学科，包括马克思主义、科学社会主义、党史党建哲学、理论经济、应用经济、政治学、社会学、法学、国际问题研究、中国历史、世界历史、考古学、民族问题研究、宗教学、中国文学、外国文学、语言学、新闻学与传播学、图书馆情报与文献学、人口学、统计学、体育学和管理学。跨学科研究课题要以“靠近优先”原则，选择一个为主学科申报。其中，与护理研究者申报课题相关的学科主要包括社会学、人口学和管理学领域，护理研究者需要认真阅读基金项目年度课题指南，选准合适的申报学科和代码。

申报国家社科基金项目，要体现鲜明的时代特征、问题导向和创新意识。国家社会科学基金资助基础理论研究，密切跟踪国内外学术发展和学科建设的前沿和动态，着力推进学科体系、学术体系、话语体系建设和创新，力求具有原创性、开拓性和较高的学术思想价值，一般资助 3～5 年；社科基金应用对策研究要立足党和国家事业发展需要，聚焦经济社会发展中的全局性、战略性和前瞻性的重大理论与实践问题，力求具有现实性、针对性和较强的决策参考价值，一般资助 2～3 年。

（二）课题来源

国家社科基金项目的选题可根据指南条目确定，也可以根据申请人研究兴趣和学术积累申报自选课题。例如，《国家社科基金项目2020年度课题指南》中条目分为具体条目（带＊号）和方向性条目两类。具体条目的申报，可选择不同的研究角度、方法和侧重点，也可对条目的文字表述作出适当修改。例如，人口学学科＊11. 人口老龄化应对措施研究，即为具体带＊号条目。方向性条目只规定研究范围和方向，申请人要据此自行设计具体题目。例如，人口学学科39. 医养康养相结合养老服务体系研究，即为方向性条目。

（三）申请人条件

国家社科基金课题申请人须具备下列条件：遵守中华人民共和国宪法和法律；具有独立开展研究和组织开展研究的能力，能够承担实质性研究工作；具有副高级以上（含）专业技术职称（职务），或具有博士学位。不具有副高级以上（含）专业技术职称（职务）或博士学位的，可以申请青年项目，不再需要专家书面推荐。青年项目申请人的年龄不得超过35周岁。全日制在读研究生不能申请。在站博士后人员可申请。

（四）项目申请书

国家社科基金申请书主要包括信息数据表、课题设计论证、研究基础和条件保障、经费概算和审核意见这几个部分。申请书中课题设计论证是专家审核的重要内容之一，申请人须认真从以下6个方面论述：①选题依据，包括国内外相关研究的学术史梳理及研究动态；本课题相对于已有研究的独到学术价值和应用价值等；②研究内容，包括本课题的研究对象、总体框架、重点难点、主要目标等；③思路方法，包括本课题研究的基本思路、具体研究方法、研究计划及其可行性等；④创新之处，即在学术思想、学术观点、研究方法等方面的特色和创新；⑤预期成果，包括成果形式、使用去向及预期社会效益等；⑥参考文献，包括开展本课题研究的主要中外参考文献。目前，国家社科基金申报书需提交纸质版。通讯评审专家会就申请书从选题、论证和研究基础三个方面进行综合评价，提出是否建议入围（表13－1）。

表 13－1　国家社会科学基金项目通讯评审意见表

评价指标	权重	指标说明	专家评分							
选题	3	主要考察选题的学术价值或应用价值，对国内外研究状况的总体把握程度	10 分	9 分	8 分	7 分	6 分	5 分	4 分	3 分
论证	5	主要考察研究内容、基本观点、研究思路、研究方法、创新之处	10 分	9 分	8 分	7 分	6 分	5 分	4 分	3 分
研究基础	2	主要考察课题负责人的研究积累和成果	10 分	9 分	8 分	7 分	6 分	5 分	4 分	3 分
综合评价	是否建议入围		A. 建议入围　　B. 不建议入围							
备注										
评审专家（签章：）										

第十四章　护理科研计划书

一、基本概念

1. 研究计划书（research proposal）　研究计划书是研究者将自己确定的研究选题按照各研究要素进行系统、科学的阐述，并以书面的形式提交给主管部门或相关评审专家进行评价，以判断研究项目的价值、重要性、科学性、可行性，最后确定是否支持实施该项目。研究计划书是研究者开展研究的行动指南。一份同意资助的研究计划书是研究者和资助方之间的一份合约，研究者就要按照研究计划去执行完成，如果没有完成视为违约。“基金申请书”“课题申请书”或“项目申请书”中主要的内容应与研究计划书里的内容一致。

2. 开题报告　针对学位论文的研究计划书，又称为“开题报告”。无论是硕士研究生还是博士研究生，在开始学位研究课题之前需要向培养单位提交开题报告。开题报告必须紧紧围绕研究生阶段要开展的研究主题认真撰写，具体包括：研究目的和意义，国内外文献回顾，研究理论框架，主要研究方法和研究内容，研究进度和预期结果等。培养单位会组织专家进行开题答辩，研究生只有通过了开题答辩才允许进入下一阶段的研究工作。

3. 进展报告　研究者应该按照已获批的研究计划书开展研究工作，在定期的研究报告中描述研究工作进展，并提供预期的研究成果。进展报告中要写出目前取得了哪些进展，遇到了哪些问题，下一步如何解决问题，以使研究顺利完成。研究进展报告是衡量研究课题到期能否结题的重要依据之一。

4. 开题论证会　对于已经获得批准立项的课题，在开展正式课题研究之前，会邀请相关领域的专家对整个研究计划进行论证和把关，立项人根据专家的意见和建议补充与修改研究计划书中的部分环节，以便更好地实施课题。

二、研究计划书的撰写

研究计划书是研究者与评审专家对话的通道。研究者要用最简明扼要的文字，以科学问题为核心，写出发现问题、解决问题的过程。在撰写过程中，研究者要始终把同领域评审专家和其他领域评审专家放在自己的心里，用随时对话的形式，表达出：

“我的研究要做什么？为什么要做？其他人还有谁在做？在做什么？做得怎样？谁做得好或不足是什么？我打算怎么做才能更好？为什么我有资格做这个研究？具体我要如何做？有什么预期结果？预期结果有什么价值和意义，对学科和社会有什么益处？”只有科学可行、结构清楚、重点突出、逻辑严密、言之有物、工作量饱满，才能吸引评审专家支持你的研究计划。

在撰写研究计划书时，研究者要以认真、严格、审慎，甚至是挑剔的态度对待自己研究计划书的书写。越是高水平的竞争激烈的基金申请书，对标书质量的要求越高。只有高质量的标书才能在竞争中胜出。研究计划书的文本格式和外观要规范，要做到没有拼写、标点符号和语法错误。要使用规范研究术语，概念清晰，观点突出，语言简练，表达清楚。

无论是研究者的研究计划书，还是研究生的开题报告，或者申请人的“基金申请书”、“课题申请书”或“项目申请书”，其核心部分要与研究计划书的主要内容一致。下面以研究计划书为例来详细说明。研究计划书的格式要遵循一定的规范格式，具体内容如下。

1. 课题名称：研究计划书，首先呈现出来的是课题名称或标题，好的课题名称或标题会给专家留下良好、深刻的第一印象。因此，课题名称的表述要科学、严谨、规范、简明、具体、符合逻辑，避免引起歧义或争议。标题与研究内容相符合，要确切反映研究的主要内涵，能够为专家提供研究计划书里准确的信息。题目要避免使用过多的形容词或过长的句子，过长会削弱其中关键信息的作用。

2. 研究背景：研究者需要在研究背景中交代立题依据，要深入浅出，把关键问题交代清楚。研究背景撰写应包括以下内容：①要从研究背景中描述研究问题是如何发现的。这是一个从大的研究背景不断聚焦到研究问题的过程，需要研究者的思辨和严谨的逻辑表述。②要描述研究问题与护理工作的相关性，并提出研究问题的重要性。③明确陈述研究问题，并清楚而简明扼要地陈述本研究的目的、研究的意义。研究问题是研究者需要具体回答或研究解决的科学问题。研究目的是写出为何要进行此研究的理由与目标。

3. 文献回顾：通过国内外文献回顾，研究者需要清晰、逻辑连贯地阐明：“谁在做？在做什么？做得怎样？谁做得好或不足是什么？你打算怎么做才能更好？”因此，文献回顾中：①需要指出什么是目前国内外相关主题已知的知识，有关的研究动态和最新研究成果，在已知的知识体系中哪些是空白点，需要进一步研究的问题，这样研究者才能把自己的选题放在前人研究的背景中来阐明立题依据，在文献检索基础上有理有据地凝练出科学问题。②文献回顾提供了主要研究变量的定义和不同研究变量之间关系的背景信息，总结与当前研究问题相关的知识体系，为确定本研究的理论基础、研究方法、研究工具等提供参考信息，来指导本研究设计。

4. 研究设计：在研究设计中要明确研究方法和具体的研究内容，要详细描述研究设计的各个要素。

（1）研究对象：①样本的选择，包括纳入标准和排除标准；②抽样方法、样本量的估计方法及样本量；③若有对照，对照组的设立方式。干预方法（如果有干预）、研究工具、测量的变量、资料收集的方法和时间框架、干扰变量的控制等。

（2）选择研究场所，确定研究时间。

（3）研究干预：如果是干预性研究，需要详细描述干预内容，包括干预时间；干预地点；干预对象分组；干预方式；干预时间；干预的组织和实施；干预效果测量；干预过程中提高依从性的方法。

（4）研究变量及测量方法：要详细描述观察指标和测量该指标的方法和工具，包括每一个测量工具的信度、效度、赋值方法和评分标准；如果是自行研制的研究工具，需要描述研制过程及其质量保证措施；如果采用生物医学仪器测量，应描述其精确度和准确度。

（5）资料收集过程：详细资料收集计划包括资料收集的时间安排、地点，以及收集资料的步骤和资料收集人员培训计划。

（6）资料分析计划：预计采用的统计分析软件和统计分析方法。

（7）伦理学的考虑：研究对象的知情同意和有关伦理审查报告。

5. 研究预期成果及其对临床护理、护理教育、护理学科发展的价值。

6. 参考文献目录：参考文献是有力的支持材料，因此要选择最新数据资料来源、同行业内的权威文献、最新文献进行参考。

7. 附件：在附件上可以列出研究的技术路线图。技术路线图要求能够清楚地概括研究方案中的关键步骤和重要指标；研究进度表；研究预算。

8. 其他：有些研究计划书或开题报告，要求写出以下内容。

（1）本项目的特色与创新之处。需要研究者认真思考、反复琢磨，列出项目中最突出的亮点、与众不同的特色和具有创新思维的想法和做法等。

（2）本项目可行性分析。研究者须论述项目实施过程中科研团队的知识结构、人员配备、技术条件、研究人群等方面的优势，保证研究顺利实施。

（3）拟解决的关键科学问题。研究者需要思考拟解决的关键科学问题，仔细分析整个研究，提炼出对达到预期目标有重要影响的某些研究内容、因素，或必须掌握的关键技术或研究手段。通过解决这些关键点，其他问题也就迎刃而解了。

三、基金申请书的撰写

基金申请书一般由信息表格、正文、个人简历和附件构成。基金申请书正文与研究计划书里核心内容的要求基本一样，但基金申请书在选题上需要特别强调严格遵循当年基金申请指南的要求，符合当年基金指南的资助范围和学科性质。因此，申请人需要认真阅读《项目指南》，了解重点与优先资助的领域，以利于确定选题范围。

个人简历和团队简历是基金申请书中特别看重的部分。基金申请重视申请人以往的研究基础、研究积累和研究水平，因此申请者要在熟悉的领域里做自己擅长的事情，选择自己有研究基础、能发挥本人学术优势的项目，前期积累和标志性成果在申请书中都需要很好地体现。

信息表格包括基本信息、项目组主要参与者、资金预算表，填写时在指定的位置选择或按要求输入正确信息。基本信息包括项目名称、资助类别、申请代码、中英文关键词、中英文摘要等。其中资金预算表是预算核定、执行、监督检查和财务验收的重要依据。要认真填写资金预算表，并给出资金预算说明，具体包括：①设备费；②材料费；③测试化验加工费；④燃料动力费；⑤差旅费；⑥会议费；⑦国际合作与交流费；⑧出版/文献/信息传播知识产权事务费；⑨专家咨询费；⑩其他，是指在项目研究过程中发生的除上述费用之外的其他支出。

基金申请书的最后是申请者所在单位及合作单位的审查与保证，需要签字盖章。

第十五章　护理科研项目答辩技巧

科研项目答辩是研究者与相关领域评审专家进行互动的方式，通过这种研究者汇报、专家提问、研究者回答的方式，研究者将自己的研究计划或是研究成果展现给评审专家，评审专家对整个研究计划或研究成果提出自己的意见和建议，帮助研究者补充、修改、完善研究计划或帮助研究者发现研究的不足和局限，深化对研究内容的认识。目前，科研项目答辩可以是面对面的方式，也可以是电话、互联网的方式。答辩专家有可能来自与研究者密切相关的领域，也有可能来自不太相关的领域。但无论是研究生研究计划开始前的开题答辩，还是毕业前的毕业论文答辩；无论是项目申请前的答辩，还是项目结题答辩，每一个科研人员都须面对和解决答辩遇到的问题。下面介绍一些答辩的技巧和方法。

一、研究者要正确认识答辩

研究者要把答辩当成一次提高自己科研水平的学习机会。无论是哪一学科的专家，都会从专业角度对你的研究的见解和思考进行提问，这些对研究者更好地把握自己的课题、提高课题的水平和质量、增加课题的严谨性都是非常有益的。因此，在答辩过程中要与专家进行积极的互动，不要把专家想象成“苛刻的挑剔者”，专家其实是你科研的帮助者和指导者，指出你的不足和问题，是为了更好地修改、完善你的研究。对评审专家付出时间和精力参与到你的研究答辩，答辩人要真诚地表示尊重和感谢。真诚地面对自己没有把握的内容，虚心地听取专家的意见和建议，通过答辩可使研究计划更趋完善。

二、答辩时答辩人要与专家和听众积极互动

答辩汇报时要注意行为美、仪表美，声音洪亮，按照预计时间有条理地将自己的研究汇报给听众。汇报过程中，应该关注“什么是专家和听众希望了解的?”“我应该如何表达演示才能够更好地引导专家理解我的研究计划?”，而不是“我想要讲些什么?”或“我的计划书里包括哪些内容?”。对于专家的提问，答辩人要认真倾听，必要时做简单笔记，不可打断专家的话，或不适当地插话，等评委说完话时才可以有礼貌地回应，平静自信地面对评审专家，面带微笑，表情适宜，语速适中。申辩和解释时，

答辩人要始终抱着学习的态度，以平常心来看待答辩结果。

三、研究者平时应锻炼自己的语言表达能力

答辩时，研究者要在有限的时间里将自己的研究计划或研究成果凝练、浓缩，以一定的形式展示给答辩评审专家，这个答辩过程是整个论文写作的有机组成部分，体现了研究者的科研素养、学识水平、应变能力、表达能力等。因此，需要研究者在平时就不断培养自己的语言表达能力，提高分享自己学术见解和学术成果的能力。

对研究生而言，论文答辩有利于进一步陈述、补充论文内容，促进论文水平的提高；也有利于发挥和展示其个人才能。毕业论文答辩是整个论文写作的有机组成部分。一场精彩、成功的论文答辩，不仅可以引导研究生深化对研究内容的认识，还可以帮助研究生发现自己论文写作方法上的不足。

四、研究者要充分准备，重视答辩

答辩汇报内容不是研究计划书的简单罗列，也不是毕业论文或结题报告的缩减翻版，答辩汇报内容应该是一个新的呈现作品。在参考相关研究计划书、结题报告等材料后，答辩者按照评审内容和答辩汇报程序，做充分的文字准备和 PPT 呈现的准备工作，并在此基础上不断地进行口头演练和预演。只有这样，在最终的答辩中才能把握好时间，取得良好的汇报效果。

由于时间限制，答辩者阐述的内容不是越多越好，应凝练答辩内容，并在汇报时开门见山点明主题，重点突出、通俗易懂、言简意赅、详略得当、取舍有度。答辩者只有事先进行精心准备、反复演练和预演，才能确保在规定的时间内将自己的观点、思路、项目和内容表达清楚。

参考文献

[1] 刘华平，刘桂英，冯婷婷，等．循证视角下临床护理人员科研思维的培养［J］．中国护理管理，2018，18（12）：1585－1589．

[2] 胡雁．护理科研的选题［J］．上海护理，2018，18（1）：74－77．

[3] 胡雁．护理研究［J］．护士进修杂志，2018，33（19）：1729－1730．

[4] 胡静超．中、美护理学博士学位论文分析研究［D］．第二军医大学，2014．

[5] 王喜益，叶志弘，汤磊雯，等．基于 Scopus 数据库的护理中域理论研究文献计量学分析［J］．解放军护理杂志，2019，36（03）：1－5．

[6] 王恩光．糖尿病病人疾病不确定感与应对方式的相关性研究［D］．吉林大学，2012．

[7] 彭小兵，胡馨婷．情境理论视角下儿童临终关怀服务的社会工作探索［J］．医学与哲学，2019，40（07）：32－36．

[8] 吴珍珍，甘艳玲，程云．精准护理在我国临床实施的现状及展望［J］．中国临床护理，2019，11（04）：360－363．

[9] 李玉姣．护理人员科研伦理认知执行现状影响因素及对策研究［D］．山西医科大学，2017．

[10] 刘丹，刘莉娜，华可．多学科团队协作在重症肺炎患儿延续性护理中的应用现状及发展趋势［J］．中西医结合护理（中英文），2019，5（01）：197－200．

[11] 王薇，李朝煜，张敏，等．关注实践过程的循证护理模式研究进展［J］．中国护理管理，2018，18（03）：428－432．

[12] 姜云龙，张静．病人和主要照顾者参与病人安全管理的研究进展［J］．护理研究，2019，33（01）：68－71．

[13] 李小寒，尚少梅．基础护理学［M］．第 6 版．北京：人民卫生出版社，2017．

[14] 李晓松．卫生统计学［M］．第 8 版．北京：人民卫生出版社，2017．

[15] 胡雁，郝玉芳．循证护理学［M］．第 2 版．北京：人民卫生出版社，2018．

[16] 李峥，刘宇．护理学研究方法［M］．第 2 版．北京：人民卫生出版社，2018．

[17] 王新田．实用循证护理学［M］．北京：科学出版社，2014．

[18] 李振华．文献检索与论文写作［M］．北京：清华大学出版社，2016．

[19] 颜巧元．护理论文写作大全［M］．北京：人民卫生出版社，2017．

[20] 颜虹，徐勇勇．医学统计学［M］．第 3 版．北京：人民卫生出版社，2015．

[21] 李小妹，冯先琼．护理学导论［M］．第 4 版．北京：人民卫生出版社，2017．

[22] 胡雁，王志稳．护理研究［M］．第 5 版．北京：人民卫生出版社，2017．

[23] 于双成. 医学信息检索［M］. 第3版. 北京：高等教育出版社，2017.

[24] 周英凤，胡雁，朱政，等. JBI循证卫生保健模式的更新及发展［J］. 护理学杂志，2017，32（03）：81-83.

[25] 循证护理基本步骤［J］. 中国卫生质量管理，2015，22（06）：73.

[26] （美）史蒂芬妮·S·珀尔，（美）凯瑟琳·M·怀特. 约翰·霍普金斯护理循证实践：实施与转化［M］. 北京艾美迪科技股份有限公司，译. 北京：中国经济出版社，2017.

[27] 陈向明. 质的研究方法与社会科学研究［M］. 北京：教育科学出版社，2000.

[28] Grove SK，Burns N & Gray JR. The Practice of Nursing Research：appraisal，synthesis，and generation of evidence［M］. 8th ed. St Louise：Saunders Elsevier，2017.

[29] Polit DF & Beck CT. Nursing Research：generating and assessing evidence for nursing practice［M］. 10th ed. Philadelphia：Wolter Kluwer，Lippincott Williams & Wilkins，2016.

[30] 风笑天. 社会研究方法［M］. 第5版. 北京：中国人民大学出版社，2018.

[31] 赵青兰，余明莲. 护理科研与论文写作一本通［M］. 第2版. 北京：中国医药科技出版社，2017.

[32] 王细荣，丁洁，苏丽丽. 文献信息检索与论文写作［M］. 第6版. 上海：上海交通大学出版社，2017.

[33] 梁万年. 医学科研方法学［M］. 第2版. 北京：人民卫生出版社，2014.

[34] 罗爱静，于双成. 医学文献信息检索［M］. 第3版. 北京：人民卫生出版社，2015.

[35] 黄悦勤. 临床流行病学［M］. 第4版. 北京：人民卫生出版社，2014.

[36] 蔡今中. 如何撰写与发表社会科学论文：国际刊物指南［M］. 第2版. 北京：北京大学出版社，2016.

[37] 刘建平. 循证护理学方法与实践［M］. 北京：科学出版社，2007.

[38] 王家良. 临床流行病学［M］. 第4版. 上海：上海科学技术出版社，2014.

[39] 李广生. 医学研究与论文写作［M］. 长春：吉林大学出版社，2002.

[40] 李康，贺佳. 医学统计学［M］. 第6版. 北京：人民卫生出版社，2013.

[41] 张艳艳，王倩，林燕英，等. 从科研设计角度看医学论文写作［J］. 中华医学图书情报杂志，2011，20（5）：47-49.

[42] 王志稳. 护理科研设计中的常见问题［J］. 中华护理杂志，2011，46（4）：422-424.

[43] 张建凤，李志菊，王芳云，等. 家庭访视对脑卒中患者照顾者负担及积极体检的影响研究［J］. 中华护理杂志，2017，52（7），830-834.

[44] 倪平，陈京立，刘娜. 护理研究中量性研究的样本量估计［J］. 中华护理杂志，2010，45（4）：378-380.

[45] 章雅青，李晓禺. 护理研究设计［J］. 上海护理，2018，18（3）：77-79.

[46] 程金莲. 护理研究过程与论文写作［M］. 北京：中国科学技术出版社，2004.

[47] 李河，杨学宁，吴一龙. 两种生存率比较的样本含量估计与检验效能估算［J］. 循证医学，

2011（3）：173－175.

[48] 万霞，李赞华，刘建平．临床中的样本量估算：（1）临床试验［J］．中医杂志，2007，48（6）：504－507.

[49] 万霞，刘建平．临床中的样本量估算：（2）观察性研究［J］．中医杂志，2007，48（7）：599－601.

[50] 丛丽，刘义兰．我国护理科研量性研究的应用现状与思考［J］．中国护理管理，2011，11（2）：42－44.

[51] 石义容，温敏，胡慧，等．中医护理干预对社区老年轻度认知障碍患者的效果研究［J］．中华护理杂志，2017，52（11）：1299－1303.

[52] 金润女，洪原城，范军华，等．成批烟雾吸入性损伤患者分级气道管理［J］．中华护理杂志，2017．52（1）：8－12.

[53] 刘鸣．系统评价/meta－分析设计与实施方法［M］．北京：人民卫生出版社，2011.

[54] 真启云，谢军，庞剑剑，等．老年髋部骨折患者围术期澹妄管理方案的实施及效果［J］．中华护理杂志，2017，52（9）：1068－1072.

[55] 吕雪灵，宁瑰琦，凌云，等．苄星青霉素肌肉注射方法的改进及效果评价［J］．中华护理杂志，2017，52（4）：500－502.

[56] 王青春，胡雁，吴彬，等．乳腺癌患者内分泌治疗服药监控平台的设计应用［J］．中华护理杂志，2017，52（3）：261－266.

[57] 范素云，贾彦彦，施雁．同伴教育对甲状腺癌患者术后服用放射性碘131治疗效果的影响［J］．中华护理杂志，2017，52（3）：285－288.

[58] 朱丹，黄文霞，李卉青，等．《中华护理杂志》临床对照性试验研究文献评价［J］．中华护理杂志，2003，38（9）：751－752.

[59] 李阳，曹枫林，李玉丽．6种期刊近10年管理研究方法载文分析［J］．护理研究，2012，26（10）：2780－2782.

[60] 查青林．常见医学科研设计与统计分析错误辨析（一）［J］．江西中医学院学报，2004，16（4）：73－76.